わかりやすい

薬学系の数学・統計学入門

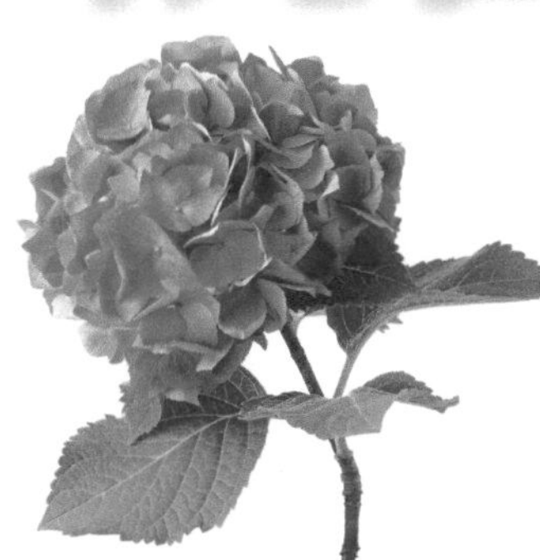

小林 賢・熊倉隆二［編］

岩﨑祐一・齋藤 博・佐古兼一［著］

講談社

編集

小林　賢　日本薬科大学特任教授

熊倉　隆二　元 日本薬科大学講師

執筆者

岩﨑　祐一　元 日本薬科大学講師　（第1、2、3、4、5章の「薬学への応用」以外）

熊倉　隆二　元 日本薬科大学講師　（第6、7、8、9、10章の「薬学への応用」以外）

小林　賢　日本薬科大学特任教授　（第11章の「薬学への応用」以外）

齋藤　博　日本薬科大学准教授　（第1、2、3、5、6、7、8章の「薬学への応用」）

佐古　兼一　日本薬科大学講師　（第11章の「薬学への応用」）

（五十音順、かっこ内は担当）

はじめに

大学における数学の授業時間数は、高校と比べて約1/10と非常に短くなっています。しかし、薬学で必要とされる数学には、比例計算、濃度計算、指数・対数、数列、三角関数、微積分（数Ⅲ、大学初年級程度まで）、確率、統計、線形代数などがあります。これらを短時間で終えなければならないことから、怒濤の勢いで授業が進められます。そのため、あっという間に置き去りにされてしまう危険性があります。高校と大学における授業進行の違いをしっかりと理解して欲しいです。

薬学生の中には、数学をスムーズに学ぶだけの能力が身についていない学生も少なからず見受けられます。薬学での勉強法としては、まず用語の定義や定理・公式をきちんと覚えることです。そして、しっかりと間違いなく計算ができるようにすることです。

また、薬学数学は、計算能力が求められます。処方薬の計算、血中薬物濃度の計算など、さまざまな場面で計算する機会があります。ですので、論理的な思考力を身につけるのみならず、正確な計算力も身につけなければなりません。計算ミスによって患者さんへ誤った量の医薬品を提供したら、生命にかかわる危険性があります。そのような医療事故を起こさないためにも、薬学では論理的思考力だけでなく計算力も要求されるのです。

この教科書は、薬学教育で要求される比例計算、濃度計算、指数・対数、数列、三角関数、微積分、確率、統計、線形代数をすべて網羅しています。この教科書をマスターすることで、忘れてしまったこと、苦手であったこと、学習してこなかったことなどを補うことができます。

多くの教科書では、紙面の都合などから、例題の解説が答だけだったり、途中式が省かれていたりします。しかし、本書では、自分で予習・復習する際に、つまずくことがないように式の展開を省かず、懇切丁寧に解説を書いています。また、大学数学の教科書の多くでは、演習問題が少なく、勉強がしにくいと感じる学生が一定数みられます。本書では誌面が許す限り、例題と練習問題を多くし、計算力を高める学修ができるように工夫しています。更に、多くの問題を解いてみたいという学生には、姉妹書の『わかりやすい薬学系の数学演習』をお勧めします。

薬剤師になるための国家試験にも、計算問題が出題されますし、日常の業務でも計算力が必要とされます。本書では、過去の国家試験に出題された基礎的問題や実務的問題も取り入れ、学んだ数学が専門科目の授業や国家試験でどのように活かされるのかを体現できるように、「薬学への応用」というページを用意しています。

本書は、講談社から出版されている『わかりやすい薬学系の数学演習』の流れを汲み、薬学生が数学を学び直したいとする切実な要望に応えるものとして必要かつ十分な内容に編集した教科書です。本書の出版理念に賛同いただき、日常の教育と研究でお忙しいところ、執筆を快諾いただいた先生方に厚く御礼を申し上げます。本教科書の完成度を上げ、無事に世に送り出すことができたのは、ひとえに講談社サイエンティフィクの池上寛子氏のおかげです。この場を借りて深謝いたします。

編者を代表して
小林　賢

目次　CONTENTS

第1章

数値の扱い

薬学の計算には、比率など分数を扱う計算が出てきます。この章では、分数の計算と数値の扱い方について学びます。

1.1　連分数

1.1.1　分数の表現

分数の表現には、次に示すような割り算、比率が使われます。

割り算の表現：割り算の「÷」の記号を用いず、分数で表します。 → $a \div b = \dfrac{a}{b}$

比の表現：比を分数で表します。割合にも使われます。 → $a : b = \dfrac{a}{b}$

注：$\dfrac{a}{b}$ を a/b と表すこともあります。

1.1.2　分数の特徴

分数の特徴として、分母、分子に同じ数（$n \neq 0$）をかけても、割っても、等号が成り立ちます。約分、分母が小数および分数のときに使われます。

分子

$$\frac{a}{b} = \frac{a \times n}{b \times n} = \frac{an}{bn} \qquad \frac{a}{b} = \frac{a \div n}{b \div n} = \frac{\frac{a}{n}}{\frac{b}{n}}$$

分母

例　$\dfrac{1}{0.1} = \dfrac{1 \times 10}{0.1 \times 10} = \dfrac{10}{1} = 10 \qquad \dfrac{1}{\frac{1}{2}} = \dfrac{1 \times 2}{\frac{1}{2} \times 2} = \dfrac{2}{1} = 2$

上式を比を使って表すと、

$$a : b = an : bn = \frac{a}{n} : \frac{b}{n}$$

となります。比の扱いには外項の積、内項の積という言葉が出てきます。その扱いについて次に示します。

例　$a : b = k : l$を分数の形で表すと、$\frac{a}{b} = \frac{k}{l}$となります。

両辺にblをかけると、$\frac{a}{b} = \frac{k}{l} \rightarrow al = bk$となります。

すなわち、$a : b = k : l$（外項の積＝内項の積）となります。

外項の積

内項の積

また、次の関係が成り立ちます。

$$c = \frac{a}{b}のとき、b = \frac{a}{c}やa = bc$$

比と分数の表現を理解しましょう。

A　分数の加法と減法

分母を通分（複数の分数の分母を揃えること）して計算します。

$\frac{b}{a} + \frac{d}{c}$の場合、分母が$a$と$c$の最小公倍数になるように、それぞれの分数の分母・分子に適切な数をかけます。

例　$\frac{5}{6} + \frac{2}{9} = \frac{5 \times 3}{6 \times 3} + \frac{2 \times 2}{9 \times 2} = \frac{15}{18} + \frac{4}{18} = \frac{15 + 4}{18} = \frac{19}{18}$

（6と9の最小公倍数は18ですから、18になるように数をかけます）

B　分数の乗法と除法

$\frac{b}{a} \times \frac{d}{c} = \frac{bd}{ac}$（乗法は分子どうし、分母どうしをそれぞれかけます）

$\frac{b}{a} \div \frac{d}{c} = \frac{b}{a} \times \frac{c}{d} = \frac{bc}{ad}$　　または、$\frac{b}{a} \div \frac{d}{c} = \frac{\frac{b}{a}}{\frac{d}{c}} = \frac{\frac{b}{a} \times ac}{\frac{d}{c} \times ac} = \frac{bc}{ad}$

除法は割る数の逆数をかけます

aとcを払うために、分母と分子にaとcの最小公倍数をかけます

1.1.3　分母や分子に分数や小数がある場合の計算

分母に分数や小数がある場合は、適切な値を分母と分子にかけて整数にしてから計算します。特に、分母を1にする数があれば、その数を分母と分子にかけると簡単に計算でき

ます。また、分母または分子に加法、減法があるときは、その計算を優先します。

A　分母や分子に分数がある場合

例　$\dfrac{2}{\dfrac{3}{7}}=\dfrac{2\times 7}{\dfrac{3}{7}\times 7}=\dfrac{14}{3}$　　または、$\dfrac{2}{\dfrac{3}{7}}=2\times\dfrac{7}{3}=\dfrac{14}{3}$

7を払うために、分母と分子に7をかけます　　割る数の逆数をかけます

例題 1-1

次の値を求めなさい。

(1) $\dfrac{\dfrac{1}{2}}{5}$　(2) $\dfrac{\dfrac{4}{7}}{\dfrac{2}{3}}$　(3) $\dfrac{4}{1-\dfrac{1}{3}}$　(4) $\dfrac{3-\dfrac{3}{4}}{2+\dfrac{1}{2}}$

解説

割る数の逆数をかけます

(1) $\dfrac{\dfrac{1}{2}}{5}=\dfrac{1}{2}\div 5=\dfrac{1}{2}\times\dfrac{1}{5}=\dfrac{1}{10}$

分子の分母にある2を払うため、分母と分子に2をかけます

別解　$\dfrac{\dfrac{1}{2}}{5}=\dfrac{\dfrac{1}{2}\times 2}{5\times 2}=\dfrac{1}{10}$

割る数の逆数をかけます

(2) $\dfrac{\dfrac{4}{7}}{\dfrac{2}{3}}=\dfrac{4}{7}\div\dfrac{2}{3}=\dfrac{\overset{2}{\cancel{4}}}{7}\times\dfrac{3}{\cancel{2}}=\dfrac{6}{7}$

3と7の最小公倍数21を分母と分子にかけます

別解　$\dfrac{\dfrac{4}{7}}{\dfrac{2}{3}}=\dfrac{\dfrac{4}{7}\times 21}{\dfrac{2}{3}\times 21}=\dfrac{\overset{2}{\cancel{4}}\times 3}{\cancel{2}\times 7}=\dfrac{6}{7}$

割る数の逆数をかけます

(3) $\dfrac{4}{1-\dfrac{1}{3}}=\dfrac{4}{\dfrac{3}{3}-\dfrac{1}{3}}=\dfrac{4}{\dfrac{2}{3}}=\overset{2}{\cancel{4}}\times\dfrac{3}{\cancel{2}}=6$

分母内の計算を優先します

分母と分子に3をかけます

別解　$\dfrac{4}{1-\dfrac{1}{3}}=\dfrac{4\times 3}{\left(1-\dfrac{1}{3}\right)\times 3}=\dfrac{12}{3-1}=\dfrac{12}{2}=6$

分母内と分子内の計算を優先します　　割る数の逆数をかけます

(4) $\dfrac{3-\dfrac{3}{4}}{2+\dfrac{1}{2}}=\dfrac{\dfrac{12}{4}-\dfrac{3}{4}}{\dfrac{4}{2}+\dfrac{1}{2}}=\dfrac{\dfrac{9}{4}}{\dfrac{5}{2}}=\dfrac{9}{\underset{2}{\cancel{4}}}\times\dfrac{\cancel{2}}{5}=\dfrac{9}{10}$

分母と分子に4をかけます

別解1 $\dfrac{3-\dfrac{3}{4}}{2+\dfrac{1}{2}}=\dfrac{\left(3-\dfrac{3}{4}\right)\times 4}{\left(2+\dfrac{1}{2}\right)\times 4}=\dfrac{12-3}{8+2}=\dfrac{9}{10}$　別解2 $\dfrac{3-\dfrac{3}{4}}{2+\dfrac{1}{2}}=\dfrac{\dfrac{9}{4}\times 4}{\dfrac{5}{2}\times 4}=\dfrac{9}{10}$

問1-1

次の値を求めなさい。

(1) $\dfrac{6}{\dfrac{3}{5}}$　(2) $\dfrac{3}{1-\dfrac{1}{2}}$　(3) $\dfrac{\dfrac{7}{2}}{3}$　(4) $\dfrac{2-\dfrac{2}{3}}{5}$

B　分母や分子に小数がある場合

例 $\dfrac{3}{0.1}=\dfrac{3\times 10}{0.1\times 10}=\dfrac{30}{1}=30$

分母の0.1を払うために、分母と分子に10をかけます

例題1-2

次の値を求めなさい。

(1) $\dfrac{5}{0.01}$　(2) $\dfrac{0.1+1.3}{1-0.9}$　(3) $\dfrac{5\times 0.04}{2\div 0.2}$　(4) $\dfrac{\dfrac{0.3}{200}}{\dfrac{0.5}{50}}$

解説

(1) $\dfrac{5}{0.01}=\dfrac{5\times 100}{0.01\times 100}=\dfrac{500}{1}=500$

分母の0.01を払うために、分母と分子に100をかけます

別解 $\dfrac{5}{0.01}=\dfrac{5}{\dfrac{1}{100}}=5\div\dfrac{1}{100}=5\times\dfrac{100}{1}=500$

小数を分数に直してから計算します

割る数の逆数をかけます

(2) $\dfrac{0.1+1.3}{1-0.9}=\dfrac{1.4}{0.1}=\dfrac{1.4\times 10}{0.1\times 10}=\dfrac{14}{1}=14$

分母の0.1を払うために、分母と分子に10をかけます

分母内と分子内の計算を優先します

分母と分子に10をかけて小数から整数にします

別解 $\dfrac{0.1+1.3}{1-0.9}=\dfrac{(0.1+1.3)\times 10}{(1-0.9)\times 10}=\dfrac{1+13}{10-9}=\dfrac{14}{1}=14$

(3) $\dfrac{5\times0.04}{2\div0.2}=\dfrac{0.2}{2\div\dfrac{1}{5}}=\dfrac{0.2}{2\times\dfrac{5}{1}}=\dfrac{0.2}{10}=0.02$

分母にある小数を分数に直してから計算します

別解 $\dfrac{5\times0.04}{2\div0.2}=\dfrac{0.2}{\dfrac{2}{0.2}}=\dfrac{0.2\times0.2}{\dfrac{2}{0.2}\times0.2}=\dfrac{0.04}{2}=0.02$

分母と分子に0.2をかけて分母の分数の分母0.2を払います

(4) $\dfrac{\dfrac{0.3}{200}}{\dfrac{0.5}{50}}=\dfrac{0.3}{200}\times\dfrac{50}{0.5}=\dfrac{15}{100}=\dfrac{3}{20}$

割る数の逆数をかけます

別解 $\dfrac{\dfrac{0.3}{200}}{\dfrac{0.5}{50}}=\dfrac{\dfrac{0.3}{200}\times200}{\dfrac{0.5}{50}\times200}=\dfrac{0.3}{0.5\times4}=\dfrac{0.3}{2}=\dfrac{3}{20}$

200と50の最小公倍数200を分母と分子にかけます

問1-2

次の値を求めなさい。

(1) $\dfrac{3.45}{0.69}$ (2) $\dfrac{\dfrac{0.4}{200}}{\dfrac{0.5}{25}}$ (3) $\dfrac{0.2}{0.15\times0.1}$ (4) $\dfrac{\dfrac{0.2}{0.3}}{0.15\left(1-\dfrac{0.2}{0.3}\right)}$

1.1.4 連分数

分数の分母に、さらに分数が含まれている分数を**連分数**といいます。たとえば、$\dfrac{8}{5}$を連分数で表すと、次のようになります。

$$\frac{8}{5}=1+\frac{3}{5}=1+\frac{1}{\dfrac{5}{3}}=1+\frac{1}{1+\dfrac{2}{3}}=1+\frac{1}{1+\dfrac{1}{\dfrac{3}{2}}}=1+\frac{1}{1+\dfrac{1}{1+\dfrac{1}{2}}}$$

連分数を解くには、この変形過程を逆の順序で計算すれば、簡単に解くことができます。

例 $1+\dfrac{1}{1+\dfrac{1}{1+\dfrac{1}{2}}}=1+\dfrac{1}{1+\dfrac{1}{\dfrac{3}{2}}}=1+\dfrac{1}{1+\dfrac{2}{3}}=1+\dfrac{1}{\dfrac{5}{3}}=1+\dfrac{3}{5}=\dfrac{8}{5}$

最初に計算します 2番目に計算します 3番目に計算します

例題1-3

次の連分数を簡単にしなさい。

(1) $\dfrac{3}{1-\dfrac{1}{4}}$　(2) $\dfrac{1-a}{1-\dfrac{1}{a}}$　(3) $1+\dfrac{x}{1+\dfrac{1}{x-1}}$

解説

連分数では、一番下位にある分母から計算します。

(1) $\dfrac{3}{1-\dfrac{1}{4}}=\dfrac{3}{\dfrac{3}{4}}=3\times\dfrac{4}{3}=4$

最初に計算します

割る数の逆数をかけます

別解 $\dfrac{3}{1-\dfrac{1}{4}}=\dfrac{3}{\dfrac{3}{4}}=\dfrac{3\times 4}{\dfrac{3}{4}\times 4}=\dfrac{12}{3}=4$

分母と分子に4をかけて分母の分数の分母4を払います

(2) $\dfrac{1-a}{1-\dfrac{1}{a}}=\dfrac{1-a}{\dfrac{a}{a}-\dfrac{1}{a}}=\dfrac{1-a}{\dfrac{a-1}{a}}=\dfrac{(1-a)\times a}{\dfrac{a-1}{a}\times a}=\dfrac{(1-a)\times a}{(a-1)}=\dfrac{-(a-1)\times a}{(a-1)}=-a$

式を変形します

最初に計算します

別解 $\dfrac{1-a}{1-\dfrac{1}{a}}=\dfrac{1-a}{\dfrac{a}{a}-\dfrac{1}{a}}=\dfrac{1-a}{\dfrac{a-1}{a}}=(1-a)\times\dfrac{a}{a-1}=\dfrac{-(a-1)\times a}{(a-1)}=-a$

式を変形します

(3) $1+\dfrac{x}{1+\dfrac{1}{x-1}}=1+\dfrac{x}{\dfrac{x-1}{x-1}+\dfrac{1}{x-1}}=1+\dfrac{x}{\dfrac{x-1+1}{x-1}}=1+\dfrac{x}{\dfrac{x}{x-1}}=1+x\times\dfrac{x-1}{x}$

$=1+x-1=x$

最初に計算します

割る数の逆数をかけます

別解 $1+\dfrac{x}{1+\dfrac{1}{x-1}}=1+\dfrac{x}{\dfrac{x-1}{x-1}+\dfrac{1}{x-1}}=1+\dfrac{x}{\dfrac{x-1+1}{x-1}}$

$=1+\dfrac{x}{\dfrac{x}{x-1}}=1+\dfrac{x\times(x-1)}{\dfrac{x}{x-1}\times(x-1)}=1+\dfrac{x\times(x-1)}{x}=1+x-1=x$

分母と分子に $(x-1)$ をかけて分母の分数の分母 $(x-1)$ を払います

問1-3

次の連分数を簡単にしなさい。

(1) $\dfrac{ax-1}{a-\dfrac{1}{x}}$　(2) $\dfrac{x-2}{1-\dfrac{1}{x-1}}$　(3) $1-\dfrac{1}{1-\dfrac{1}{1-\dfrac{1}{2}}}$　(4) $1-\dfrac{1}{1+\dfrac{1}{1-\dfrac{1}{a}}}$

例題 1-4

tの値を求めなさい。

(1) $\frac{1}{0.01}=\frac{1}{0.2}+0.25t$　　(2) $\frac{200}{t}=10.0\times0.5^2$

解説

(1) $\frac{1}{0.01}=100$、$\frac{1}{0.2}=5$から、$\frac{1}{0.01}=\frac{1}{0.2}+0.25t$は、$100=5+0.25t$となります。したがって、$95=0.25t$となりますから、

$$t=\frac{95}{0.25}=380$$

(2) $\frac{200}{t}=10.0\times0.5^2$の商と分母を入れ替えると、$\frac{200}{10.0\times0.5^2}=t$となりますから、

$$t=\frac{200}{10.0\times0.25}=\frac{200}{2.5}=80$$

問 1-4

tの値を求めなさい。

(1) $\frac{2}{5}=1.4-0.5t$　　(2) $\frac{50}{t}=10.0\times0.5^2$　　(3) $25=\frac{52.5\times2.0\times10^{-5}}{t+2.0\times10^{-5}}$

薬学では分数で表される公式が出てきます。一例を示すので、簡単に式変形ができるようにしておきましょう。

例題 1-5

次の式が与えられたとき、カッコ内に示す文字を求める式に変形しなさい。

(1) $C=C_0-kt$　(t)　　(2) $\frac{1}{C}=kt+\frac{1}{C_0}$　(t)　　(3) $P=\frac{nRT}{V}$　(V)

解説

(1) $C=C_0-kt$から、$kt=C_0-C$、両辺をkで割って、$t=\frac{C_0-C}{k}$

(2) $\frac{1}{C}=kt+\frac{1}{C_0}$から、$kt=\frac{1}{C}-\frac{1}{C_0}=\frac{1\times C_0}{C\times C_0}-\frac{1\times C}{C_0\times C}=\frac{C_0-C}{CC_0}$、両辺を$k$で割って、

$t=\frac{C_0-C}{kCC_0}$

(3) $P=\frac{nRT}{V}$ の両辺に $\frac{V}{P}$ をかけると、$P\times\frac{V}{P}=\frac{nRT}{V}\times\frac{V}{P}$ から、$V=\frac{nRT}{P}$

※$c=\frac{a}{b}$ のとき、$b=\frac{a}{c}$ となります。商と分母は入れ替えることができます。

問1-5

次の式が与えられたとき、カッコ内に示す文字を求める式に変形しなさい。

(1) $G=H-ST$ (S)　　(2) $A=\frac{B}{K_m+C}$ (K_m)

1.2 割合・比・率

薬品を混合する場合、割合の計算が必要となります。数値の扱い、基本的な計算式、用語、単位などをここで学びます。

1.2.1 有効数字

測定を行う場合、計測器の目盛はg（グラム）単位で量れるものや、mg（ミリグラム）単位で量れるものなど、さまざまなものがあります。また、測定する計測器によって精度はさまざまです。それらで得られたデータを使って解析する場合、どこまで信頼できるのかが問題となってきます。そこで、有効数字・有効桁数の考え方が取り入れられています。

有効数字と有効桁数の約束事

(a) 0でない数字に挟まれた0は、有効数字として数えます。
例：80002の有効数字は5桁、60.0012の有効数字は6桁になります。

(b) 0でない数字から前に0がある場合、その0は桁数として数えません。
例：0.0003の有効数字は1桁、0.08037の桁数は4桁になります。

(c) 小数点から右側で、0でない数の右にある0は桁数に数えます。
例：70.00の有効数字は4桁、0.0010の有効数字は2桁になります。
※0.0010の1の前の0は(b)の約束が優先して、桁数として数えません。

(d) 3600のような場合、有効数字は4桁とも2桁とも考えられます。前後の文章からどちらかを選びます。

(e) 指数を使って数値 $a\times10^n$ ($1\leqq a<10$) の形で表すことがあります。このときは、a で有効桁数を示します。
例：2.3200×10^{11} の有効数字は5桁、1.50×10^{-7} の有効数字は3桁になります。

A 有効数字の計算

a 和と差

数値の足し算、引き算は、小数点以下の桁数が最も小さい桁数に合わせて計算します。

言い換えると、位取りの最も高いものに合わせます。答えは四捨五入して、小数点以下の桁数が最も小さい桁数に合わせて丸めます。

例　25.4＋18.2304＝43.6304＝43.6

小数点以下1桁	小数点以下4桁	小数点以下の桁数が最も小さい桁数1桁に合わせて丸めます

b　積と商

掛け算・割り算の結果は、有効数字の桁数の最も小さいものに合わせます。答えは四捨五入して、一番小さな有効桁数に合わせて丸めます。

例　5.02×4.3×1.227＝26.486022＝26

有効桁数3桁	有効桁数2桁	有効桁数4桁	最小有効桁数の2桁に丸めます

例題 1-6

次の測定値について、有効数字の桁数を答えなさい。

(1)　0.000028 g　　(2)　60.010 mol

解説

(1)　0.000028 g　　有効数字の桁数は、有効数字と有効桁数の約束事のⓑから、2桁です。

(2)　60.010 mol　　有効数字の桁数は、有効数字と有効桁数の約束事のⓒから、5桁です。

問 1-6

次の測定値について、有効数字の桁数を答えなさい。

(1)　25.043 m　　(2)　0.00031 mg　　(3)　6.51×10^{-3} g　　(4)　5.00×10^{4}/μL

例題 1-7

有効数字と有効桁数の約束事に従い、次の値を求めなさい。

(1)　0.408816＋745.30　　(2)　32.4860÷567.8

解説

(1)　0.408816＋745.30＝745.708816＝745.71

小数点以下6桁	小数点以下2桁	小数点以下の桁数が最も小さい桁数2桁に合わせて丸めます

(2)　32.4860÷567.8＝0.05721381＝0.05721　　または、$=5.721\times10^{-2}$

有効桁数6桁	有効桁数4桁	最小有効桁数の4桁に丸めます

問1-7

有効数字と有効桁数の約束事に従い、次の値を求めなさい。

(1)　$7.8+2.073$　　(2)　1.020×6.10　　(3)　$2.50\times10^{20}\div6.0\times10^{23}$

1.2.2 割合

割合とは、全体（基準となる量）の中で、ある特定の特徴をもつものが占める部分（比較する量）の大きさをいい、分母に分子と共通な部分が含まれています。式で表すと、$a/(a+b)$が割合です。割合は、0から1の間の値をとります。割合を求める式は、次のようになります。

$$割合=\frac{部分(比較する量)}{全体(基準となる量)}=\frac{a}{a+b} \Leftrightarrow 全体\ (a+b)\ \times割合\left(\frac{a}{a+b}\right)=部分\ (a)$$

比とは、異なるものどうしを割り算して得た値をいいます。分子と分母の両方に含まれるものがあっても構いません。比は、0から無限大（∞）の間の値をとります。一方、イベント発生率は、割合になります。比の特殊な形に、率があります。

率は、ある量の単位あたりの変化に応じて、もう1つの量がどれくらい変化するかを示したものです。走行距離を所要時間で割った平均時速は率の1つです。平均時速のように、単位時間あたりの変化を表す場合が多いです。率は、0から∞の間の値をとります。

割合を計算するときに大切なのは、基準となる単位です。物理量などを表す数値が大きすぎたり、小さすぎたりして不便であるときには、単位の前に10の累乗の倍数を意味する**接頭語**をつけて表記します。主な単位の前につける接頭語を下表に示します。

乗数	10^{-12}	10^{-9}	10^{-6}	10^{-3}	10^{3}	10^{6}	10^{9}	10^{12}
読み	ピコ	ナノ	マイクロ	ミリ	キロ	メガ	ギガ	テラ
記号	p	n	μ	m	k	M	G	T

接頭語を用いるとき注意する点として、1つ大きい単位を用いるときは1000で割って小数点を左へ3桁移動します。1つ小さい単位を用いるときは1000倍して小数点を右へ3桁移動します。これら以外に、中間の接頭語として、センチ（c, 10^{-2}）、デシ（d, 10^{-1}）、デカ（da, 10^{1}）、ヘクト（h, 10^{2}）があります。

例　1 mを基準とすると、1000 m ⇔ 10^{3} m ⇔ 1 km　　0.001 m ⇔ 10^{-3} m ⇔ 1 mm
となります。

※薬学でよく使われる単位を次に示します。

1 g＝1×10^{3} mg　1 mg＝1×10^{-3} g　1 μg＝1×10^{-6} g　1 L＝1×10^{3} mL
1 mL＝1×10^{-3} L

1.2.3 割合の表示法

例　全学生数が1000名の大学で、女子学生数が420名であるときを考えます。全学生数に対する女子学生数の割合は、

$$\frac{420}{1000}=0.42$$

となります。この値は、全体を1としたときの割合です。

割合は、小数点以下の桁数が多くなると、わかりにくくなることがあります。そのような場合には、基準を1から100にすることがあります。これが百分率（パーセント）です。薬学では、小さな数値を扱うことがあり、割合の表示法もそれに対応したものになっています。薬学で主に用いられる割合の表示法として、百分率（%）、百万分率（ppm）、十億分率（ppb）などがあげられます。

百分率：100に対する割合で、0.01を1%（パーセント）と表します。

百万分率：100万に対する割合で、10^{-6}（0.000001）を1 ppm（ピーピーエム）と表します。（ppmは、parts per millionの略です）

十億分率：10億に対する割合で、10^{-9}（0.000000001）を1 ppb（ピーピービー）と表します。（ppbは、parts per billionの略です）

割合	%	ppm	ppb
1 (10^0)	100%	1000000 (10^6)	1000000000 (10^9)
0.1 (10^{-1})	10%	100000 (10^5)	100000000 (10^8)
0.01 (10^{-2})	1%	10000 (10^4)	10000000 (10^7)
0.001 (10^{-3})	0.1%	1000 (10^3)	1000000 (10^6)
0.0001 (10^{-4})	0.01%	100 (10^2)	100000 (10^5)
0.00001 (10^{-5})	0.001%	10 (10^1)	10000 (10^4)
0.000001 (10^{-6})	0.0001%	1 (10^0)	1000 (10^3)
0.0000001 (10^{-7})	0.00001%	0.1 (10^{-1})	100 (10^2)
0.00000001 (10^{-8})	0.000001%	0.01 (10^{-2})	10 (10^1)
0.000000001 (10^{-9})	0.0000001%	0.001 (10^{-3})	1 (10^0)

A　割合の表し方の例

小数に、100をかければ、%に換算されます。　例：0.05×100＝5%

小数に、10^6をかければ、ppmに換算されます。　例：0.000006×10^6＝6 ppm

B　ppm値について

水溶液中に溶けている微量物質の場合：水溶液1 kg中に溶けている成分のmgを質量百万分率といい、ppmの記号を用います。

気体中に存在する微量物質の場合：気体1 m^3中に存在する成分のmLを体積百万分率といい、vol ppmの記号を用います。

%とppmの換算：ppmの値を0.0001倍（×10^{-4}）すれば、%になります。
%の値を10000倍（×10^4）すれば、ppmになります。

例題1-8

次の値を（　）内に示す値に直しなさい。

(1) $\frac{3}{200}$（%）　(2) 138%（小数）　(3) 5.5%（ppm）　(4) 453 ppm（%）

解説

(1) $\frac{3}{200}$を%で表すには、$\frac{3}{200}$に100をかけます。$\frac{3}{200}\times 100=\frac{3}{2}=1.5\%$

(2) 138%を小数で表すには、138%を100で割ります。$\frac{138}{100}=1.38$

(3) 5.5%をppmで表すには、5.5%に10000をかけます。5.5×10000＝55000 ppm

(4) 453 ppmを%で表すには、453 ppmに0.0001をかけます。453×0.0001＝0.0453%

問1-8

次の値を（　）内に示す値に直しなさい。

(1) 5%（小数）　(2) 0.025%（ppm）　(3) 4856 ppm（%）

例題1-9

次の問に答えなさい。

(1) 800の18%の値を求めなさい。　(2) 50%の値の20%は何%か求めなさい。

(3) ある数の35%が80.5であった。ある数を求めなさい。

解説

(1) 部分＝全体×割合から、部分$=800\times\frac{18}{100}=144$（全体　割合）

(2) 部分＝全体×割合から、部分$=50\times\frac{20}{100}=10\%$

(3) ある数をxとすると、全体＝部分÷割合から、$x=80.5\div\frac{35}{100}=80.5\times\frac{100}{35}=230$

問1-9

次の問に答えなさい。

(1) 24.5%の値の12.5%は何%か求めなさい。

(2) 10%の食塩水と25%の食塩水を100 gずつ混ぜると濃度は何%になるか求めなさい。

(3) 10%の食塩水を100 gと25%の食塩水を25 g混ぜると濃度は何%になるか求めなさい。

1.2.4 化学で扱う割合・比・率

化学で使われる割合を次に示します。割合を求めるときには単位に注意して計算します。濃度を扱う場合は、溶液＝溶媒（溶かす液体）＋溶質（溶ける物質）となります。溶液を全体、溶質を部分として割合を求めます。

質量百分率　溶液100 g中に溶けている溶質の質量［g］の割合を百分率で表した濃度をいいます。単位として％以外にmass％が使用されます。

$$質量百分率＝\frac{溶質の質量\ g}{溶質の質量\ g＋溶媒の質量\ g}\times 100\ \%$$

質量対容量百分率　溶液100 mL中に溶けている溶質の質量［g］の割合を百分率で表した濃度をいいます。単位としてw/v％が使用されます。

$$質量対容量百分率＝\frac{溶質の質量\ g}{溶液の体積\ mL}\times 100\ w/v\%$$

体積百分率　溶液100 mL中に溶けている溶質の体積［mL］の割合を百分率で表した濃度をいいます。単位としてvol％が使用されます。

$$体積百分率＝\frac{溶質の体積\ mL}{溶液の体積\ mL}\times 100\ vol\%$$

モル濃度　1 Lの溶液の中に溶けている溶質の物質量［mol］で表した濃度をいいます。単位としてmol/Lが使用されます。

$$モル濃度＝\frac{溶質の物質量\ mol}{溶液の体積\ L}\ mol/L$$

密度　物質の単位体積［cm^3］あたりの物質の質量［g］をいいます。単位としてg/cm^3が使用されます。

$$密度＝\frac{物質の質量\ g}{物質の体積\ cm^3}\ g/cm^3$$

例題1-10

次の問に答えなさい。

(1)　食塩20 gを水180 gに溶かした食塩水の質量百分率［％］を求めなさい。

(2)　(1)で作製した食塩水100 gに水を300 g加えた食塩水の濃度［％］を求めなさい。

(3)　(1)で作製した食塩水から50 gを取り、水x gを加えて2％溶液を調製したい。何gの水を加えたらよいか求めなさい。

解説

(1)　溶液（食塩水）＝溶質（食塩）＋溶媒（水）であることに注意してください。

$$質量百分率＝\frac{溶質の質量\ g}{溶質の質量\ g＋溶媒の質量\ g}\times 100＝\frac{20}{20+180}\times 100$$

$$=\frac{20}{200}\times 100=10\ \%$$

(2)　10 %溶液100 gと水300 gですから、最終濃度は、

$$\frac{100\times 0.1}{100+300}\times 100=\frac{10}{400}\times 100=2.5\ \%$$

(3)　10 %溶液50 gに水をx g加えて2 %溶液にするので、

$$\frac{50\times 0.1}{50+x}\times 100=2$$

両辺に$50+x$をかけて、

$$500=2(50+x)$$
$$=100+2x$$
$$x=\frac{400}{2}=200\ \text{g}$$

問1-10

次の問に答えなさい。

(1)　食塩25 gと水100 gを混合した溶液の質量百分率［%］を求めなさい。

(2)　ある薬剤100 mgに、精製水を加えて正確に100 mLにした。この溶液の質量対容量百分率［w/v%］を求めなさい。

(3)　95.1%のエタノール415 mLに精製水85 mLを加えたエタノール溶液の体積百分率［vol%］を求めなさい。

例題1-11

水酸化ナトリウム（NaOH）4.0 gを精製水に溶かし、250 mLの水溶液を作製した。この溶液の質量対容量百分率［w/v%］とモル濃度［mol/L］を求めなさい。ただし、水酸化ナトリウムの分子量は40.00とする。

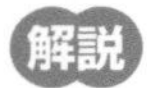

$$質量対容量百分率=\frac{4.0}{250}\times 100=\frac{4.0\times 4}{250\times 4}\times 100=\frac{16}{1000}\times 100$$
$$=1.6\ \text{w/v\%}$$

水酸化ナトリウムの分子量は40.00ですから、水酸化ナトリウムは1 molあたり40.00 gです。ですので、4.0 gは、$\frac{4.0}{40.00}=0.10$ molとなります。これが250 mL（0.25 L）中に含まれていますので、1 L中には、

$$0.10\times\frac{1}{0.25}=0.10\times 4=0.4\ \text{mol/L}$$

問1-11

塩化ナトリウム（NaCl）0.9 gを精製水に溶かし、100 mLの水溶液を作製した。この溶液の質量対容量百分率［w/v%］とモル濃度［mol/L］を求めなさい。ただし、塩化ナトリウムの分子量は58.44とする。

例題1-12

塩酸（35.0%、密度1.17 g/cm^3、分子量36.46）について、次の問に答えなさい。

(1) 塩酸100 g中に含まれる塩化水素（HCl）の質量［g］を求めなさい。

(2) 塩酸100 gの体積［mL］を求めなさい。

(3) 塩酸1000 mL中に含まれる塩化水素（HCl）の質量［g］を求めなさい。

(4) 塩酸のモル濃度［mol/L］を求めなさい。

解説

(1) 35.0%は、質量百分率を表します。部分＝全体×割合から、HClの質量［g］は、

$$\text{HClの質量} = 100 \times \frac{35.0}{100} = 35.0\ \text{g}$$

(2) 密度g/cm^3＝$\dfrac{\text{物質の質量 g}}{\text{物質の体積 cm}^3}$、求めるのは物質の体積ですから、式を変形して、

$$\text{塩酸100 gの体積 cm}^3 = \frac{\text{塩酸の質量 g}}{\text{塩酸の密度 g/cm}^3} = \frac{100}{1.17} = 85.47\ \text{cm}^3$$

ここで、cm^3＝mLですから、85.47 cm^3＝85.47 mL

(3) 85.47 mL中にHClが35.0 g溶けているので、1000 mL中では、

$$35.0 \times \frac{1000}{85.47} = 409.5\ \text{g}$$

比例式で計算する場合は、$\dfrac{35.0}{85.47} = \dfrac{x}{1000}$から、$x = \dfrac{35.0}{85.47} \times 1000 = 409.5\ \text{g}$

(4) 塩酸の分子量36.46から、$\dfrac{409.5}{36.46} = 11.23\ \text{mol}$

$$\text{モル濃度} = \frac{\text{溶質の物質量 mol}}{\text{溶液の体積 L}}\text{から、}$$

$$\text{塩酸のモル濃度} = \frac{11.23}{1} = 11.23\ \text{mol/L}$$

問1-12

アンモニア水（25%、密度0.91 g/cm^3、分子量17.03）について、次の問に答えなさい。

(1) アンモニア水100 g中に含まれるアンモニア（NH_3）の質量［g］を求めなさい。

(2) アンモニア水100 gの体積［mL］を求めなさい。

(3) アンモニア水1000 mL中に含まれるアンモニア（NH_3）の質量［g］を求めなさい。

(4) アンモニア水のモル濃度［mol/L］を求めなさい。

例題1-13

次の問に答えなさい。

(1) 原薬5 gに乳糖95 gを混ぜた混合物は何%と表示すればよいか。

(2) ファモチジン散10%は、1 g中に原薬を何mg含むか。(散は散剤のことで、粉薬を意味します)

(3) 原薬量500 mgが必要なとき、アセトアミノフェン細粒20%は全体で何g必要か。

解説

(1) $\text{割合}=\frac{\text{部分}}{\text{全体}}=\frac{\text{原薬(有効成分)量}}{\text{薬全体量}}=\frac{5}{5+95}=\frac{5}{100}=0.05=5\%$

(2) 10%とは、散剤1 gに、原薬が0.1 g(1×0.1=0.1)含まれていることを意味します。

0.1 gをmgに換算すると、原薬量=0.1×1000=100 mg

1%=10 mg/g(1 g中に原薬10 mgが含まれます)ですから、10%では、10×10=100 mgとなります。また、液剤の場合は、1%=10 mg/mL(1 mL中に原薬10 mgが含まれます)です。

(3) $\text{薬全体量}=\frac{\text{部分}}{\text{割合}}=\frac{\text{原薬(有効成分)量}}{\text{割合}}=\frac{500}{0.2}=\frac{500\times5}{0.2\times5}=\frac{2500}{1}=2500\ \text{mg}$

2500 mgをgに換算すると、$\frac{2500}{1000}=2.5\ \text{g}$

問1-13

次の問に答えなさい。

(1) ムコダインシロップ(50 mg/mL)を1回300 mg【原薬量】投与するとき、1回の服用量は何mLになるか求めなさい。

(2) カルボシステインシロップ5%を1回120 mg【原薬量】投与するとき、1回分の服用量は、何mLになるか求めなさい。

1.3 薬学への応用

医薬品は、用量・用法を正しく使用しないと「毒」にもなります。そのために、薬剤師は、決して薬の調剤計算で間違えてはいけません。ですので、単純な四則演算から複雑な薬物濃度計算まで幅広い計算知識が求められます。

1.3.1 有効数字の取り扱い

薬物は少量でも、ヒトや動物に対して大きな効果を示す化学物質です。有効数字の取り扱いを誤ると、大きな誤差を生じ、思わぬ事故につながります。医療人として、有効数字を考慮した計算を常に行うように注意しましょう。

例題 1-14

有効数字を考慮した、2つの測定値1.231と0.32132の和を求めなさい。

(第103回薬剤師国家試験　問5改変)

解説

数値の加法、減法は、各数値における小数点以下の桁数が最も小さい数値に合わせて計算します。すなわち、位取りの最も高いものに合わせます。ですので、1.231に合わせて足します。答えは四捨五入して、小数点以下の桁数が最も小さい桁数に合わせて丸めます。

すなわち、

$$1.231+0.32132=1.55232=1.552$$

小数点以下3桁　小数点以下5桁　小数点以下の桁数が最も小さい桁数3桁に合わせて丸めます

問 1-14

元素の原子量をH＝1.0079、C＝12.0107、O＝15.9994、Pb＝207.2とするとき、酢酸鉛(II)（$Pb(CH_3COO)_2$）の式量の有効数字の桁数を求めなさい。

(第105回薬剤師国家試験　問4改変)

問 1-15

「0.0120」で表される数値について、有効数字の桁数を答えなさい。

(第99回薬剤師国家試験　問4改変)

1.3.2 処方箋に関係する計算

処方箋には、日数、回数、単位数など定量的な数値が表記されています。単純な掛け算や足し算であっても、思わぬところで計算ミスをしてしまうことがあります。薬であることを常に意識して計算を行いましょう。

A 散剤の計算

散剤（顆粒・細粒）は、主薬量が少ないと原末（100％主薬）のままでは正確に秤量することや服薬することが困難になるため、あらかじめ賦形剤（ふけいざい）を加え、扱いやすい製剤としています。たとえば、10％散とは、10％が主薬で、残りの90％が賦形剤の組成からなる製剤です。これらは、質量百分率（％）に換算して調剤します。

例題 1-15

以下の処方によって調製された薬剤を監査するにあたり、分包紙の重さを含む薬剤の全量を秤量したときの正しい重量を求めなさい。ただし、1包量が0.1 g以下の場合は、1包あたり0.2 gの乳糖を賦形することとし、分包紙は0.5 g/包とする。

(第107回薬剤師国家試験　問341改変)

（処方）ロートエキス散10％　　1回10 mg（1日20 mg）【原薬量】
1日2回　朝夕食後　14日分

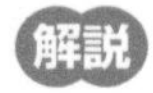

処方から、ロートエキス散10％とあるので、10％が主薬で、残りの90％は賦形剤の製剤であることがわかります（100 g中10 gが主薬（原薬））。

原薬量として、1回10 mg、1日2回で20 mg、14日分で、20 mg×14日分＝280 mgが必要量です。

280 mgのロートエキス散10％に含まれる全薬量は、
280÷0.1＝280×10＝2800 mgとなります。

ロートエキス散10％は2800 mg（2.8 g）を28包に分包するので、1包あたりは0.1 gとなります。問題文にあるように0.1 gでは少なくて飲みにくいので、乳糖を0.2 g賦形します（加えます）。分包紙は1包あたり0.5 gなので、これらをすべて合わせると、

分包紙28枚：　0.5 g×28枚＝14 g
ロートエキス散10％：　2.8 g
賦形剤（乳糖）：　0.2 g×28包＝5.6 g

14 g＋2.8 g＋5.6 g＝22.4 gとなります。

問1-16

12歳女児。てんかんの治療のため、以下の薬剤が処方された。
（処方）バルプロ酸ナトリウム顆粒20％　1回200 mg（1日400 mg）【原薬量】
1日2回　朝夕食後　14日分
秤取（ひょうしゅ）すべき20％顆粒の全量は何gか求めなさい。
（第97回薬剤師国家試験　問268改変）

第2章

指数関数

薬学の専門科目では指数関数（$a \times 10^{-n}$）がよく出てきます。ですので、公式を理解し、確実に使える計算力を身につける必要があります。この章では、指数の基礎から応用と、指数関数とそのグラフの特徴について学びます。

2.1　指数と計算

2.1.1　指数法則と指数の拡張

指数とは、同じ数を繰り返しかける計算を簡略して表すときに使います。繰り返す回数を指数で表します。aをn回繰り返しかけるとき、a^nと表します。aを**底**、nを**指数**とよびます。また、$a^n=M$としたときMを**真数**といいます。

指数の計算過程においては、次の**指数法則**が成り立ちます。

指数法則

① $a^m \times a^n = a^{m+n}$　　$a^m \div a^n = a^{m-n}$

② $(ab)^m = a^m b^m$　　$\left(\frac{a}{b}\right)^m = \frac{a^m}{b^m}$

③ $(a^m)^n = a^{mn}$

ただし、aは実数、m、nは正の整数

ここで、この指数法則を崩さないように、0、負の整数、分数の指数を次のように定義します。これを**指数の拡張**といいます。薬学では、$a>0$、nを正の整数として扱います。

指数の拡張

① 指数が0のとき、$a^0=1$

② 指数がマイナスのとき、$a^{-n}=\frac{1}{a^n}$

（指数の値がマイナスであっても、値はマイナスではありません）

③ 指数が分数のとき、$a^{\frac{1}{2}}=\sqrt{a}$、$a^{\frac{1}{n}}=\sqrt[n]{a}$、$a^{\frac{m}{n}}=\sqrt[n]{a^m}$

（指数が分数の場合は累乗根を表します）

指数の拡張①は、指数法則①から、$a^m \times a^0 = a^{m+0} = a^m$となりますから、$a^0$は$a^m$にかけても変わらない数ですので、$a^0=1$

指数の拡張②は、指数法則①と指数の拡張①から、$a^n \times a^{-n} = a^{n+(-n)} = a^0 = 1$、したがって、$a^{-n} = \frac{1}{a^n}$

指数の拡張③は、指数法則③から、$\left(a^{\frac{1}{n}}\right)^n = a^{\frac{1}{n}\times n} = a^1 = a$となりますので、$a^{\frac{1}{n}}$は$n$乗したら$a$となる数です。

2乗したらaとなる数をaの平方根といい、そのうち正の数を$\sqrt{a}$で表します。

3乗したらaとなる数をaの立方根（三乗根ともいいます）といい、$\sqrt[3]{a}$で表します。

一般に、n乗したらaとなる数をaのn乗根といい、そのうち正の数を$\sqrt[n]{a}$で表します。したがって、$a^{\frac{1}{n}} = \sqrt[n]{a}$となります。

$n=2$のとき、$\sqrt[2]{a}$は$\sqrt{a}$で表し、2は省略します。

これらを総称して、**累乗根**といいます。

> **累乗根の性質**
>
> ① $\sqrt[n]{a}\sqrt[n]{b} = \sqrt[n]{ab}$　② $\frac{\sqrt[n]{a}}{\sqrt[n]{b}} = \sqrt[n]{\frac{a}{b}}$　③ $(\sqrt[m]{a})^n = \sqrt[m]{a^n}$
>
> ④ $\sqrt[m]{\sqrt[n]{a}} = \sqrt[mn]{a}$　⑤ $\sqrt[n]{a^m} = \sqrt[np]{a^{mp}}$
>
> ただし、$a>0, b>0, m, n, p$は正の整数

累乗根の性質③と指数法則③から、$a^{\frac{m}{n}} = \left(a^{\frac{1}{n}}\right)^m = (\sqrt[n]{a})^m = \sqrt[n]{a^m}$となります。

これで、a^rとしたとき、すべての有理数rに対して、指数法則が使えるようにrが定められました。さらに、rが無理数の場合にも指数法則が崩れないようにa^rが定められています。有理数と無理数を簡単におさらいしておきましょう。**有理数**とは、整数と整数の分数で表すことができる数です。一方、**無理数**とは、分母と分子が整数である分数で表すことができない数です。πや$\sqrt{2}$は無理数です。

> **例題2-1**
>
> 累乗根は分数の指数に、分数の指数は累乗根に直しなさい。
>
> (1) $\sqrt{a}$　(2) $\frac{1}{\sqrt{a}}$　(3) $a^{\frac{1}{2}}$　(4) $\frac{1}{\sqrt[3]{a^2}}$　(5) $a^{-\frac{3}{4}}$

解説

(1) $a^{\frac{1}{n}} = \sqrt[n]{a}$ から、$\sqrt{a} = a^{\frac{1}{2}}$　(2) $\frac{1}{\sqrt{a}} = a^{-\frac{1}{2}}$　(3) $a^{\frac{1}{n}} = \sqrt[n]{a}$ から、$a^{\frac{1}{2}} = \sqrt{a}$

(4) $a^{\frac{m}{n}} = \sqrt[n]{a^m}$ から、$\frac{1}{\sqrt[3]{a^2}} = \frac{1}{a^{\frac{2}{3}}} = a^{-\frac{2}{3}}$　(5) $a^{-\frac{3}{4}} = \frac{1}{a^{\frac{3}{4}}} = \frac{1}{\sqrt[4]{a^3}}$

問2-1

累乗根は分数の指数に、分数の指数は累乗根に直しなさい。

(1)　$5\sqrt[6]{a^3}$　　(2)　$\dfrac{1}{\sqrt[3]{a^2}}$　　(3)　$x^{\frac{4}{7}}$　　(4)　$x^{-\frac{1}{2}}$

自然科学分野では、大きな数値を$a\times10^n$、小さな数値を$a\times10^{-n}$の形で表します。たとえば、アボガドロ数の$6.022\times10^{23}\ \mathrm{mol^{-1}}$です。

例題2-2

次の数値を$a\times10^n$の形に直しなさい。ただし、$1\leqq a<10$、nは整数とする。

(1)　0.000235　　(2)　$\dfrac{5}{20000}$　　(3)　$\dfrac{1}{0.001}$

解説

(1)　$0.0002\,35$ （−1 −2 −3 −4）$=2.35\times10^{-4}$　　(2)　$\dfrac{5}{20000}=\dfrac{5}{2\times10^4}=2.5\times10^{-4}$

(3)　$\dfrac{1}{0.001}$ （−1 −2 −3）$=\dfrac{1}{1\times10^{-3}}=1\times10^3$

問2-2

次の数値を$a\times10^n$の形に直しなさい。ただし、$1\leqq a<10$、nは整数とする。

(1)　58500　　(2)　$\dfrac{5}{40000}$　　(3)　0.0043　　(4)　$0.1\times0.01\times0.001\times0.0001$

2.1.2　指数計算の手順

①　底に注目して底が同じものをまとめて計算します。

例　$5^3\times5^6=5^{3+6}=5^9$　　$5^8\div5^2=5^{8-2}=5^6$　　指数が小数でも分数でも同様です。

$10^{0.48}\times10^{0.30}=10^{0.48+0.30}=10^{0.78}$　　$10^{0.48}\div10^{0.30}=10^{0.48-0.30}=10^{0.18}$

②　累乗根（$\sqrt[n]{x}$）は指数に直して計算します。

例　$\sqrt[3]{7}\times\sqrt[5]{7}=7^{\frac{1}{3}}\times7^{\frac{1}{5}}=7^{\frac{1}{3}+\frac{1}{5}}=7^{\frac{5}{15}+\frac{3}{15}}=7^{\frac{8}{15}}$

$\sqrt[3]{7}\div\sqrt[5]{7}=7^{\frac{1}{3}}\div7^{\frac{1}{5}}=7^{\frac{1}{3}-\frac{1}{5}}=7^{\frac{5}{15}-\frac{3}{15}}=7^{\frac{2}{15}}$

③　底が小数のときは分数に直して計算します。

例　$0.3^2\times0.2^3=\left(\dfrac{3}{10}\right)^2\times\left(\dfrac{1}{5}\right)^3=\dfrac{9}{100}\times\dfrac{1}{125}=\dfrac{9}{12500}$

$0.3^2\div0.2^3=\left(\dfrac{3}{10}\right)^2\div\left(\dfrac{1}{5}\right)^3=\dfrac{9}{100}\div\dfrac{1}{125}=\dfrac{9}{100}\times\dfrac{125}{1}=\dfrac{1125}{100}=11.25$

除法は割る数の逆数をかけます

④　数は素数（1とその数自身でしか割りきれない数）の組み合わせを考え、指数法則を用いて同じ底どうしをまとめます。

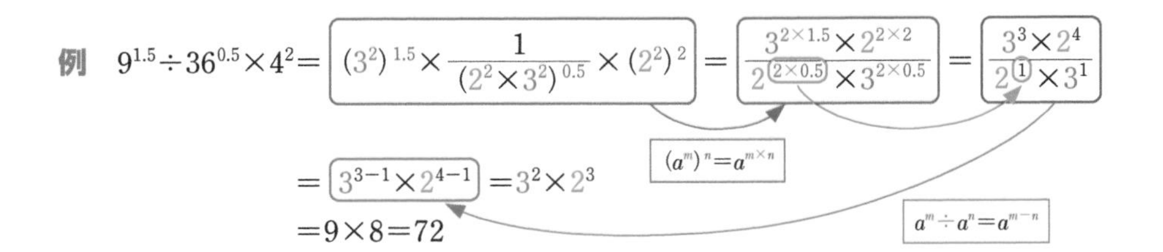

例題2-3

次の値を求めなさい。

(1)　6^0　　(2)　$3^2\times3^{-2}$　　(3)　$3^2\div3^{-2}$　　(4)　$2^2\times3^{-2}$　　(5)　$2^2\times3^2$

(1)　$6^0=1$　(0乗は1、0ではありません)

(2)　$3^2\times3^{-2}=3^{2+(-2)}=3^0=1$　（$a^m\times a^n=a^{m+n}$）

(3)　$3^2\div3^{-2}=3^{2-(-2)}=3^4=81$　（$a^m\div a^n=a^{m-n}$）

(4)　$2^2\times3^{-2}=2^2\times\frac{1}{3^2}=\frac{4}{9}$

(5)　$2^2\times3^2=(2\times3)^2=6^2=36$　（$a^n\times b^n=(a\times b)^n$）

問2-3

次の値を求めなさい。

(1)　$3^{\frac{1}{2}}\times3^{\frac{1}{3}}\div3^{\frac{2}{3}}$　　(2)　$9^{1.5}\times36^{-0.5}\div12^2\times2^4$　　(3)　$6^{1.2}\times2^{0.6}\div\left(2^{0.5}\times3^{\frac{3}{2}}\right)$

例題2-4

次の値を求めなさい。

(1)　$10^{0.6}\times10^{0.7}$　　(2)　$10^{0.4}\times(10^{0.3})^2$　　(3)　$10^{0.5}\div10^{0.8}\times10^{0.4}$

解説

(1)　$10^{0.6}\times10^{0.7}=10^{0.6+0.7}=10^{1.3}$　（$a^m\times a^n=a^{m+n}$）

(2)　$10^{0.4}\times(10^{0.3})^2=10^{0.4}\times10^{0.3\times2}=10^{0.4}\times10^{0.6}=10^{0.4+0.6}=10^1=10$

(3)　$10^{0.5}\div10^{0.8}\times10^{0.4}=10^{0.5+(-0.8)+0.4}=10^{0.1}$

(割り算が混在するときは、すべてを掛け算にして計算すると間違いを減らせます)

問2-4

次の値を求めなさい。

(1)　$10^5\times10^{-2}$　　(2)　$10^2\div10^{-3}$　　(3)　$0.1^3\times0.1^{-5}$　　(4)　$0.1^5\div10^{-6}$

薬学では、次の式で定義されるネイピア数がよく使われます。

$$e=\lim_{n\to\infty}\left(1+\frac{1}{n}\right)^n=2.71828\cdots \quad (n\text{は自然数})$$

eは自然科学の分野で広く使われています。指数部分が小さいため$e^x=\exp(x)$と表すこともあります。expは指数関数（exponential function）を表す英語からきています。

例題 2-5

次の式をe^nの形に直しなさい。

(1) $\sqrt[6]{e^5}$　(2) $\dfrac{1}{\sqrt{e}}$　(3) $e^{0.7}\div e^{0.3}$　(4) $e^5\times e^{-7}\div e^{-2}$

解説

$\sqrt[m]{a^n}=a^{\frac{n}{m}}$　　$a^m\div a^n=a^{m-n}$

(1) $\sqrt[6]{e^5}=e^{\frac{5}{6}}$　(2) $\dfrac{1}{\sqrt{e}}=\dfrac{1}{e^{\frac{1}{2}}}=e^{-\frac{1}{2}}$　(3) $e^{0.7}\div e^{0.3}=e^{0.7-0.3}=e^{0.4}$

(4) $e^5\times e^{-7}\div e^{-2}=e^5\times e^{-7}\times\dfrac{1}{e^{-2}}=e^5\times e^{-7}\times e^2=e^{5+(-7)+2}=e^0=1$

$a^m\times a^n=a^{m+n}$

問 2-5

次の式をe^nの形に直しなさい。

(1) $\sqrt[3]{e}$　(2) $(e^{0.2})^3\times e^{0.5}$　(3) $(e^{0.2})^3\div e^{0.5}$　(4) $\sqrt[3]{e^{0.693}}$

例題 2-6

次のxの値を求めなさい。

(1) $x^3=125$　(2) $x^{0.25}=2$　(3) $\sqrt[3]{x^2}=4$

解説

(1) $x^3=125=5^3$から、$x=5$

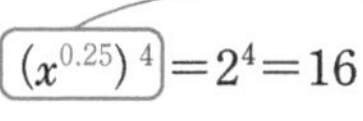

(2) 両辺を4乗します。$(x^{0.25})^4=2^4=16$　$x^1=16$　$x=16$

$(\sqrt[n]{a})^n=a$

(3) 両辺を3乗します。$(\sqrt[3]{x^2})^3=4^3$　$x^2=64$　したがって、$x=\pm 8$

（2乗をひらくので、答えは±になります）

問2-6

次のxの値を求めなさい。

(1) $\sqrt{x}=0.2$　(2) $\sqrt[3]{x}=0.3$　(3) $x^{\frac{1}{3}}=0.9$　(4) $\sqrt[3]{x^2}=2$

2.2 指数関数とそのグラフ

指数関数は薬物を人に投与したとき、薬物の血中薬物濃度をみるときなどに使われます。ここでは、指数関数のグラフの特徴を理解して、薬学の問題につなげていきます。

2.2.1 指数関数のグラフの特徴

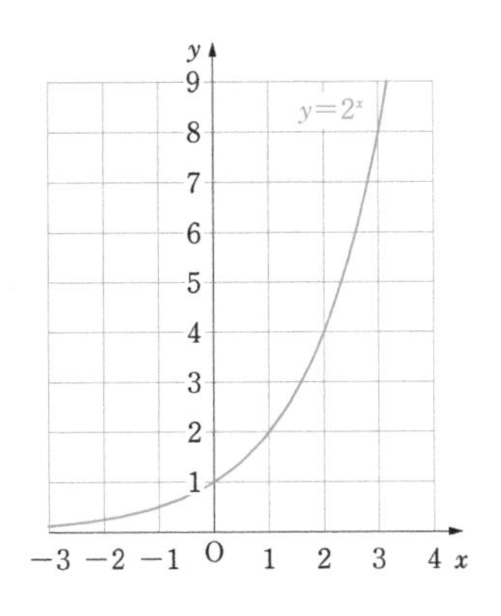

aを正の数（$a>0$、$a\neq1$）、xを実数（変数）としたときに、指数を含む関数$y=a^x$を**指数関数**といいます。このとき、aを指数関数の**底**といいます。また、xを**指数**といいます。

まず、$a>1$となる指数関数$y=2^x$のグラフをみてみましょう。実際に計算してみると、xが大きくなるほど、yの値が増加していくのが下表からわかります。これをグラフに描いたのが、右図です。

x	−3	−2	−1	0	1	2	3
y	$2^{-3}=\frac{1}{8}$	$2^{-2}=\frac{1}{4}$	$2^{-1}=\frac{1}{2}$	$2^0=1$	$2^1=2$	$2^2=4$	$2^3=8$

$y=2^x$のグラフが右肩上がりになっていることがわかります。また、xの値が小さくなるほど0に近づいていくこともわかると思います。

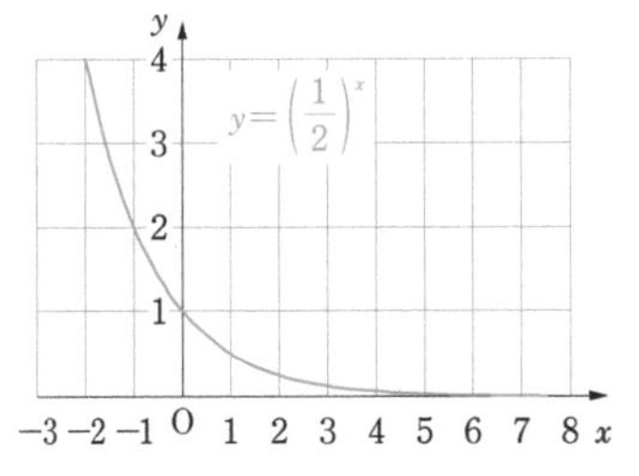

次に、$0<a<1$となる指数関数$y=\left(\frac{1}{2}\right)^x$のグラフをみてみましょう。実際に計算してみると、$x$が大きくなるほど、$y$の値が減少していくのが下表からわかります。これをグラフに描いたのが、右図です。

x	−3	−2	−1	0	1	2	3
y	$\left(\frac{1}{2}\right)^{-3}=8$	$\left(\frac{1}{2}\right)^{-2}=4$	$\left(\frac{1}{2}\right)^{-1}=2$	$\left(\frac{1}{2}\right)^{0}=1$	$\left(\frac{1}{2}\right)^{1}=0.5$	$\left(\frac{1}{2}\right)^{2}=0.25$	$\left(\frac{1}{2}\right)^{3}=0.125$

$y=\left(\frac{1}{2}\right)^x$のグラフが右肩下がりになっていることがわかります。また、xの値が大きくなるほど0に近づいていくこともわかると思います。

このように、指数関数$y=a^x$には、xが大きくなるほどyの値が増加するタイプ（$a>1$）と、逆に減少するタイプ（$0<a<1$）の2種類があることがわかります。xが増加するに従

い、yの値も単調増加していく関数を**単調増加関数**といいます。一方、xが増加するに従い、yの値が単調減少していく関数を**単調減少関数**といいます。

この2つのグラフについて、その特徴をみてみましょう。まず、どちらも$x=0$のy切片の値が1（座標で表すと（0, 1））ということです。

$a>1$の場合は右肩上がり、$0<a<1$の場合は右肩下がりのグラフになっています。そして、$a>1$では、xの値が小さくなるに従い、$0<a<1$ではxの値が大きくなるに従い、yの値が0に近づいていくことがわかります。しかし、その曲線はx軸を越えることはありません。

$y=a^x$（$a>1$のとき）	$y=a^x$（$0<a<1$のとき）
点（0, 1）を通ります。 xの値が大きくなるほど、yが増加します。 xの値が小さくなるほど、yが0に近づきます。	点（0, 1）を通ります。 xの値が小さくなるほど、yが増加します。 xの値が大きくなるほど、yが0に近づきます。

A　指数関数のグラフの描き方

グラフの描き方は簡単で、以下のステップに従って描いていきます。グラフを描くうえで大切なポイントは、まずy切片を求めることです。y切片は点（0, 1）です。

① y切片の点（0, 1）にマークを入れます。
② わかりやすい通過点にマークをつけます。
③ マークした点を滑らかにつないだ曲線を描きます。
これでグラフの完成です。

注意事項としては、点（0, 1）を通して曲線を結びます。そして、その曲線はx軸を越えないように描きます。薬学では、$x \geqq 0$の範囲で扱います。

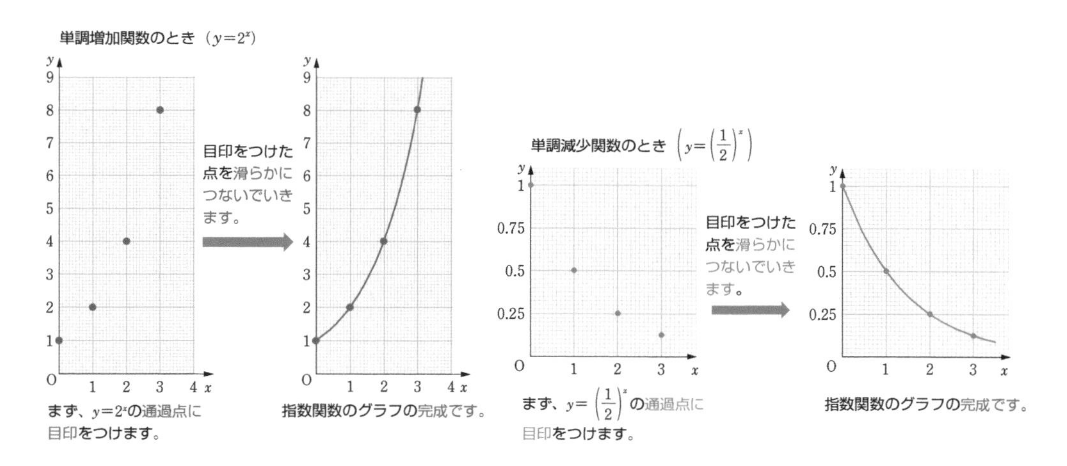

ただし、指数関数の$y=a^x$に定数がついている場合$y=ka^x$には、y切片は、その定数kとなります。すなわち、点$(0, k)$を通して曲線を結びます。自由曲線定規を使用すると滑らかな曲線をきれいに描くことができます。

例題2-7

$y=100\cdot 2^{-x}=100\cdot\left(\frac{1}{2}\right)^x$ $(x\geqq 0)$ のグラフを描きなさい。

解説

上述の手順に従ってグラフを描きます。

① y切片の値を求めます。→y切片は、$x=0$を代入して、$y=100\times 2^{-0}=100$となります。

② 次に、わかりやすい通過点の座標を求めます。

$x=1$、$x=2$、$x=3$を代入して、yの値を求めます。

$x=1$のとき$y=50$、$x=2$のとき$y=25$、$x=3$のとき$y=12.5$となります。

③ 点$(0, 100)$、$(1, 50)$、$(2, 25)$、$(3, 12.5)$を滑らかな曲線で結びます。

$y=100\cdot\left(\frac{1}{2}\right)^x$のグラフは右図となります。

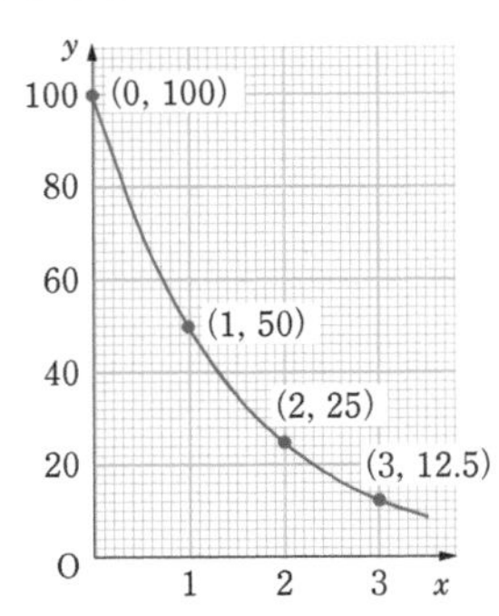

問2-7

$y=5\cdot\left(\frac{1}{3}\right)^x$ $(x\geqq 0)$ のグラフを描きなさい。

B 単調増加関数

単調増加関数の代表的な例として、細菌の増殖曲線やDNAの増幅に利用しているPCR法の増幅曲線などがあります。

例 1分ごとに2倍になる細菌がいるとします。1つの細菌を37 ℃で培養したとします。経過時間をx分、x分後の細菌の個数をyで表すと、次の表のように増加します。

x	0分	1分	2分	3分	…	10分	…
y	$2^0=1$	$2^1=2$	$2^2=4$	$2^3=8$	…	$2^{10}=1024$	…

表から、1分ごとに値が2倍に増えていくのがわかります。この関係を式で表すと、$y=2^x$ $(x\geqq 0)$ となります。増殖曲線のグラフにすると、右図となります。これが単調増加関数のグラフです。

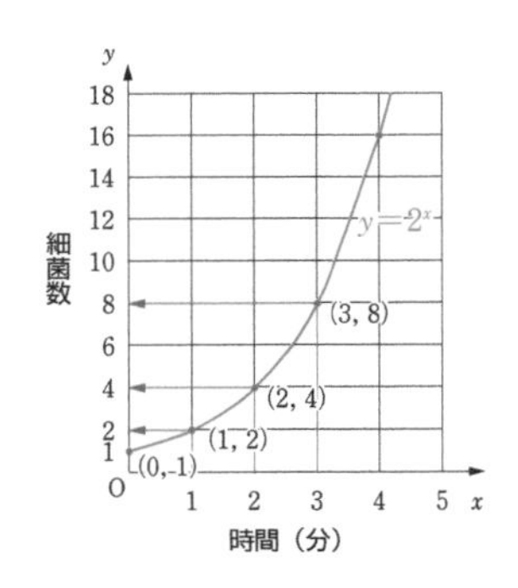

例題2-8

大腸菌は20分ごとに2倍になる。大腸菌を37℃で培養したら、どのような増殖曲線になるか。時間をx分、x分後の細菌の個数をyとして、増殖曲線の式を求めなさい。また、その増殖曲線のグラフを描きなさい。

解説

x分後の細菌の個数yを表にすると、次のようになります。

x	0分	20分	40分	60分	…	200分	…
y	$2^{\frac{0}{20}}=1$	$2^{\frac{20}{20}}=2$	$2^{\frac{40}{20}}=4$	$2^{\frac{60}{20}}=8$	…	$2^{\frac{200}{20}}=1024$	…

指数部分に注意する

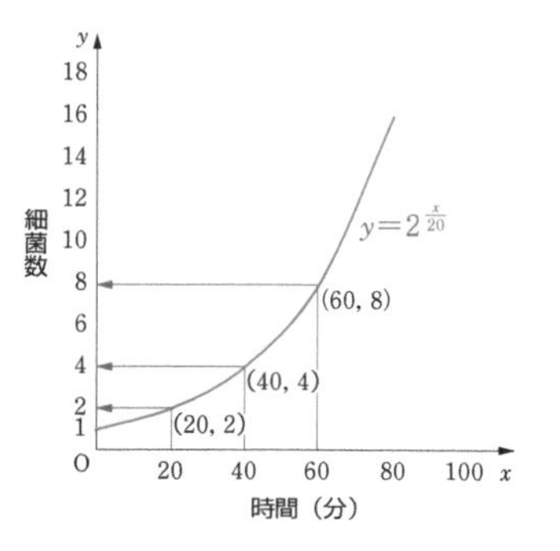

大腸菌の数は20分ごとに2倍になるので、式は$y=2^{\frac{x}{20}}$（$x\geqq 0$）となります。これを増殖曲線のグラフにすると、右図となります。

増加の割合が$y=2^x$に比べて、$y=2^{\frac{x}{20}}$のほうが緩やかなグラフになっています。

問2-8

PCR法は、熱変性→アニーリング→伸長反応を1サイクルとして繰り返すと、DNAが2倍ずつ増加する方法です。どのような増幅曲線になるか。PCRのサイクル数をn、増加したDNA量をAとして、増幅曲線の式を求めなさい。また、その増幅曲線のグラフを描きなさい。

C　単調減少関数

代表的な例として、血中薬物濃度の経時的変化（線形1-コンパートメントモデル）や放射性物質の崩壊などがあります。これらの過程で半減期という言葉が出てきます。**半減期**とは、「最初の量が半分になるのにかかる時間」です。薬物の場合は、投与したのちに、血中薬物濃度が最大になった値から半分になるまでにかかる時間をいいます。また、放射性物質の場合は最初の放射能が半分になるまでにかかる時間をいいます。

例　半減期が1日である放射性物質の放射能が計測時1 Bq（ベクレルと読みます）の場合を考えます。半減期が1日ですから、1日経った時点での値は、最初の値の$\frac{1}{2}$になります。tを日数、Aを放射能（Bq）とすると、次のような表になります。

t	0日	1日	2日	3日	…
A	$\left(\frac{1}{2}\right)^0=1$	$\left(\frac{1}{2}\right)^1=\frac{1}{2}$	$\left(\frac{1}{2}\right)^2=\frac{1}{4}$	$\left(\frac{1}{2}\right)^3=\frac{1}{8}$	…

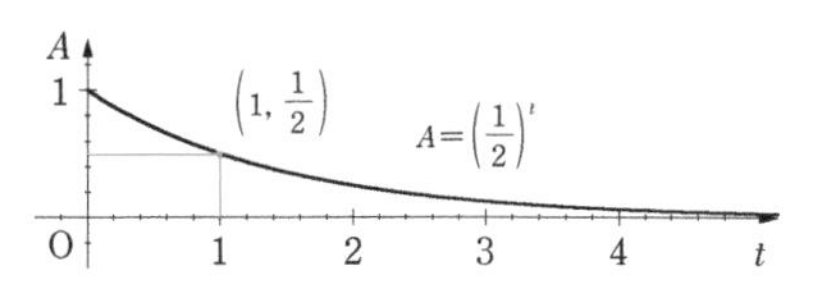

この関係を式で表すと、$A=\left(\frac{1}{2}\right)^t=2^{-t}$となります。半減期ごとに前の値の半分となります。これをグラフに表すと右上図のようになります。

放射性物質は、時間の経過とともに放射線を放出しながら安定した物質に変化していきます。したがって、放射性物質は時間の経過に従い、規則的に放射能が減少します。当初の放射能が半分になるまでにかかる時間が半減期です。

ある時点で残存している放射能（A）を求めるには、下記の計算式を利用します。

$A=A_0\times\left(\frac{1}{2}\right)^{\frac{t}{T}}$　　ただし、T：半減期、A_0：初期の放射能、t：経過期間

この計算式は、放射能のみならず、薬物の体内半減期など、さまざまなところで応用がきくので、しっかりと覚えましょう。

例題2-9

放射性核種（^{32}P）はβ崩壊して、放射能が一定の割合で減少していく。^{32}Pの半減期は14日である。35日後にはもとの何%になるか求めなさい。ただし、$\sqrt{2}=1.41$とする。

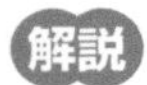

$A=A_0\times\left(\frac{1}{2}\right)^{\frac{t}{T}}$から、35日後の放射能（$A$）は、

$a^{m+n}=a^m\times a^n$

$$A=A_0\times\left(\frac{1}{2}\right)^{\frac{t}{T}}=A_0\times\left(\frac{1}{2}\right)^{\frac{35}{14}}=A_0\times\left(\frac{1}{2}\right)^{\frac{5}{2}}=A_0\times\left(\frac{1}{2}\right)^{2+\frac{1}{2}}=A_0\times\left(\frac{1}{2}\right)^{2}\times\left(\frac{1}{2}\right)^{\frac{1}{2}}$$

$$=A_0\times\frac{1}{4}\times\frac{1}{\sqrt{2}}=A_0\times\frac{\sqrt{2}}{4\times\sqrt{2}\times\sqrt{2}}=A_0\times\frac{\sqrt{2}}{8}=A_0\times0.176=0.176A_0$$

分母・分子に$\sqrt{2}$をかけて計算すると、その後の割り算が楽になります

となります。

したがって、35日後には、初期の放射能の0.176倍になります。

これを%で表すと、$0.176\times100=17.6\%$

問2-9

放射性核種（^{32}P）はβ崩壊して、放射能が一定の割合で減少していく。^{32}Pの半減期は14日である。放射能が75%減少するまでにかかる時間tを求めなさい。

2.2.2 指数関数のグラフの移動

指数関数のグラフの移動には、平行移動と対称移動があります。指数関数のグラフの移動の関係は、2次関数のグラフの移動と同じ扱いをします。

平行移動

x軸方向にaだけ平行移動した関数 ➡ もとの関数のxを$x-a$に置き換えます。
y軸方向にbだけ平行移動した関数 ➡ もとの関数のyを$y-b$に置き換えます。

例　指数関数$y=2^{-x}$（黒線のグラフ）のグラフの平行移動について考えてみます。

x軸方向に1だけ平行移動した指数関数は、xを$x-1$に置き換えます。

$y=2^{-x}$　$y=2^{-(x-1)}=2^{-x+1}$（赤線のグラフ）となります。

y軸方向に2だけ平行移動した指数関数は、yを$y-2$に置き換えます。

$y=2^{-x}$　$y-2=2^{-x}$から、$y=2^{-x}+2$（青線のグラフ）となります。

これらのグラフは、下図のようになります。

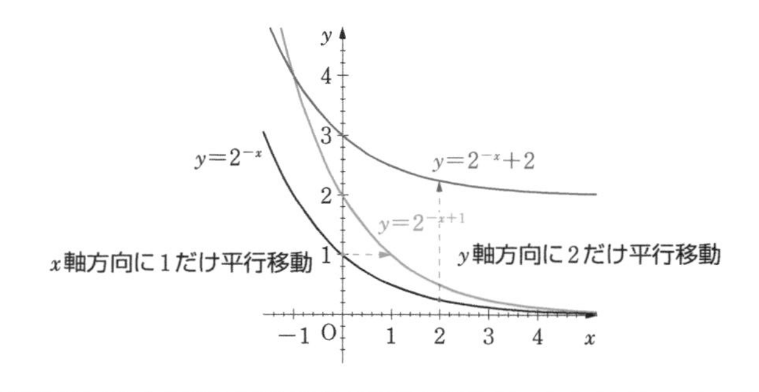

対称移動

x軸に関して対称移動したとき ➡ もとの関数のyを$-y$に置き換えます。
y軸に関して対称移動したとき ➡ もとの関数のxを$-x$に置き換えます。
原点に関して対称移動したとき ➡ もとの関数のxを$-x$に、yを$-y$に置き換えます。

例　指数関数$y=2^{-x}$（黒線のグラフ）のグラフの対称移動について考えてみます。

①　x軸に関して対称移動した指数関数は、$y=2^{-x}$のyを$-y$に置き換えます。

$y=2^{-x}$　$-y=2^{-x}$から、$y=-2^{-x}$（緑線のグラフ）となります。

②　y軸に関して対称移動した指数関数は、$y=2^{-x}$のxを$-x$に置き換えます。

$y=2^{-x}$　$y=2^{-(-x)}$から、$y=2^{x}$（赤線のグラフ）となります。

③　また、原点に関して対称移動した指数関数は、$y=2^{-x}$のxを$-x$に、yを$-y$に置き換えます。

$y=2^{-x}$　$-y=2^{-(-x)}$から、$y=-2^{x}$（青線のグラフ）となります。

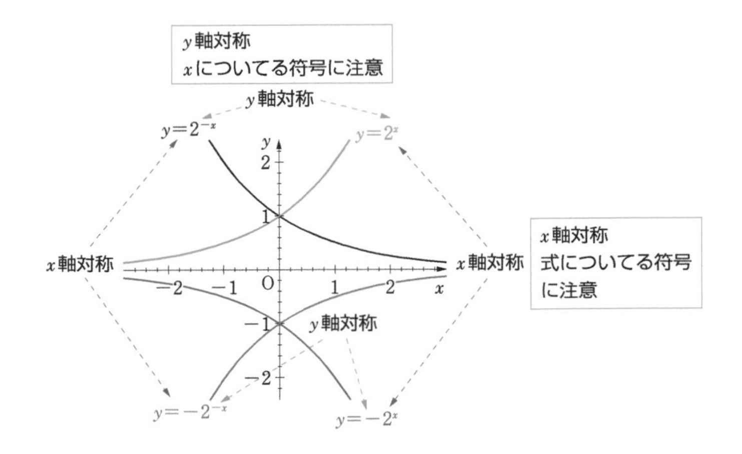

グラフからわかるように、$y=2^x$のグラフと$y=2^{-x}$のグラフ、$y=-2^x$のグラフと$y=-2^{-x}$のグラフは、それぞれy軸に関して対称です。また、$y=2^x$のグラフと$y=-2^x$のグラフ、$y=2^{-x}$のグラフと$y=-2^{-x}$のグラフは、それぞれx軸に関して対称です。そして、$y=2^x$のグラフと$y=-2^{-x}$のグラフ、$y=2^{-x}$のグラフと$y=-2^x$のグラフは、それぞれ原点に関して対称となります。

例題2-10

次の関数のグラフを描き、関数$y=2^x$のグラフとの位置関係を述べなさい。

(1) $y=2^{x+1}$　(2) $y=2^{-x+1}$　(3) $y=2^x+1$　(4) $y=\dfrac{2^x+2}{2}$

解説

(1) $y=2^{x+1}=2^{x-(-1)}$から、$y=2^x$のグラフをx軸方向に-1だけ平行移動したグラフ（赤線）となります。

(2) $y=2^{-x+1}=2^{-(x-1)}$から、$y=2^{-x}$のグラフ（青線）をx軸方向に$+1$だけ平行移動したグラフ（赤線）となります。また、$y=2^{-x}$のグラフ（青線）は、$y=2^x$のグラフ（黒線）をy軸に関して対称移動したグラフです。したがって、$y=2^{-x+1}$のグラフは、$y=2^x$のグラフをy軸に関して対称移動し、x軸方向へ$+1$平行移動したグラフです。

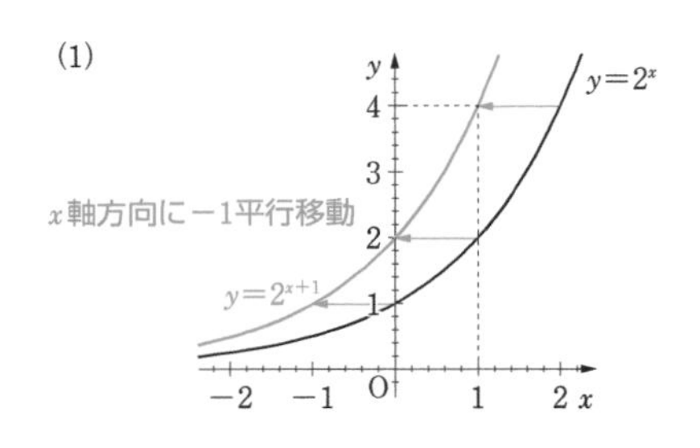

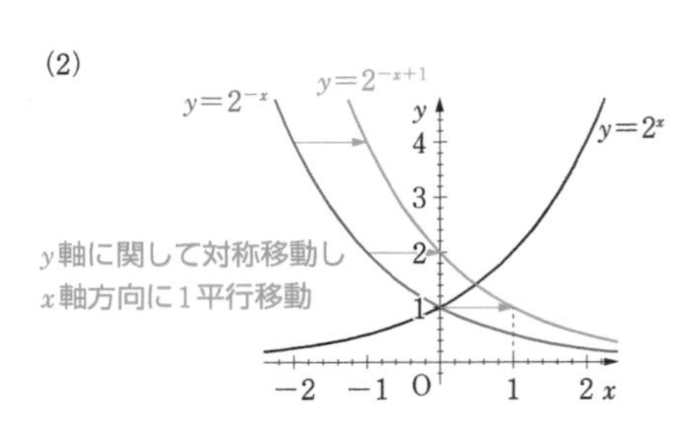

(3) $y=2^x+1$は、$y-1=2^x$から、$y=2^x$のグラフ（黒線）をy軸方向に$+1$だけ平行移動したグラフ（赤線）です。

(4)　$y=\dfrac{2^x+2}{2}=\dfrac{2^x}{2}+\dfrac{2}{2}=2^{x-1}+1$から、$y=2^x$のグラフ（黒線）を$x$軸方向に$+1$だけ平行移動し、さらに$y$軸方向に$+1$だけ平行移動したグラフ（赤線）です。

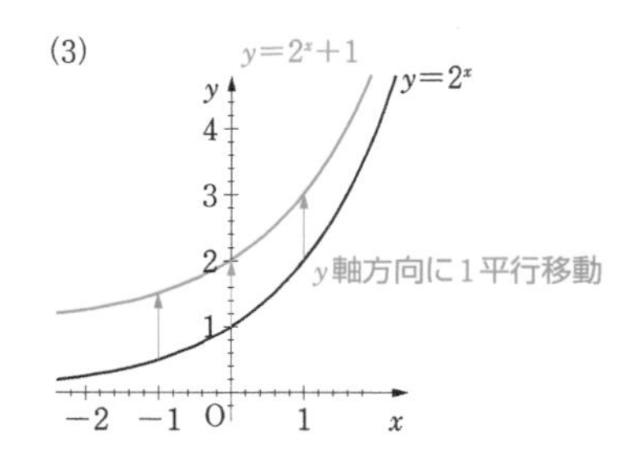

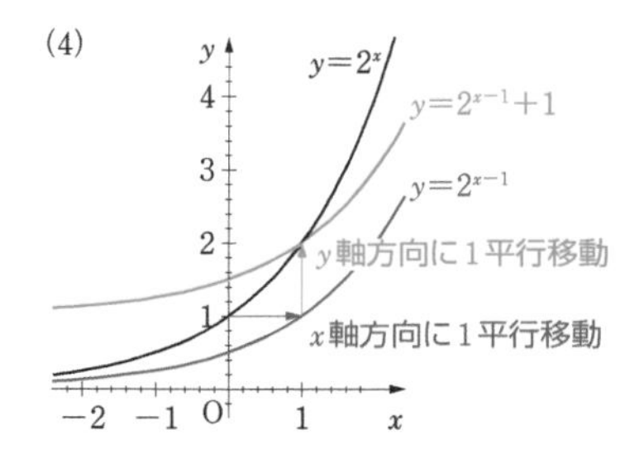

問2-10

次の関数のグラフを描き、関数$y=2^x$のグラフとの位置関係を述べなさい。

(1)　$y=2^{x-1}-3$　　(2)　$y=-2^x$　　(3)　$y=-2^{-x}$

例題2-11

$A=A_0e^{-kt}$のグラフが右図で表されているとき、$A=A_0(1-e^{-kt})$はどのようなグラフになるか答えなさい。ただし、kは定数とする。

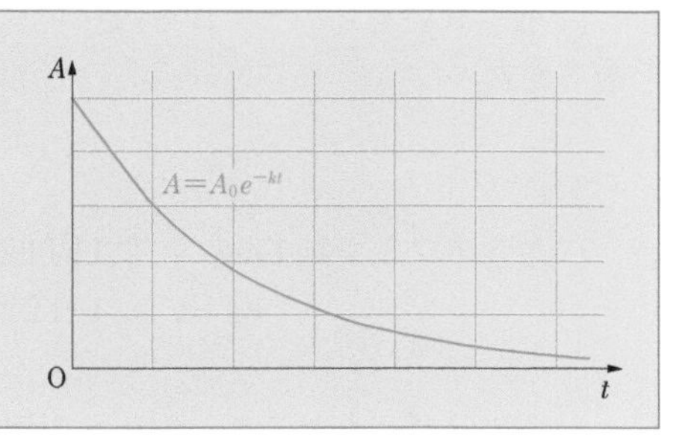

解説

$A=A_0(1-e^{-kt})$のカッコを外すと、$A=A_0-A_0e^{-kt}$となります。

A_0を左辺に移すと、式は$A-A_0=-A_0e^{-kt}$となります。

右辺はA_0e^{-kt}にマイナスの符号（－）がついていることから、$A=A_0e^{-kt}$のグラフをt軸に関して対称移動したことになります。

また、左辺は$A-A_0$から、A軸方向にA_0だけ平行移動したことがわかります。

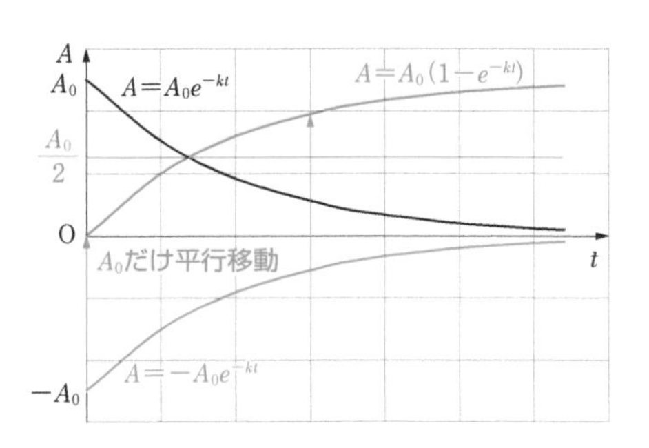

すなわち、$A=A_0(1-e^{-kt})$のグラフ（赤線）は、$A=A_0e^{-kt}$のグラフ（黒線）をt軸に関して対称移動（桃色線）し、A軸方向にA_0だけ平行移動したグラフとなります。

$A=A_0(1-e^{-kt})$のグラフと、$A=A_0e^{-kt}$のグラフは、$\dfrac{A_0}{2}$を通るt軸と平行な直線に関して対称となります。

問2-11

$y=2(1-e^{-x})$のグラフを描きなさい。

2.3 薬学への応用

薬剤師は極少量の医薬品を取り扱うこともあれば、学校薬剤師として室内環境の確認をすることもあります。医薬品を取り扱うときは、非常に小さい値を取り扱います。一方、プールの水や教室の環境を確認するときは、非常に大きな値を取り扱います。このようなときに指数が役に立ちます。

2.3.1 小児の薬に関する計算

小児の調剤では、患者さんの体重によって、秤取量を調節する必要があります。また、小さい子供は錠剤や粉薬は飲むことができない（きちんと飲めない）ことが予想されるため、シロップ剤がよく処方されます。

例題2-12

12歳女児。アレルギー性鼻炎により耳鼻咽喉科を受診したところ、以下の薬剤が処方された。

（処方）

ケトチフェン錠1 mg　　1回1錠（1日2錠）
1日2回　朝食後・就寝前　7日分

母親に確認したところ、錠剤を服用できないことがわかり、処方医に疑義照会を行い、ケトチフェンシロップ0.02％への処方変更を提案した。シロップ剤の1回量および全量を計算しなさい。

（第104回薬剤師国家試験　問332改変）

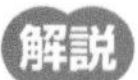

ケトチフェン錠の1回量は1 mgです。

ケトチフェンシロップ0.02％は100 mL中に0.02 g（＝20 mg）の原薬を含むシロップ剤です。すなわち0.02％は0.02 w/v％となります。

ケトチフェン錠1 mg、1日2錠7日分のケトチフェンは1 mg×2錠×7日分＝14 mg必要となることが計算できます。シロップ剤は100 mL中に20 mgのケトチフェンを含むので、

$$\frac{14\ \mathrm{mg}}{20\ \mathrm{mg}}\times 100\ \mathrm{mL}=70\ \mathrm{mL}$$

別解　$100\ \mathrm{mL}:20\ \mathrm{mg}=x\ \mathrm{mL}:14\ \mathrm{mg}$

$20x=1400$

したがって、$x=70$ mLとなります。

すなわち、全量は70 mLになることがわかります。1日2回7日分の計14回分なので、70 mLを14回分に分けると、1回5 mLとなります。

問2-12

2歳3か月女児。体重12 kg。湿性咳嗽に対して以下の処方箋が発行され、母親が薬局に持参した。当該薬局の調剤内規では「1回の服用量が整数値となるように精製水を最小量加える」となっている。1回の服用量を計算しなさい。
(第102回薬剤師国家試験　問342改変)

(処方)

カルボシステインシロップ5%	1回120 mg (1日360 mg) 【原薬量】
プロカテロール塩酸塩シロップ0.0005%	1回15 μg (1日45 μg) 【原薬量】
	上記を混合して1剤とする。
	1日3回　朝昼夕食後　3日分

2.3.2　濃度計算

薬剤師は、医薬品の原薬から計算して調剤することがあります。また、消毒薬も原液から精製水などで希釈し、調製しています。薬学を学ぶうえで、希釈の計算はとても重要です。ここでは、その希釈計算について学びます。

溶液を希釈する前の溶質量と希釈した後の溶質量は変わりません。ですから、割合と全体は変化しても、部分は変わりません。したがって、

$$\text{原液の濃度}(A)\times\text{必要な原液量}(X)=\text{希釈液の濃度}(B)\times\text{調製する希釈液の量}(Y)$$

という関係式が成り立ちます。必要な原液量の式に変形すると、

$$\text{必要な原液量}(X)\,\mathrm{mL}=\frac{\text{希釈液の濃度}(B)}{\text{原液の濃度}(A)}\times\text{調製する希釈液の量}(Y)\,\mathrm{mL}$$

となります。この式に与えられている数値を代入すると、簡単に必要な原液量を求めることができます。濃度の単位は、揃っていればmol/L、%、ppmでも使えます。

例題2-13

小学校から担当の学校薬剤師に対して、ノロウイルス感染対策として給食室の調理台や調理器具の消毒に関して質問があった。塩素濃度200 ppmの次亜塩素酸ナトリウム液を3 L準備するのに、必要となる6 w/v%次亜塩素酸ナトリウム消毒液量を求めなさい。
(第98回薬剤師国家試験　問345改変)

解説

200 ppmの次亜塩素酸ナトリウムを3 Lつくるのに必要な6 w/v%次亜塩素酸ナトリウムの量は、

$$6\ \mathrm{w/v\%}\text{次亜塩素酸ナトリウムの量}=\frac{200\ \mathrm{ppm}}{6\ \mathrm{w/v\%}}\times 3\ \mathrm{L}$$

濃度の単位が分母と分子で揃っていませんので、分子を％に変換して、単位を整えます。

$$6\ \mathrm{w/v\%}\text{次亜塩素酸ナトリウムの量} = \frac{2\times10^{2}\times10^{-4}\ \mathrm{w/v\%}}{6\ \mathrm{w/v\%}}\times3\times10^{3}\ \mathrm{mL}$$

$$= \frac{2\times10^{-2}\ \mathrm{w/v\%}}{6\ \mathrm{w/v\%}}\times3\times10^{3}\ \mathrm{mL} = \frac{6}{6}\times10\ \mathrm{mL}$$

$$= 10\ \mathrm{mL}$$

問2-13

　手術時に使う手指消毒薬としてクロルヘキシジングルコン酸塩を0.2 w/v％含有する70 vol％エタノールを3 L調製したい。95 vol％エタノール、5 w/v％クロルヘキシジングルコン酸塩を用いて調製する場合、それぞれ何mL用いるか求めなさい。
（第101回薬剤師国家試験　問333改変）

第3章

対数関数

この章では、対数の基礎から対数関数のグラフまでを学んでいきます。

3.1　対数とその性質

3.1.1　対数の定義と対数の性質

A　対数の定義

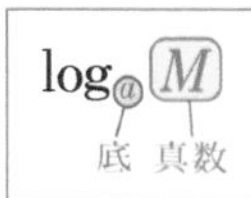

$a>0$、$a\neq1$の実数aと、任意の正の数Mがあるとき、$a^p=M$となる実数pがただ1つ定まります。このときpはaを**底**とするMの**対数**といい、$p=\log_a M$と書きます。ここで、$a^p=M$ではpを**指数**とよび、また、$p=\log_a M$ではpを**対数**とよびます。すなわち、指数と対数は同じものです。対数は指数部分に注目して表しています。$a>0$、$a\neq1$で、$M>0$のとき、次の関係が成り立ちます。

対数の定義

$$a^p=M \quad \Leftrightarrow \quad p=\log_a M$$ （a：底、M：真数、p：aを底とするMの対数）

例題3-1

次の式を指数の形は対数の形に、対数の形は指数の形にしなさい。

(1)　$2^8=256$　　(2)　$16=32^{\frac{4}{5}}$　　(3)　$\log_5 125=3$　　(4)　$\log_{\frac{1}{2}} 16=-4$

解説

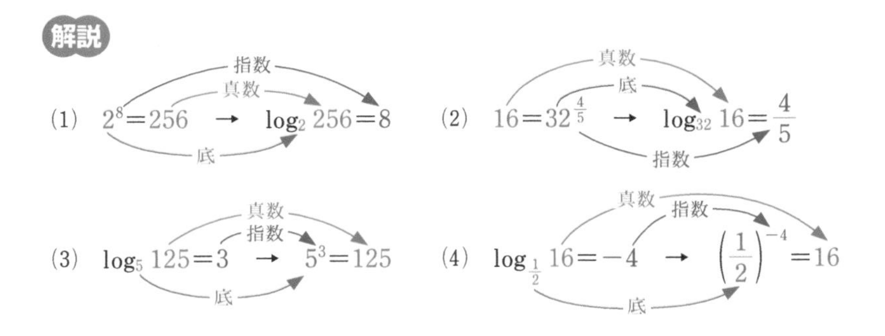

問3-1

次の式を指数の形は対数の形に、対数の形は指数の形にしなさい。

(1) $\frac{1}{125}=5^{-3}$　(2) $-4=\log_3 \frac{1}{81}$　(3) $0=\log_{10} 1$

B　対数の性質

対数は指数と同じという考えから、指数法則から対数の性質を示します。

$a>0$、$a\neq1$　$a^p=M$、$a^q=N$とするとき、積、商、累乗の対数について、次の関係が成り立ちます。

対数の性質Ⅰ

① 底と真数が同じ値のとき → $\log_a a=1$

② 真数が1のとき → $\log_a 1=0$

③ 真数が分数のとき → $\log_a \frac{1}{M}=\log_a M^{-1}=-\log_a M$（符号に注意）

対数の性質Ⅱ

① 真数の積 → 対数の和　$\log_a MN=\log_a M+\log_a N$

② 真数の商 → 対数の差　$\log_a \frac{M}{N}=\log_a M-\log_a N$

③ 真数の累乗 → 対数の定数倍　$\log_a M^r=r\log_a M$

対数の性質Ⅱ①の証明

$\log_a M=p$、$\log_a N=q$と置くと、$M=a^p$、$N=a^q$

指数の法則から、$MN=a^p a^q=a^{p+q}$

対数の定義から、$\log_a MN=p+q$

したがって、$\log_a MN=\log_a M+\log_a N$

対数の性質Ⅱ②の証明

$\log_a M=p$、$\log_a N=q$と置くと、$M=a^p$、$N=a^q$

指数の法則から、$\frac{M}{N}=\frac{a^p}{a^q}=a^{p-q}$

対数の定義から、$\log_a \frac{M}{N}=p-q$

したがって、$\log_a \frac{M}{N}=\log_a M-\log_a N$

対数の性質Ⅱ③の証明

$\log_a M=p$ と置くと、$M=a^p$

指数の法則から、$M^r=(a^p)^r=a^{pr}$

対数の定義から、$\log_a M^r=pr$

したがって、$\log_a M^r=r\log_a M$

また、$p=\log_a M$ ですので、$a^p=M$ の p の位置に $\log_a M$ を代入すると、以下の式が導かれます。

> **対数の性質Ⅲ**
>
> $$a^{\log_a M}=M$$

これは、対数の底と指数の底が同じであるときに成立します。この式はよく薬学で使われます。

> **例題3-2**
>
> 次の対数の値を求めなさい。
>
> (1) $\log_3 81$　(2) $\log_5 1$　(3) $\log_{\frac{1}{3}} 9$　(4) $\log_{\sqrt{7}} 7$

解説

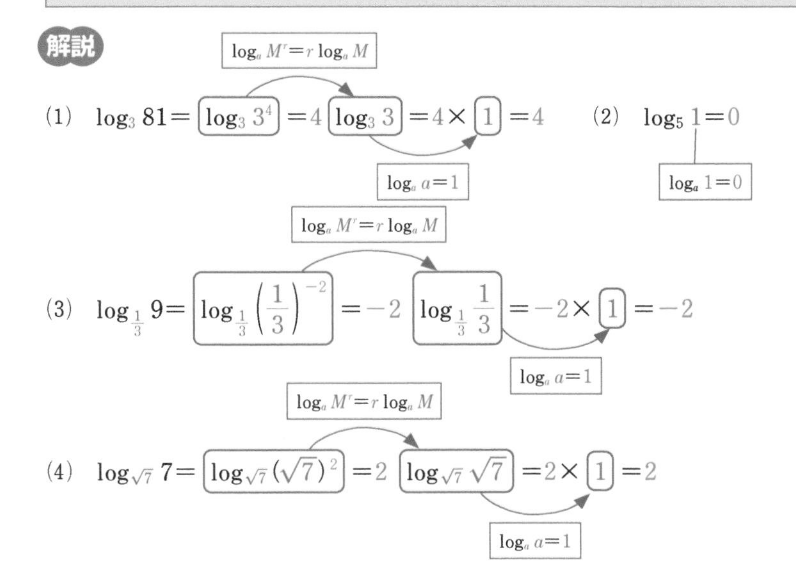

問3-2

次の対数の値を求めなさい。

(1) $\log_{10}\dfrac{1}{1000}$　(2) $\log_6\dfrac{1}{36}$　(3) $\log_2\sqrt{2}$

例題3-3

次の等式を満たすxを求めなさい。

(1) $\log_7 x=1$　(2) $\log_x 32=5$　(3) $\log_{10} x=-2$　(4) $\log_x 64=-6$

解説

(1) 指数の式に直して、$x=7^1=7$

(2) 指数の式に直すと、xが底であることから、$x^5=32=2^5$、したがって、$x=2$

(3) 指数の式に直して、$x=10^{-2}=\dfrac{1}{10^2}=\dfrac{1}{100}$

(4) 指数の式に直すと、xが底であることから、$x^{-6}=64=2^6$、したがって、$x=2^{-1}=\dfrac{1}{2}$

問3-3

次の等式を満たすxの値を求めなさい。

(1) $\log_2 x=0$　(2) $\log_{\frac{1}{3}} x=3$　(3) $\log_5 x=-2$

例題3-4

$a^{\log_a M}=M$が成り立つことを利用して、次の値を求めなさい。

(1) $3^{\log_3 7}$　(2) $10^{-\log_{10} 5}$　(3) $\sqrt[3]{5}^{\log_5 27}$

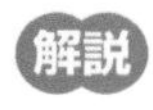

$a^{\log_a M}=M$

(1) 指数の底と対数の底が同じですから、$3^{\log_3 7}=7$

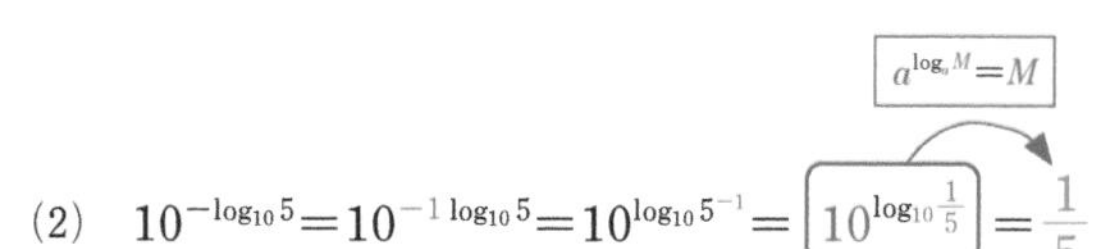

(2) $10^{-\log_{10} 5}=10^{-1\log_{10} 5}=10^{\log_{10} 5^{-1}}=10^{\log_{10}\frac{1}{5}}=\dfrac{1}{5}$

$a^{\log_a M}=M$

(3) $\sqrt[3]{5}=5^{\frac{1}{3}}$から、$\sqrt[3]{5}^{\log_5 27}=5^{\frac{1}{3}\log_5 27}=5^{\frac{1}{3}\log_5 3^3}=5^{\frac{1}{3}\times 3\log_5 3}=5^{\log_5 3}=3$

問3-4

$a^{\log_a M}=M$が成り立つことを利用して、次の値を求めなさい。

(1) $10^{\log_{10} 125}$　(2) $8^{\log_2 7}$　(3) $4^{\log_{\frac{1}{2}} 10}$

例題3-5

次の値を求めなさい。

(1) $\log_6 8+3\log_6 3$　(2) $2\log_2 3-4\log_2\sqrt{6}$

解説

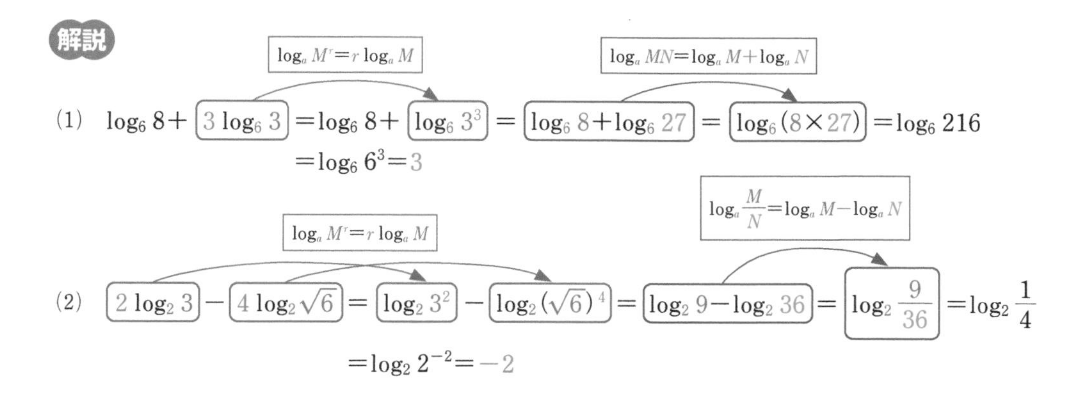

問3-5

次の値を求めなさい。

(1) $\log_2\frac{8}{3} + \log_2 6$　(2) $\log_3 6 + \log_3 15 - \log_3 10$　(3) $2\log_2 6 + \log_2 10 - \log_2 90$

C　底の変換公式

次に対数における底の変換を示します。

$\log_a b = x$とするとき、対数の定義から、$b = a^x$となります。cを底とする両辺の対数をとると（$c>0$、$c\neq 1$）、

$$\log_c b = \log_c a^x = x\log_c a$$

したがって、$x\log_c a = \log_c b$（底の条件から、$a\neq 1$、$\log_c a\neq 0$）

$$x = \frac{\log_c b}{\log_c a} = \log_a b$$

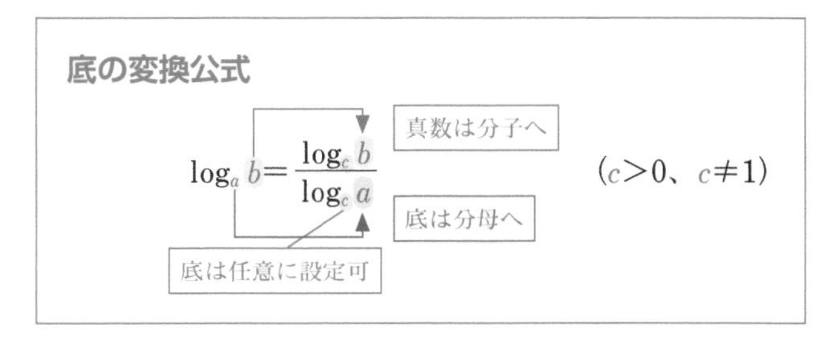

例　$\log_4 8$の底を変換して答えを求めてみましょう。底を2にすると、底の変換公式から、

$$\log_4 8 = \frac{\log_2 8}{\log_2 4} = \frac{\log_2 2^3}{\log_2 2^2} = \frac{3\log_2 2}{2\log_2 2} = \frac{3}{2}$$

3.1.2　常用対数

10を底とする対数（$\log_{10} X$）を**常用対数**といいます。常用対数は、薬学において水素イオン濃度（pH）などに使われています。たとえば、ヒトの動脈血のpHは、

$$\mathrm{pH} = 6.1 + \log\frac{[\mathrm{HCO_3}^-\ \mathrm{mmol/L}]}{[0.03\ \mathrm{mmol/L/Torr}\times P_{\mathrm{CO_2}}\ \mathrm{Torr}]}$$

で求まります。常用対数は、$\log_{10} X$と表しますが、単に$\log X$と記すのが一般的です。

$1=10^0$、$10=10^1$、$100=10^2$、$1000=10^3$、$10000=10^4$というように、大きな数になってくると、10の何乗という指数で表すほうが便利です。また、大きな数を見かけ上、小さな数として表すのが対数です。薬学で学ぶさまざまな現象に対数が出てきます。pHは対数ですが、それ以外にも電気泳動の移動度、免疫沈降線の形成など6年間の学びの中で、対数は数学の中でも一番多く利用されています。

指数	$1=10^0$	$10=10^1$	$100=10^2$	$1000=10^3$	$10000=10^4$
対数	$\log 1=\log 10^0$ $=0$	$\log 10=\log 10^1$ $=1$	$\log 100=\log 10^2$ $=2$	$\log 1000=\log 10^3$ $=3$	$\log 10000=\log 10^4$ $=4$

例題3-6

$\log 2=0.3010$、$\log 3=0.4771$とするとき、次の値を求めなさい。

(1) $\log 5$　(2) $\log 8$　(3) $\log 2.7$

解説

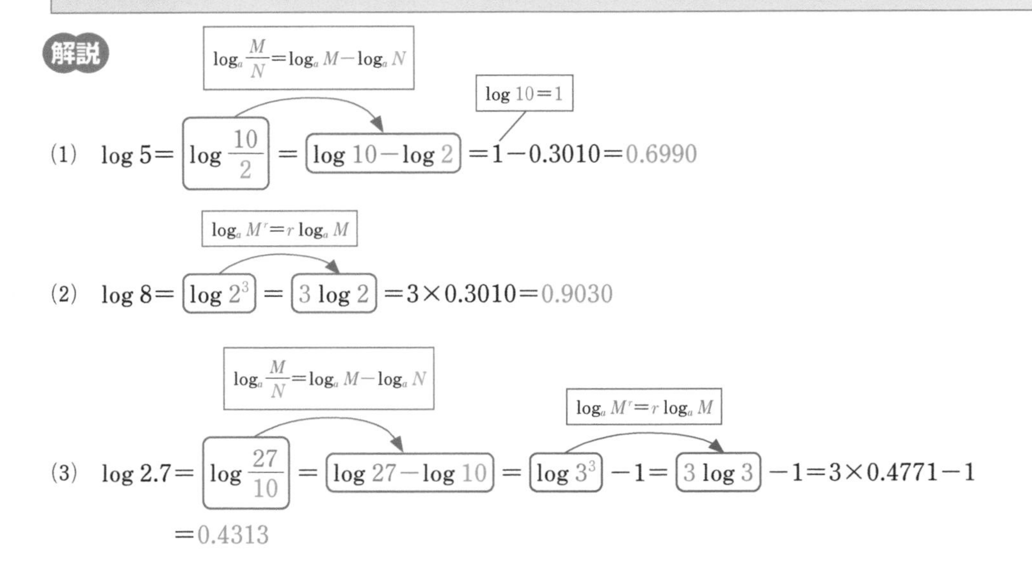

問3-6

$\log 2=0.3010$、$\log 3=0.4771$とするとき、次の値を求めなさい。

(1) $\log\frac{9}{8}$　(2) $\log 1.8$　(3) $\log\sqrt{45}$

2から9までの対数は、下表のようになります。このうち、$\log 7$以外は、$\log 2$と$\log 3$から計算で求まります。ですので、$\log 2$、$\log 3$と$\log 7$の対数を覚えるようにしましょう。

$\log 2=0.3010$	$\log 3=0.4771$	$\log 4=0.6020$	$\log 5=0.6990$
$\log 6=0.7782$	$\log 7=0.8451$	$\log 8=0.9030$	$\log 9=0.9542$

例題 3-7

$\log 2=0.30$、$\log 3=0.48$とするとき、次の値を求めなさい。

(1) $10^{0.78}$　(2) $10^{2.30}$　(3) $10^{-3.52}$

解説

$\log 2=0.30$、$\log 3=0.48$は、それぞれ$10^{0.30}=2$、$10^{0.48}=3$と表せます。

$a^m \times a^n = a^{m+n}$

(1) $10^{0.78}=10^{0.30+0.48}=10^{0.30}\times 10^{0.48}=2\times 3=6$

(2) $10^{2.30}=10^{2+0.30}=10^{2}\times 10^{0.30}=100\times 2=200$

$a^m \div a^n = a^{m-n}$

(3) $10^{-3.52}=10^{0.48-4}=10^{0.48}\times 10^{-4}=3\times 10^{-4}=\dfrac{3}{10000}=0.0003$

問 3-7

$\log 2=0.30$、$\log 3=0.48$とするとき、次の値を求めなさい。

(1) $10^{-8.22}$　(2) $10^{0.7}$　(3) $(\sqrt{10})^{2.52}$

例題 3-8

次の値を求めなさい。

(1) $3\log 5+\dfrac{3}{2}\log 4$　(2) $4\log\dfrac{1}{2}+2\log\dfrac{1}{5}-\log\dfrac{1}{4}$

解説

$\log_a M^r = r\log_a M$

(1) $3\log 5+\dfrac{3}{2}\log 4=3\log 5+\dfrac{3}{2}\log 2^2=3\log 5+2\times\dfrac{3}{2}\log 2=3\log 5+3\log 2$

$=3(\log 5+\log 2)=3\log(5\times 2)=3\log 10=3$

$\log_a MN=\log_a M+\log_a N$　$\log_a M^r = r\log_a M$

(2) $4\log\dfrac{1}{2}+2\log\dfrac{1}{5}-\log\dfrac{1}{4}=4\log 2^{-1}+2\log 5^{-1}-\log 4^{-1}=-4\log 2-2\log 5+\log 4$

$=-4\log 2-2\log 5+\log 2^2=-4\log 2-2\log 5+2\log 2$

$=-2\log 2-2\log 5=-2(\log 2+\log 5)=-2\log(2\times 5)$

$=-2\log 10=-2$

$\log_a MN=\log_a M+\log_a N$

問3-8

次の値を求めなさい。

(1) $2\log 3+\log 15-\log 13.5$　(2) $2\log 2+2\log 25-\log\dfrac{5}{2}$

(3) $\log\dfrac{1}{4}+\log\dfrac{1}{50}-\log\dfrac{1}{2}$

3.1.3 自然対数

ネイピア数eを底とする対数$\log_e X$を**自然対数**といいます。自然対数は、薬学において薬物動態学で扱われる反応速度などの計算に使われています。$\log_e X$と表されますが、常用対数との混同を避けるため、一般的には、$\ln X$と表記します。lnは「エルエヌ」または「ロン」と読みます。

自然対数の性質Ⅰ

$X>0$のとき、　$y=\ln X \Leftrightarrow e^y=X$

特に、　$\ln e=1 \Leftrightarrow e^1=e$

$\ln 1=0 \Leftrightarrow e^0=1$

自然対数と常用対数は、底の変換公式を使って変換することができます。

$$\ln X=\log_e X=\frac{\log X}{\log e}=\frac{\log X}{0.434}=2.303\log X$$

常用対数から自然対数を求める場合は、常用対数を2.303倍します。逆に、自然対数から常用対数を求める場合は、自然対数を2.303で割る（または0.434倍）ことで求まります。

自然対数も対数の性質Ⅱ、Ⅲが成り立ちます。

自然対数の性質Ⅱ

① $\ln MN=\ln M+\ln N$　② $\ln\dfrac{M}{N}=\ln M-\ln N$　③ $\ln M^r=r\ln M$

④ $e^{\ln X}=X$　($\exp(\ln X)=X$と表記することもあります)

例題3-9

$\log 2=0.3010$、$\log 3=0.4771$とするとき、次の値を求めなさい。

(1) $\ln 2$　(2) $\ln 5$　(3) $\ln 6$

解説

自然対数と常用対数の変換公式（$\ln X=2.303\log X$）から、

(1) $\ln 2=2.303\log 2=2.303\times 0.3010 \fallingdotseq 0.6932$

$\log_a \frac{M}{N} = \log_a M - \log_a N$

(2) $\ln 5 = 2.303 \log 5 = 2.303 \boxed{\log \frac{10}{2}} = 2.303(\boxed{\log 10 - \log 2}) = 2.303(1 - 0.3010)$

$= 2.303 \times 0.6990 \fallingdotseq 1.610$

$\log_a MN = \log_a M + \log_a N$

(3) $\ln 6 = 2.303 \log 6 = 2.303 \boxed{\log(3 \times 2)} = 2.303(\boxed{\log 3 + \log 2})$

$= 2.303(0.4771 + 0.3010) = 2.303 \times 0.7781 \fallingdotseq 1.792$

$\ln 2 = 0.693$は、薬物動態学や放射能などの半減期計算でよく使う自然対数です。しっかりと覚えましょう。

問3-9

$\log 2 = 0.3010$、$\log 3 = 0.4771$とするとき、次の値を求めなさい。

(1) $\ln 10$　　(2) $\ln\sqrt{10}$　　(3) $\frac{\ln 8}{\ln 9}$

例題3-10

$e^{\ln X} = X$を利用して、次の値を求めなさい。

(1) $e^{\ln 7}$　　(2) $e^{-0.5 \ln 81}$　　(3) $\frac{e^{\ln 5}}{e^{\ln 7}}$

解説

(1) $e^{\ln X} = X$から、$e^{\ln 7} = 7$

(2) $e^{-0.5 \ln 81} = e^{-0.5 \ln 9^2} = e^{-0.5 \times 2 \ln 9} = e^{-\ln 9} = e^{\ln 9^{-1}} = 9^{-1} = \frac{1}{9}$

(3) 分母・分子ともに$e^{\ln X} = X$から、$\frac{e^{\ln 5}}{e^{\ln 7}} = \frac{5}{7}$

問3-10

$e^{\ln X} = X$を利用して、次の値を求めなさい。

(1) $e^{\frac{3}{2} \ln 25}$　　(2) $e^{\ln 3 - \ln 5}$　　(3) $\exp(\ln 5)$

例題3-11

次の値を求めなさい。

(1) $\ln \frac{1}{\sqrt{e}}$　　(2) $\ln 5e^2 - \ln 5$

解説

(1) $\ln\frac{1}{\sqrt{e}}=\ln\frac{1}{e^{\frac{1}{2}}}=\boxed{\ln e^{-\frac{1}{2}}}=\boxed{-\frac{1}{2}\ln e}=-\frac{1}{2}$

$\ln M^r=r\ln M$　$\ln e=1$

(2) $\ln 5e^2-\ln 5=\ln\frac{5e^2}{5}=\boxed{\ln e^2}=\boxed{2\ln e}=2$

$\ln M^r=r\ln M$　$\ln e=1$

問3-11

次の値を求めなさい。

(1) $\ln\frac{1}{e}+\ln\frac{1}{e^2}+\ln\frac{1}{e^3}$　　(2) $2\ln 6e-\frac{1}{2}\ln 16e-\frac{2}{3}\ln 27e$

3.2 対数関数とそのグラフ

$y=\log_a x$（$a>0$、$a\neq1$）で表される関数を**対数関数**といいます。ここでは、対数関数のグラフと特徴について学びます。

3.2.1 対数関数のグラフの特徴

対数関数の基本的なグラフの形には、2種類あります。$a>1$とする対数関数、たとえば$y=\log_2 x$と、$0<a<1$とする対数関数、たとえば$y=\log_{\frac{1}{2}} x$の2種類です。それぞれについてグラフを描いてみます。

A　$a>1$の対数関数（例：$y=\log_2 x$のグラフ）

xに値を代入し、yの値を求めると、次の表になります。

x	…	$\frac{1}{8}$	$\frac{1}{4}$	$\frac{1}{2}$	1	2	4	…
$y=\log_2 x$	…	-3	-2	-1	0	1	2	…

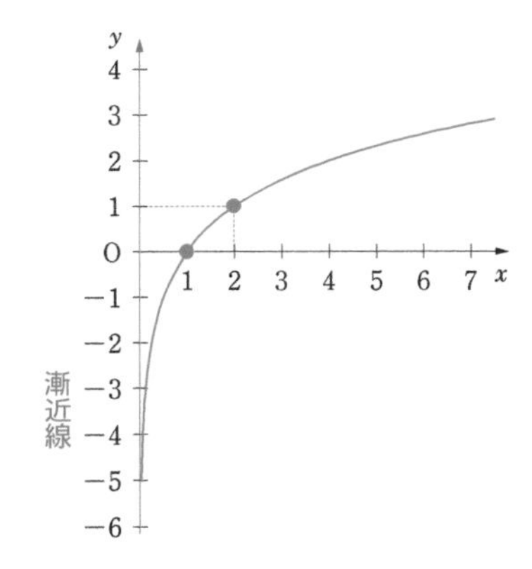

この関数のグラフを描くと、右図のようになります。xの値が増加すれば、yの値も増加する単調増加です（**単調増加関数**）。

> **対数関数のグラフの特徴**（$a>1$のとき）
> ① 全体的に右肩上がりの曲線です。
> ② y軸が漸近線（ぜんきんせん）になります。
> ③ $x=1$のとき、$y=0$を通ります。
> ④ $x=a$のとき、$y=1$を通ります。

B　$0<a<1$の対数関数（例：$y=\log_{\frac{1}{2}}x$のグラフ）

xに値を代入し、yの値を求めると、次の表になります。xの値が増加すれば、yの値は減少する単調減少です（**単調減少関数**）。

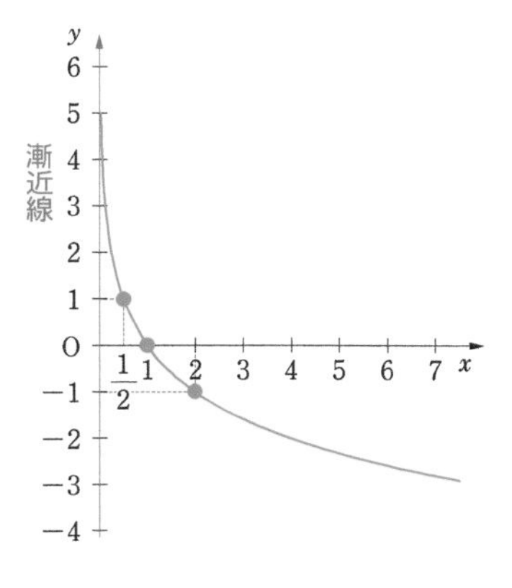

x	…	$\frac{1}{8}$	$\frac{1}{4}$	$\frac{1}{2}$	1	2	4	…
$y=\log_{\frac{1}{2}}x$	…	3	2	1	0	-1	-2	…

この関数のグラフを描くと、右図のようになります。

対数関数のグラフの特徴（$0<a<1$のとき）

① 全体的に右肩下がりの曲線です。
② y軸が漸近線になります。
③ $x=1$のとき、$y=0$を通ります。
④ $x=a$のとき、$y=1$を通ります。

C　対数関数のグラフの描き方

グラフの描き方は簡単で、以下のステップに従って描いていきます。

① 点（1, 0）にマークを入れます。
② 点（底の値, 1）にマークを入れます。
③ y軸をグラフの漸近線として、①、②の2点を通る滑らかな曲線を描きます。

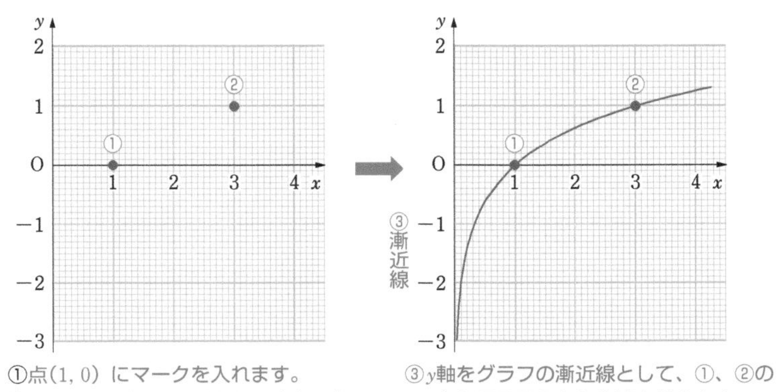

①点(1, 0) にマークを入れます。
②$y=\log_3 x$の底は3ですから、点(3, 1) にマークを入れます。

③y軸をグラフの漸近線として、①、②の2点を通る滑らかな曲線を描きます。

3.2.2　指数関数のグラフと対数関数のグラフの関係

指数関数$y=a^x$と対数関数$y=\log_a x$は、逆関数の関係にあります。逆関数である2つの関数のグラフは、底が同じであれば、直線$y=x$に関して対称となります。関係を下のグラフで示します。

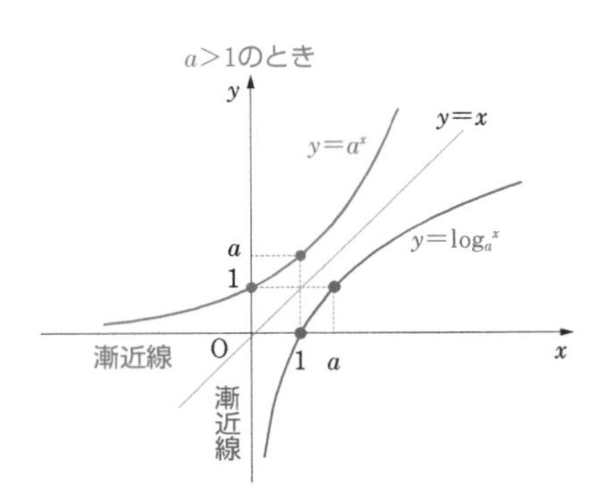

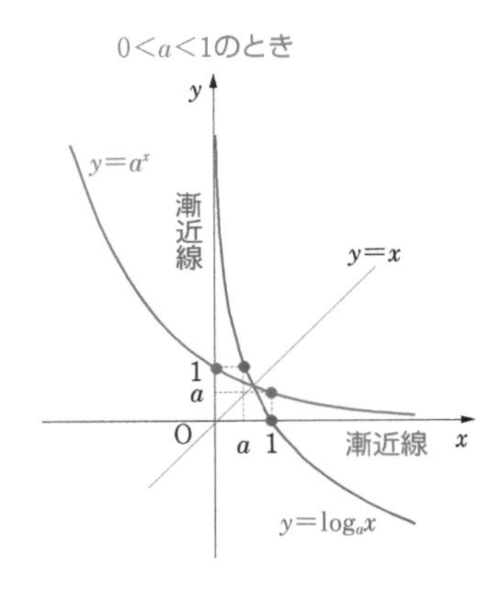

指数関数グラフの特徴

① 点$(0, 1)$、$(1, a)$を通ります。
② x軸がグラフの漸近線になります。
③ $a>1$のとき、右肩上がりの曲線です。
④ $0<a<1$のとき、右肩下がりの曲線です。
⑤ $y>0$

対数関数グラフの特徴

① 点$(1, 0)$、$(a, 1)$を通ります。
② y軸がグラフの漸近線になります。
③ $a>1$のとき、右肩上がりの曲線です。
④ $0<a<1$のとき、右肩下がりの曲線です。
⑤ $x>0$

3.2.3 対数関数のグラフの移動

グラフの移動は、どんなグラフであっても、基本的にはすべて同じ扱いをします。第2章の指数関数グラフの移動を参考にしてください。

平行移動

x軸方向にaだけ平行移動した関数 ➡ もとの関数のxを$x-a$に置き換えます。
y軸方向にbだけ平行移動した関数 ➡ もとの関数のyを$y-b$に置き換えます。

対称移動

x軸に関して対称移動したとき ➡ もとの関数のyを$-y$に置き換えます。
y軸に関して対称移動したとき ➡ もとの関数のxを$-x$に置き換えます。
原点に関して対称移動したとき ➡ もとの関数のxを$-x$に、yを$-y$に置き換えます。

例題3-12

$y=\log_a x$のグラフをx軸方向に2、y軸方向に3だけ平行移動したグラフの式を求め、グラフを描きなさい。ただし、$a>1$とします。

解説

平行移動した対数関数は、yを$y-3$に置き換え、xを$x-2$に置き換えます。

$y=\log_a x$　　$y-3=\log_a(x-2)$から、$y=\log_a(x-2)+3$となります。

グラフは、下図のように描けます。

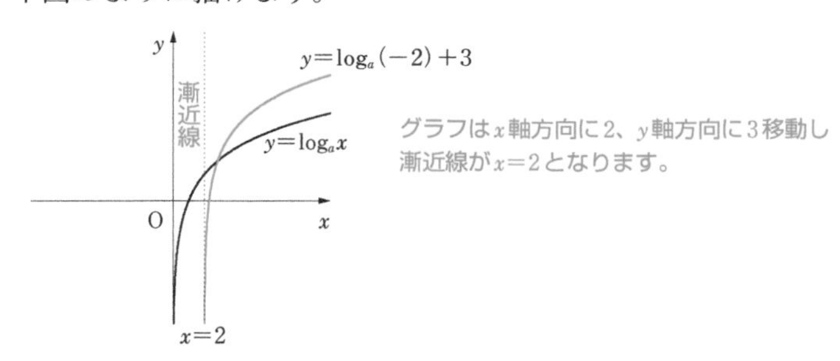

例題3-13

$y=\log_a x$のグラフをx軸に関して対称移動したグラフの式を求め、グラフを描きなさい。ただし、$a>1$とします。

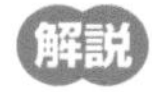

x軸に関して対称移動するときは、$y=\log_a x$のyを$-y$に置き換えます。

$y=\log_a x$　　$-y=\log_a x$から、$y=-\log_a x=\log_a x^{-1}=\log_a \frac{1}{x}$となります。

グラフは、下図のように描けます。

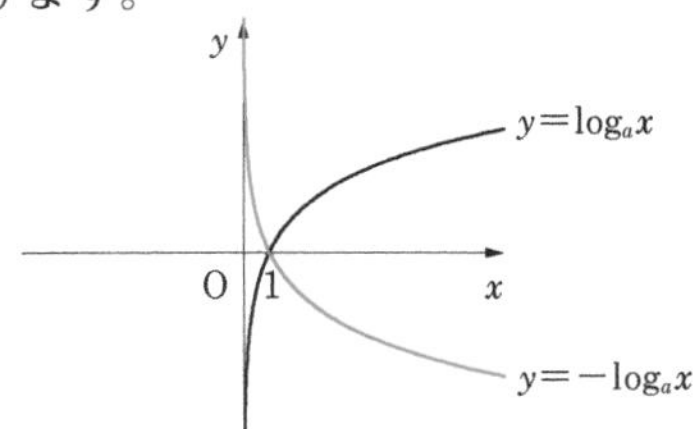

3.2.4　実数直線と対数直線

$y=10^x$という指数関数を考えたとき、下表のようにxが1増えるごとに、yの値は前の値の10倍ずつ値が増えています。この指数関数をグラフに描く場合、yの値は大きな値をとるため、大変大きなグラフ用紙が必要になります。現実的には、この関数のグラフを描くことは難しいです。そこで、yの対数をとると、表の通りxと比例対応ができるので、対数をとってグラフを描くとわかりやすくなります。

x	…	−3	−2	−1	0	1	2	3	…
$y=10^x$	…	0.001	0.01	0.1	1	10	100	1000	…
$\log y$	…	−3	−2	−1	0	1	2	3	…

直線上に原点0をとり、原点から等しい間隔で実数1, 2, 3, …に対応する点をとり、それ

らに1, 2, 3, …の目盛をつけた直線を**実数直線**といいます。原点から常用対数の値として、目盛った直線を**対数直線**といいます。対数直線の1目盛の増加は、実数値の10倍に相当します。

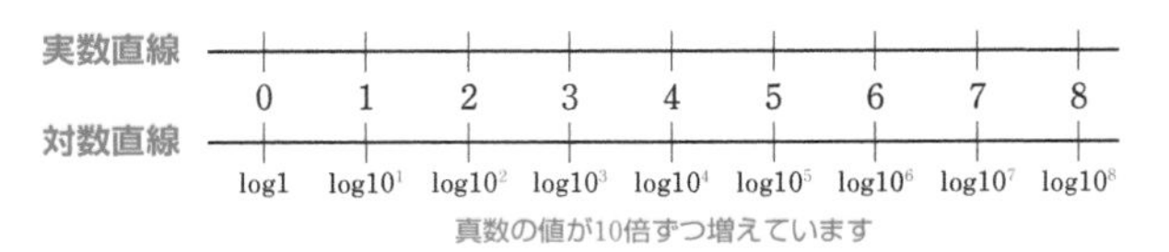

$y=10^x$の両辺の対数をとると、$\log y=\log 10^x=x\log 10=x$となり、$y=10^x$は$\log y=x$となります。

$\log y=x$は縦軸に対数目盛を用いたグラフ用紙（片対数グラフ用紙）で描くことができます。縦軸の値が1目盛増えるごとに、yの値は10倍ずつ増えることになります。片対数ばかりでなく、縦軸、横軸がともに対数目盛となる両対数グラフを扱うこともあります。下図からもわかるように、指数関数は片対数グラフに描くと直線になります。そのため、片対数グラフは、指数関数を図示するのに便利なグラフです。対数グラフを使うことで大きな変化や細かな変化を詳しく観察することができます。薬学では小さな値を扱うので対数グラフを使用しています。

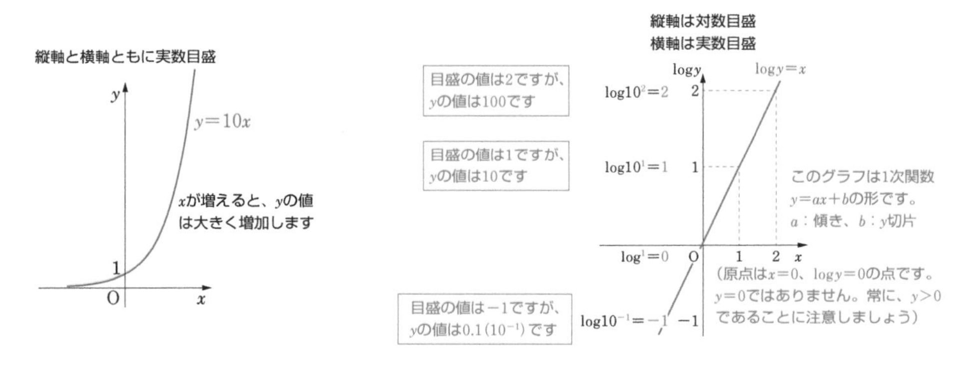

片対数グラフにおいて、2点を結ぶ線分の傾きm_sは、

$$m_s=\frac{\Delta y}{\Delta x}=\frac{\log y_2-\log y_1}{x_2-x_1}$$

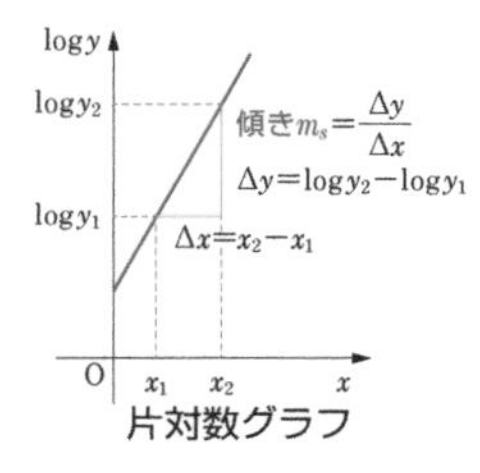

で求められます。また、両対数グラフの傾きm_lは、

$$m_l=\frac{\Delta y}{\Delta x}=\frac{\log y_2-\log y_1}{\log x_2-\log x_1}$$

で求められます。

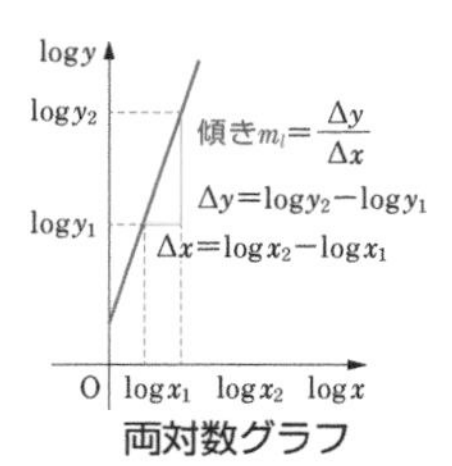

例題3-14

次の関数について、縦軸に対数目盛を使ってグラフを描きなさい。

(1) $\log y=2x+1$ (2) $y=3\cdot 2^x$

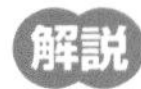

(1) $\log y=2x+1$ から、

傾きが2で、y 切片が1の直線のグラフとなります。

この式を指数の形にすると、底が10ですから、$y=10^{2x+1}=10\times(10^2)^x$ となって、指数関数で表すと、$y=10\cdot 100^x$ となります。傾きの2は相当大きな値であることがわかります。

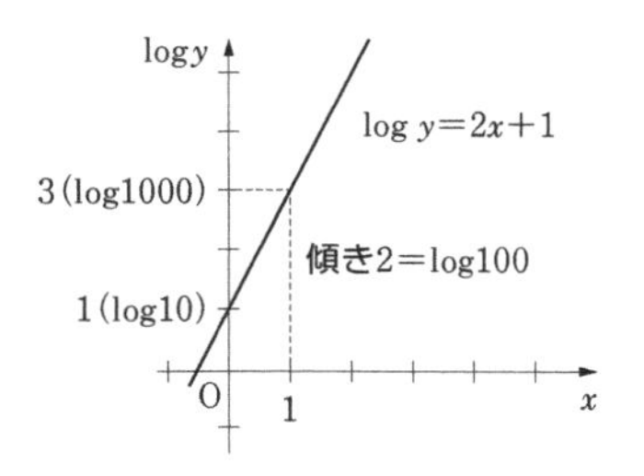

(2) 両辺の対数をとると、

$\log y=\log(3\cdot 2^x)=\log 3+\log 2^x=(\log 2)x+\log 3$ となります。

したがって、

傾きが $\log 2$ で、y 切片が $\log 3$ の直線のグラフとなります。

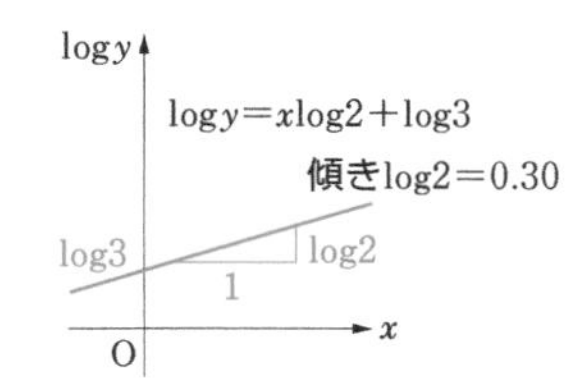

問3-12

次の関数について、縦軸に対数目盛を使ってグラフを描きなさい。

(1) $y=10\cdot 2^x$ (2) $\log y=x\log 9+\log 3$

例題3-15

$t_{1/2}=\dfrac{1}{kC_0}$ の関係式が与えられている（ただし、k は定数、$0<k<1$、$C_0>0$）。$t_{1/2}$ と C_0 の関係グラフを両対数グラフに描きなさい。

解説

$t_{1/2}=\dfrac{1}{kC_0}$ の両辺の対数をとると、

$$\log t_{1/2}=\log\frac{1}{kC_0}=-\log kC_0=-(\log k+\log C_0)$$

$$=\boxed{-\log k}-\log C_0$$

（$-\log k$：y 切片、$-\log C_0$：傾き＝−1）

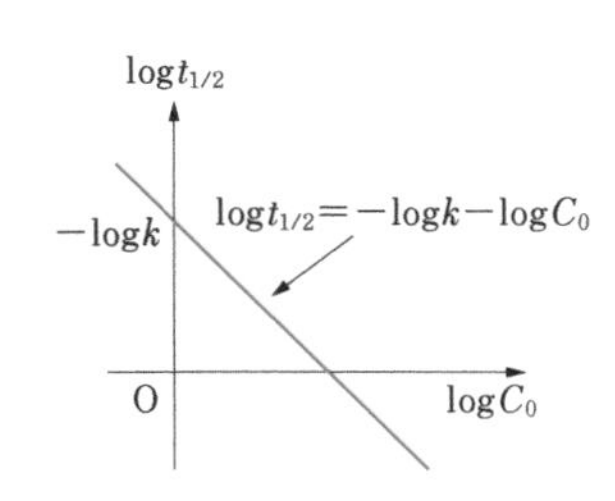

$0<k<1$ から、$\log k<0$

したがって、このグラフは y 切片が $-\log k>0$、傾きが -1 の直線になります。

3.3 薬学への応用

対数計算は、吸収部位のpHによる分子型薬物の吸収率の増減（pH分配仮説）、1次反応速度に従い分解する薬物の使用期限の計算（自然対数を用いた計算）、静脈内投与や経口投与などで吸収された薬物の体内動態（薬物動態学）などで必ず必要となる知識です。

3.3.1 pHの計算

pHは溶液中の水素イオン濃度を指し、以下の関係式によって計算することができます。pHの計算は、薬物の胃や腸からの吸収を考えるとき、輸液や注射薬の調製のときなど、多くの場面で必要となります。

pH計算の公式

① $pH = -\log[H^+]$　　ただし、$[H^+]$ は水素イオン濃度［mol/L］

② $pOH = -\log[OH^-]$　　ただし、$[OH^-]$ は水酸化物イオン濃度［mol/L］

③ $Kw = [H^+][OH^-] = 1.0 \times 10^{-14}$　（水のイオン積）

④ $pH + pOH = 14$

⑤ $[H^+] = c \cdot m \cdot \alpha$ mol/L　　⑥ $[OH^-] = c \cdot m \cdot \alpha$ mol/L

c：溶液のモル濃度、m：価数、α：電離度

薬物は胃や腸の壁から吸収されるため、水に溶けやすい形（イオンの形）だと吸収されにくくなります。薬物が胃や腸でイオンの形になるか分子の形（吸収されやすい形）になるかは、次の式（ヘンダーソン・ハッセルバルヒの式）で予想することができます。

ヘンダーソン・ハッセルバルヒの式

$$pH = pK_a + \log \frac{[A^-]}{[HA]}$$

K_a：酸解離定数、$[HA]$：分子形薬物濃度、$[A^-]$：イオン形薬物濃度

($pK_a = -\log K_a$)

例題3-16

0.10 mol/L塩酸水溶液（HCl）のpHを求めなさい。ただし、塩酸は完全に解離するものとする。

（第100回薬剤師国家試験　問5改変）

解説

水素イオンの濃度は $[H^+] = c \cdot m \cdot \alpha$ から、

0.10 mol/L HClから生じる水素イオンの濃度は、価数＝1、電離度＝1ですので、

$[H^+]=0.10\times1\times1=0.10$ mol/L となります。したがって、

$pH=-\log[H^+]=-\log 0.10=-\log 10^{-1}=1$ となります。

問3–13

0.010 mol/L 水酸化ナトリウム水溶液（NaOH）のpHを求めなさい。ただし、水のイオン積 $Kw=[H^+][OH^-]=1.0\times10^{-14}$ とする。

（第107回薬剤師国家試験　問1改変）

例題3–17

弱酸性薬物の水溶液がpH7.2のとき、分子形とイオン形の濃度比が1：100であった。この薬物の pK_a を求めなさい。

解説

設問から、分子形とイオン形の濃度比が1：100であることがわかっていますので、溶液の pK_a は、次のヘンダーソン・ハッセルバルヒの式から求めることができます。

$$pH=pK_a+\log\frac{[イオン形]}{[分子形]}$$ から、

$$7.2=pK_a+\log\frac{100}{1}$$

$$pK_a=7.2-\log 100=7.2-\log 10^2=7.2-2=5.2$$

問3–14

弱酸性薬物の水溶液のpHが、その薬物の pK_a より2高いとき、水溶液中の薬物の分子形とイオン形の存在比を求めなさい。

（第98回薬剤師国家試験　問50改変）

3.3.2　体内薬物濃度の計算（薬物動態学）

薬物が体内に吸収されると、血液にのって循環し、主に肝臓で薬物代謝酵素などによって代謝され、そして腎臓などから排泄されます。医薬品が代謝される速さ（反応速度）が医薬品の濃度の累乗に比例する場合、その濃度の次数 n を反応次数といいます。また、その反応を n 次反応とよびます。反応が常に一定の速度で進む場合を**0次反応**、1つの医薬品の濃度に比例する場合を**1次反応**、2つの医薬品の濃度の積に比例する場合を**2次反応**といいます。濃度と反応速度の関係を実験値と合わせるための定数を**消失速度定数 k** といいます。この章では、1次反応式のみを扱います。反応速度に関しては、第8章の微分方程式で詳細を説明します。

薬物が代謝によって代謝物になること、腎臓からそのまま排泄されることを「薬物の消失」と考えれば、体内の薬物濃度は以下の式で表すことができます。

$\ln C = -kt + \ln C_0$ …… 3-1

常用対数で表すと、

$$\log C = -\frac{kt}{2.303} + \log C_0$$

C：血中濃度、C_0：初濃度、t：時間、k：消失速度定数［時間$^{-1}$］

3-1式を指数関数で表してみます。

$\ln C = -kt + \ln C_0$ を変形します。

$$\ln C - \ln C_0 = -kt$$

$$\ln \frac{C}{C_0} = -kt$$

$\ln X = y \Leftrightarrow X = e^y$（自然対数の性質Ⅰ）から、指数の式になおすと、

$$\frac{C}{C_0} = e^{-kt}$$

したがって、

$$C = C_0 e^{-kt}$$

$C = C_0 e^{-kt}$

C：血中濃度、C_0：初濃度、t：時間、k：消失速度定数［時間$^{-1}$］

$\ln C = -kt + \ln C_0$ は $\ln C$ が t の1次関数になっていることを示します。

グラフは傾きが $-k$、切片が $\ln C_0$ の直線となります。

さらに、$C = \frac{1}{2} C_0$、すなわち、C が初濃度の半分になるときの時間 t を求めると、

$\ln \frac{1}{2} C_0 = -kt + \ln C_0$　$-kt$ を左辺に、$\ln \frac{1}{2} C_0$ を右辺に移項すると、

$kt = \ln C_0 - \ln \frac{1}{2} C_0$　同じ底をもつ対数の引き算は、真数の割り算にまとめられるので、

$kt = \ln \dfrac{C_0}{\frac{1}{2} C_0} = \ln \dfrac{1}{\frac{1}{2}} = \ln 2$　両辺を k で割り、この t を $t_{1/2}$（半減期）と置くと、

$$t_{1/2} = \frac{\ln 2}{k} = \frac{0.693}{k}$$

例題3-18

ある液剤を25 ℃で保存すると、1次速度式に従って分解し、100時間後に薬物含量が96.0％に低下していた。この薬物の有効性と安全性を考慮すると、薬物含量が90.0％までは投与が可能である。この液剤の有効期間は何日になるか求めなさい。た

だし、log 2＝0.301、log 3＝0.477とする。
(第100回薬剤師国家試験　問180改変)

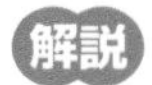

この液剤は、1次速度式に従って分解することから、分解は次の式に従います。

$$\log C = -\frac{kt}{2.303} + \log C_0 \cdots\cdots 3\text{-}2$$

100時間後に薬物含量が96.0%に低下していたとありますから、3-2式に代入して反応速度定数kは以下のように求めることができます。

$$\log 0.96C_0 = -\frac{k \times 100}{2.303} + \log C_0$$

$$-\frac{100k}{2.303} = \log 0.96C_0 - \log C_0 = \log\frac{0.96C_0}{C_0} = \log\frac{96}{100} = \log 96 - \log 100$$

$$= \log(2^5 \times 3) - 2 = \log 2^5 + \log 3 - 2 = 5\log 2 + 0.477 - 2$$

$$= 5 \times 0.301 - 1.523 = 1.505 - 1.523 = -0.018$$

したがって、$k = 0.018 \times \frac{2.303}{100} = \frac{0.041454}{100} = 0.00041454 = 4.1454 \times 10^{-4}$ 時間$^{-1}$

kが定まったので、あとは薬物含量が90%（$C = 0.90C_0$）になる時間を3-2式に代入して求めればよいことになります。

$$\log 0.90C_0 = -\frac{kt}{2.303} + \log C_0$$

$$-\frac{4.1454 \times 10^{-4}}{2.303}t = \log 0.90C_0 - \log C_0 = \log\frac{0.90C_0}{C_0} = \log\frac{9}{10} = \log 9 - \log 10$$

$$= \log 3^2 - 1 = 2\log 3 - 1 = 2 \times 0.477 - 1 = 0.954 - 1 = -0.046$$

したがって、$t = 0.046 \times \frac{2.303}{4.1454 \times 10^{-4}} = 255.5556$ 時間

時間を日数に直すと、

$d = \frac{255.5556}{24} = 10.65$ 日となります。したがって、有効期間は10日となります。

例題3-19

体内動態が1-コンパートメントモデルに従う薬物800 mgをヒトに単回静脈内投与したところ、投与直後の血中濃度は40 μg/mL、投与6時間後の血中濃度は5 μg/mLであった。この薬物の消失速度定数（時間$^{-1}$）を求めなさい。ただし、ln 2＝0.69とする。
(第107回薬剤師国家試験　問45改変)

解説

よく問題を読むと、「投与直後の血中濃度は40 μg/mL、投与6時間後の血中濃度は5 μg/mL」とあることから、以下のように考えることができます。ここから、消失半減期

を導くことができます。

濃度は、6時間で40 μg/mLから5 μg/mLと$\frac{1}{8}$になっています。

$\frac{1}{8}=\left(\frac{1}{2}\right)^3$から、半減期を3回経過しています。したがって、半減期は2時間です。

時間	0	2	4	6
血中薬物濃度（μg/mL）	40	20	10	5

$t_{1/2}=2$を$t_{1/2}=\frac{\ln 2}{k}$に代入すれば、消失速度定数kを求めることができます。

$$2=\frac{0.69}{k}$$

したがって、$k=\frac{0.69}{2}=0.345$ 時間$^{-1}$

問3-15

48歳男性。気管支ぜん息の既往があり、以下の処方の薬剤を継続して使用している。この患者はテオフィリンの治療薬物モニタリング（TDM）を実施しており、定常状態の血中薬物濃度は15 μg/mLであった。しかしここ数日、腹痛や吐き気が強く、今日は仕事も休んでいるとかかりつけ薬剤師に相談があった。聴き取りにより2日前からピロリ菌の除菌療法をしていることが判明した。速やかにかかりつけ医を受診するように指示し、当該医師にも連絡を取った。その後、この患者について、受診時のテオフィリンの血中薬物濃度が40 μg/mLであることを医師に確認した。なお、アドヒアランスは良好であることを確認している。

（処方）

テオフィリン除放錠200 mg　　1回1錠（1日2錠）
　　1日2回　朝食後・就寝前　7日分

この患者がテオフィリンの服用を中止し、テオフィリンの血中濃度が15 μg/mLに低下するまでに要する時間を求めなさい。

ただし、テオフィリンの血中動態は線形1-コンパートメントモデルに従うものとし、血中消失半減期は6.9時間とする。なお、ln 2＝0.69、ln 3＝1.10とする。

（第107回薬剤師国家試験　問269改変）

アドヒアランスとは、医師から処方された医薬品を、患者が用法・用量を遵守して服用することをいいます。

第4章

三角関数

4.1　一般角と三角関数

4.1.1　三角比の定義

直角三角形の2辺の比を角度を使って表したものを**三角比**といいます。直角三角形の場合、どちらかの鋭角の大きさを決めると、すべての角の大きさが決まり、辺の比も決まります。この辺の比が三角比です。

三角比には、対応する2辺の位置に応じて「正弦 sin」「余弦 cos」「正接 tan」の3種類があります。

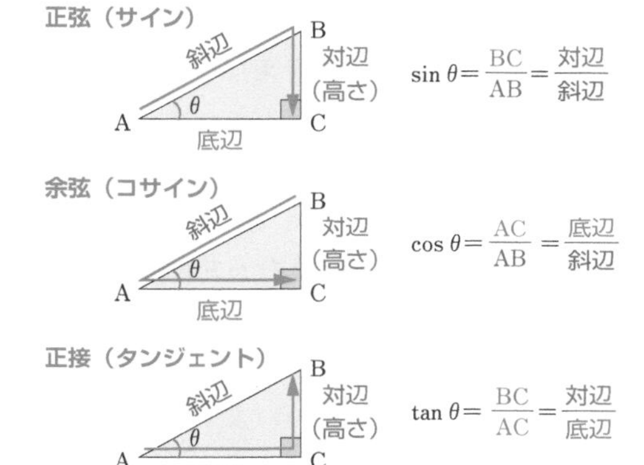

三角比の定義

$$\sin\theta = \frac{BC}{AB} = \frac{対辺}{斜辺}$$

$$\cos\theta = \frac{AC}{AB} = \frac{底辺}{斜辺}$$

$$\tan\theta = \frac{BC}{AC} = \frac{対辺}{底辺}$$

たとえば、$\sin 30° = \frac{対辺}{斜辺} = \frac{1}{2}$ となります。

また、$\cos 30° = \frac{底辺}{斜辺} = \frac{\sqrt{3}}{2}$ です。

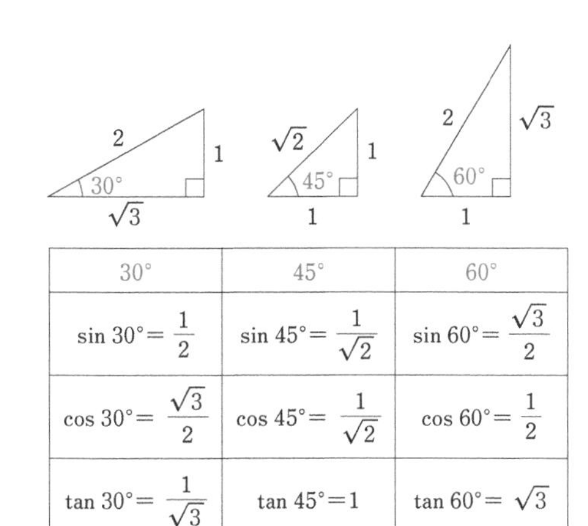

30°	45°	60°
$\sin 30° = \frac{1}{2}$	$\sin 45° = \frac{1}{\sqrt{2}}$	$\sin 60° = \frac{\sqrt{3}}{2}$
$\cos 30° = \frac{\sqrt{3}}{2}$	$\cos 45° = \frac{1}{\sqrt{2}}$	$\cos 60° = \frac{1}{2}$
$\tan 30° = \frac{1}{\sqrt{3}}$	$\tan 45° = 1$	$\tan 60° = \sqrt{3}$

4.1.2　正弦定理と余弦定理

正弦定理とは、三角形の正弦（sin）の比は3辺の長さの比に等しいという定理です。一方、**余弦定理**とは、三角形の3辺の長さと内角の余弦（cos）の間に成り立つ関係を示した定理です。

正弦定理

△ABCにおいて、外接円の半径をRとすると、下記の式が成り立ちます。

$$\frac{a}{\sin A}=\frac{b}{\sin B}=\frac{c}{\sin C}=2R$$

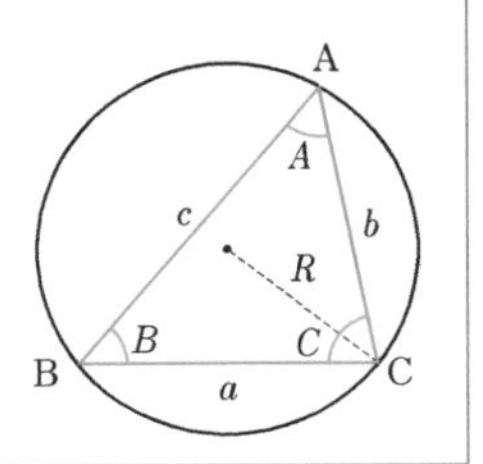

余弦定理

△ABCにおいて、下記の式が成り立ちます。

$$a^2=b^2+c^2-2bc\cos A$$
$$b^2=c^2+a^2-2ca\cos B$$
$$c^2=a^2+b^2-2ab\cos C$$

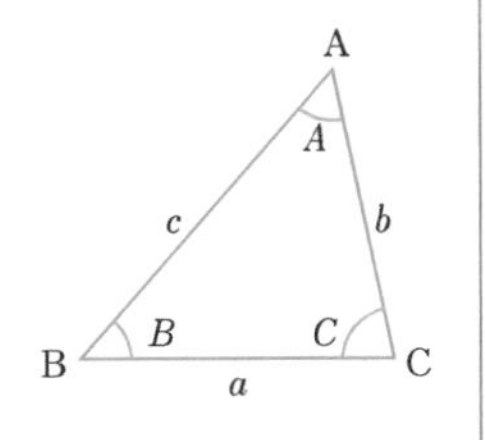

直角三角形を使った考えでは、90°以上の値は求められません。そこで、拡張した考え方として、三角関数が導入されました。

4.1.3 一般角

固定された図形に表される角度の大きさは、0°から360°です。たとえば、時計の針のような回転を扱う場合、1周（360°）を超えて、回ることができます。また、時計回り・反時計回りといった回転の向きも存在します。このように、360°以上の角度や回転の向きを考慮した角を**一般角**といいます。

平面上に点Oからのびる半直線OXとOPがあり、OXとOPが重なっている状態から、Oを中心として、OPが平面内である角度だけ回転して静止したとします。この回転する半直線OPを**動径**といい、はじめの固定された半直線OXを**始線**といいます。

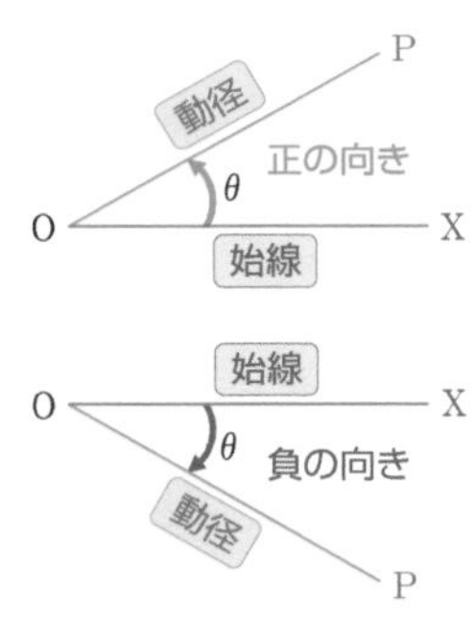

回転方向は、反時計回り（左回り）を**正の向き**、時計回り（右回り）を**負の向き**とします。OXとOPのなす角は、回転量とその方向で決まります。また、始線OXから正の向きに測った角を**正の角**、負の向きに測った角を**負の角**といいます。

動径OPと始線OXのなす角の1つをαとすると、動径OPの表す角（一般角）θは、

$$\theta=\alpha+360°\times n \quad (n\text{は整数})$$

と表します。

一般角の具体例

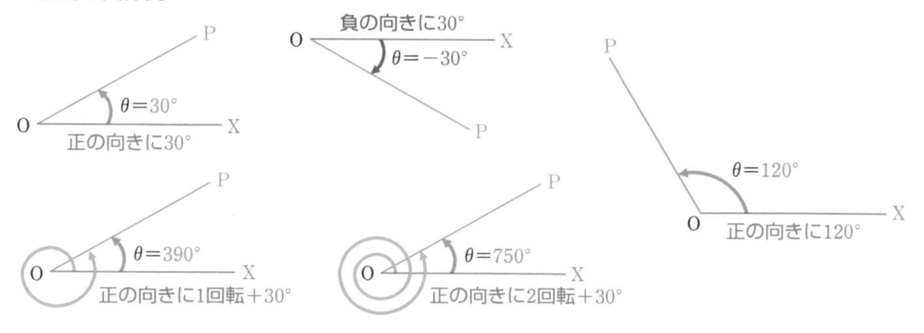

例題 4-1

次の角の動径を図示しなさい。

(1)　130°　　(2)　−100°　　(3)　430°　　(4)　−730°

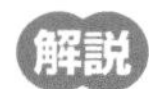

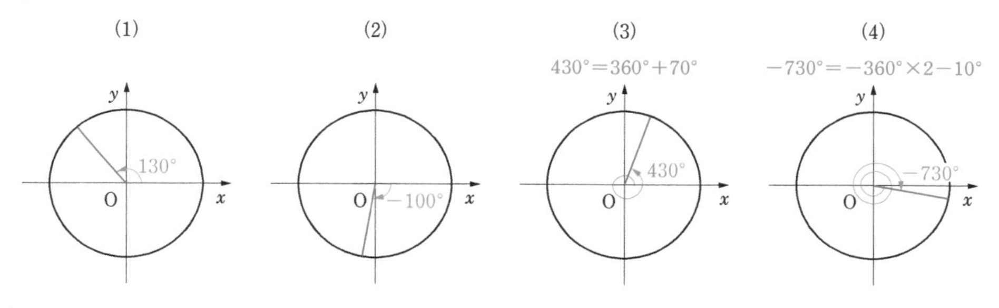

問 4-1

次の角の動径を図示しなさい。

(1)　150°　　(2)　−480°　　(3)　−640°

4.1.4　度数法と弧度法

1つの円において、半径と等しい長さの弧に対する中心角の大きさを1［rad］（ラジアン）と定義します。1［rad］を単位とする角の表し方を**弧度法**（こどほう）といいます。今までに使ってきた30°、45°、60°といった角の表し方を**度数法**といいます。

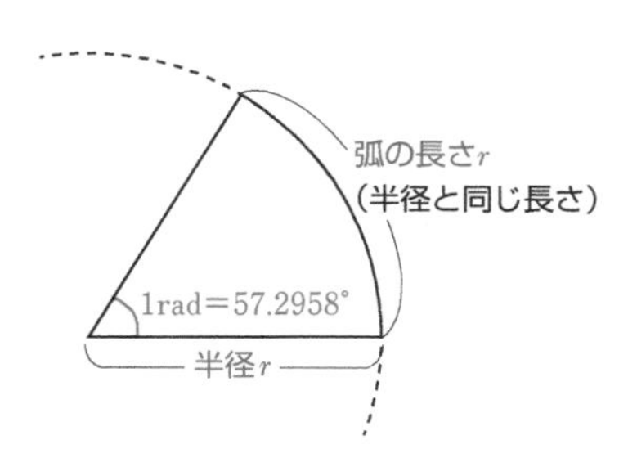

弧度の定義

半径rの円弧の長さがlのとき、中心角をθとすると、

$$\frac{l}{r}=\theta\ [\mathrm{rad}]$$

と定義されます。

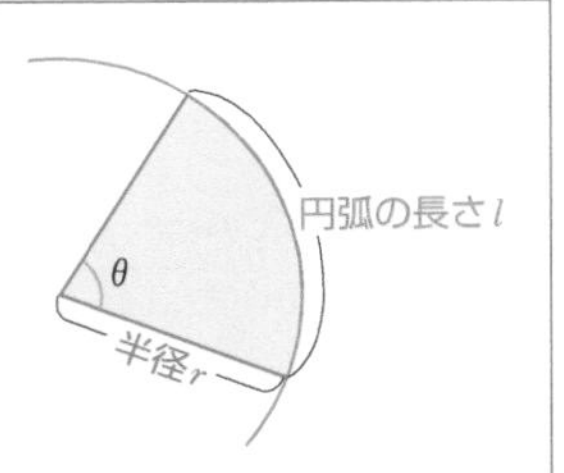

度数法と弧度法の関係は、次のとおりです。

$180°=\pi$ ラジアン　　$1°=\dfrac{\pi}{180}$ ラジアン　　1ラジアン$=\left(\dfrac{180}{\pi}\right)^{\circ}\fallingdotseq 57.3°$

※弧度法では、単位のラジアンを省略して、単にπのみを用いて表すことがあります。

A　度数 ⇔ 弧度の変換

角度	0°	30°	45°	60°	90°	120°	135°	150°	180°
θ[rad]	0	$\frac{\pi}{6}$	$\frac{\pi}{4}$	$\frac{\pi}{3}$	$\frac{\pi}{2}$	$\frac{2}{3}\pi$	$\frac{3}{4}\pi$	$\frac{5}{6}\pi$	π

角度	210°	225°	240°	270°	300°	315°	330°	360°
θ[rad]	$\frac{7}{6}\pi$	$\frac{5}{4}\pi$	$\frac{4}{3}\pi$	$\frac{3}{2}\pi$	$\frac{5}{3}\pi$	$\frac{7}{4}\pi$	$\frac{11}{6}\pi$	2π

下記の換算式を利用することで、度数⇔弧度を相互に変換することができます。

度数➡弧度の変換　　弧度➡度数の変換

$x°=\dfrac{\pi}{180}\times x\ \mathrm{rad}$　　$\theta\ \mathrm{rad}=\left(\dfrac{180}{\pi}\times\theta\right)^{\circ}$

例題4–2

次の角を度数は弧度で、弧度は度数で表しなさい。

(1)　30°　　(2)　60°　　(3)　$\dfrac{8}{3}\pi$

解説

(1)　$x°=\dfrac{\pi}{180}\times x\ \mathrm{rad}$から、$30°=\dfrac{\pi}{180}\times 30=\dfrac{\pi}{6}\ \mathrm{rad}$

(2)　$60°=\dfrac{\pi}{180}\times 60=\dfrac{\pi}{3}\ \mathrm{rad}$

(3)　$\theta\ \mathrm{rad}=\left(\frac{180}{\pi}\times\theta\right)^{\circ}$ から、$\frac{8}{3}\pi\ \mathrm{rad}=\left(\frac{180}{\pi}\times\frac{8}{3}\pi\right)=60\times8=480^{\circ}$

問4-2

次の角を度数は弧度で、弧度は度数で表しなさい。

(1)　210°　　(2)　$\frac{4}{5}\pi$　　(3)　$\frac{5}{4}\pi$

4.1.5　三角関数の定義

定義

座標平面上で、x軸上のOxを始線、動径OPの表す一般角をθ、OPの長さをr、点Pの座標を(x, y)とするとき、r、x、yの比の値$\frac{y}{r}$、$\frac{x}{r}$、$\frac{y}{x}$ $(x\neq0)$ はrの長さに関係なく、角θだけで定まります。したがって、$\sin\theta$、$\cos\theta$、$\tan\theta$は、以下のように定めます。

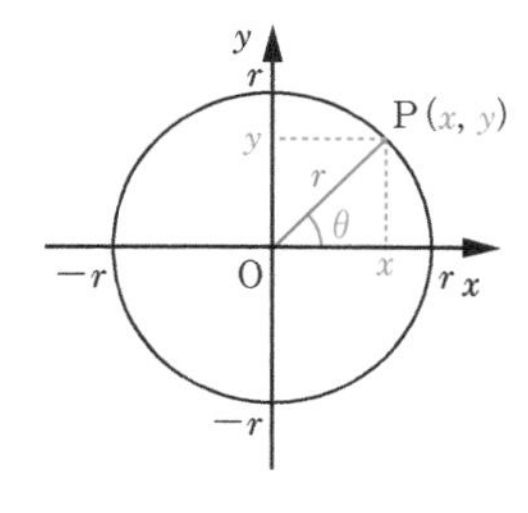

$$\sin\theta=\frac{y}{r}\qquad\cos\theta=\frac{x}{r}\qquad\tan\theta=\frac{y}{x}$$

ただし、$\theta=\frac{\pi}{2}+n\pi$（$n$は整数）に対して、$\tan\theta$の値を定義しません。たとえば、$r=1$で$\theta=\frac{\pi}{2}$のときの$\tan\theta$の比を計算すると、$\tan\theta=\frac{1}{0}$で値が求められません。$\theta=\frac{3\pi}{2}$でも同じです。

A　単位円による定義

特に、半径1の円を**単位円**といいます。単位円上に、点P(x, y)をとり、A$(1, 0)$でx軸に立てた垂線とOPとの交点をT$(1, m)$とすると、

$r=1$から、

$$\sin\theta=\frac{y}{r}=\frac{y}{1}=y\qquad\cos\theta=\frac{x}{r}=\frac{x}{1}=x$$

$$\tan\theta=\frac{y}{x}=\frac{m}{1}=m$$

となります。$\tan\theta$は、動径OTの傾きを表します。

> **三角関数の定義**
>
> 一般角θの動径上にOP=1となる点Pをとり、その座標を(x, y)とするとき、
>
> $$\sin\theta=\frac{y}{r}=\frac{y}{1}=y\qquad\cos\theta=\frac{x}{r}=\frac{x}{1}=x\qquad\tan\theta=\frac{y}{x}=\frac{m}{1}=m\ （傾き）$$
>
> また、$\tan\theta=\frac{y}{x}$から、$\tan\theta=\frac{\sin\theta}{\cos\theta}$となります。

4.1.6　三角関数の値の符号

座標平面を直交座標軸x軸とy軸で区切った4つの領域を**象限**（しょうげん）といいます。4つの領域のうち、右上が第1象限、左上が第2象限、左下が第3象限、右下が第4象限となります。ただし、x軸、y軸、原点はどの象限にも含まれません。

中心が原点の半径rの円で考え、始線からθだけ進んだ場所に動径OPをおきます。円周上の点Pの座標は(x, y)です。三角関数の定義から、$\sin\theta=\dfrac{y座標(y)}{半径(r)}$、$\cos\theta=\dfrac{x座標(x)}{半径(r)}$、$\tan\theta=\dfrac{y座標(y)}{x座標(x)}$で求められます。$\sin\theta$、$\cos\theta$、$\tan\theta$の符号は$\theta$の動径の位置（象限）によって決まります。これを以下に示します。

θの動径が第1象限にあるとき、
　x座標は正の値、y座標は正の値なので、$\sin\theta$は正の値
　$\cos\theta$は正の値
　$\tan\theta$は正の値になります。

θの動径が第2象限にあるとき、
　x座標は負の値、y座標は正の値なので、$\sin\theta$は正の値
　$\cos\theta$は負の値
　$\tan\theta$は負の値になります。

θの動径が第3象限にあるとき、
　x座標は負の値、y座標は負の値なので、$\sin\theta$は負の値
　$\cos\theta$は負の値
　$\tan\theta$は正の値になります。

θの動径が第4象限にあるとき、
　x座標は正の値、y座標は負の値なので、$\sin\theta$は負の値
　$\cos\theta$は正の値
　$\tan\theta$は負の値になります。

三角関数の値の符号

$\sin\theta$はy座標の符号
（第1象限 ＋、第2象限 ＋、第3象限 −、第4象限 −）
$-1\leqq\sin\theta\leqq1$

$\cos\theta$はx座標の符号
（第1象限 ＋、第2象限 −、第3象限 −、第4象限 ＋）
$-1\leqq\cos\theta\leqq1$

$\tan\theta$は傾きの符号
（第1象限 ＋、第2象限 −、第3象限 ＋、第4象限 −）
すべての実数

これらのことから、$\sin\theta$はy座標、$\cos\theta$はx座標、$\tan\theta$は動径の傾きの符号と覚えておくとよいでしょう。

4.1.7　三角関数の相互関係

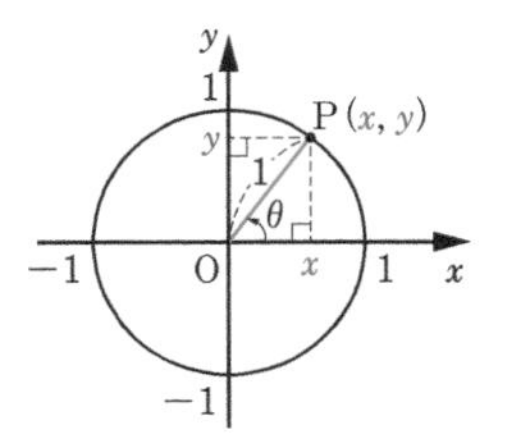

三角関数の問題を解いていくうえで絶対に外せないのが、三角関数の相互関係です。一般角θの$\sin\theta$、$\cos\theta$、$\tan\theta$の間に成り立つ相互関係について考えてみましょう。

角θの動径と単位円との交点を$\mathrm{P}(x, y)$とすると、三角関数の定義から、

$$\sin\theta=\frac{y}{r}=\frac{y}{1}=y \qquad \cos\theta=\frac{x}{r}=\frac{x}{1}=x$$

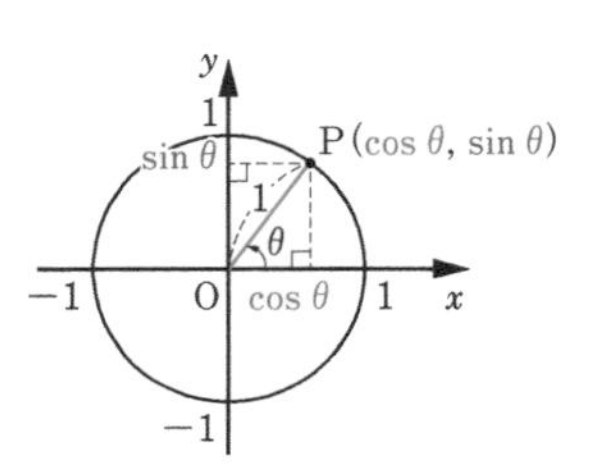

したがって、$y=\sin\theta$、$x=\cos\theta$です。

点Pの座標(x, y)は、$y=\sin\theta$、$x=\cos\theta$から、$(\cos\theta, \sin\theta)$となります。このことを用いて、$\sin\theta$、$\cos\theta$、$\tan\theta$の

間に成り立つ関係について考えてみます。

三平方の定理$x^2+y^2=r^2$から、点Pが単位円上にありますので、

$$x^2+y^2=1$$
$$(\cos\theta)^2+(\sin\theta)^2=1$$

したがって、$\sin^2\theta+\cos^2\theta=1$

($(\sin\theta)^2=\sin^2\theta$、$(\cos\theta)^2=\cos^2\theta$ と書き表します。)

三角関数の定義から、$\tan\theta=\dfrac{y}{x}$です。

したがって、$\tan\theta=\dfrac{\sin\theta}{\cos\theta}$ (ただし、$\cos\theta\neq0$) となります。

$\sin^2\theta+\cos^2\theta=1$の両辺を$\cos^2\theta$で割ると、$\dfrac{\cos^2\theta}{\cos^2\theta}+\dfrac{\sin^2\theta}{\cos^2\theta}=\dfrac{1}{\cos^2\theta}$

$$1+\tan^2\theta=\frac{1}{\cos^2\theta}\quad(ただし、\cos\theta\neq0)$$

となります。

三角関数の相互関係

$\sin^2\theta+\cos^2\theta=1$　　$\tan\theta=\dfrac{\sin\theta}{\cos\theta}$ (ただし、$\cos\theta\neq0$)　　$1+\tan^2\theta=\dfrac{1}{\cos^2\theta}$ (ただし、$\cos\theta\neq0$)

例題4-3

θの動径が第3象限にあり、$\cos\theta=-\dfrac{3}{5}$のとき、$\sin\theta$、$\tan\theta$の値を求めなさい。

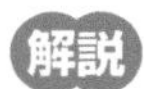

θの動径が第3象限にありますから、$\sin\theta<0$、$\tan\theta>0$となります。

$\sin^2\theta+\cos^2\theta=1$から、$\sin^2\theta=1-\cos^2\theta=1-\left(-\dfrac{3}{5}\right)^2=1-\dfrac{9}{25}=\dfrac{16}{25}$

$$\sin\theta=-\sqrt{\frac{16}{25}}=-\frac{4}{5}$$

また、$\tan\theta=\dfrac{\sin\theta}{\cos\theta}$から、$\tan\theta=\dfrac{-\dfrac{4}{5}}{-\dfrac{3}{5}}=\dfrac{4}{3}$

問4-3

θ の動径が第3象限にあり、$\tan\theta=2$ のとき、$\sin\theta$、$\cos\theta$ の値を求めなさい。

4.1.8 三角関数の性質

もとの θ に π、2π などを足したときに、三角関数がどのように変化するかについて考えてみましょう。三角関数の定義で述べたように、単位円で考えたとき、$\sin\theta$ は y 座標、$\cos\theta$ は x 座標、$\tan\theta$ は動径の傾きと考えるとわかりやすいです。

A　$\theta+2n\pi$ の三角関数

2π は $360°$ なので、$\theta+2\pi$ だと1回転してもとの位置に戻ってきます。もとの位置なので、$\sin\theta$、$\cos\theta$、$\tan\theta$ の値に変化はありません。また、1回転だけではなく、2回転でも、3回転でも同様に、もとの位置ですから、$\sin\theta$、$\cos\theta$、$\tan\theta$ の値に変化はありません。また、反対方向に1回転、2回転しようとも、2π ごとに回転する限り、三角関数の値は変わりません。したがって、

> **$\theta+2n\pi$ の三角関数**
>
> $\sin(\theta+2n\pi)=\sin\theta$　　$\cos(\theta+2n\pi)=\cos\theta$　　$\tan(\theta+2n\pi)=\tan\theta$　（n は整数）

B　$-\theta$ の三角関数

$-\theta$ の動径の位置は、右図から明らかなように、θ の動径の位置と x 軸に関して対称ですから、x、y 座標が $(x, -y)$ に変わります。x 座標は x ですから $\cos\theta$、y 座標が反転して $-y$ ですから、$-\sin\theta$ になります。したがって、

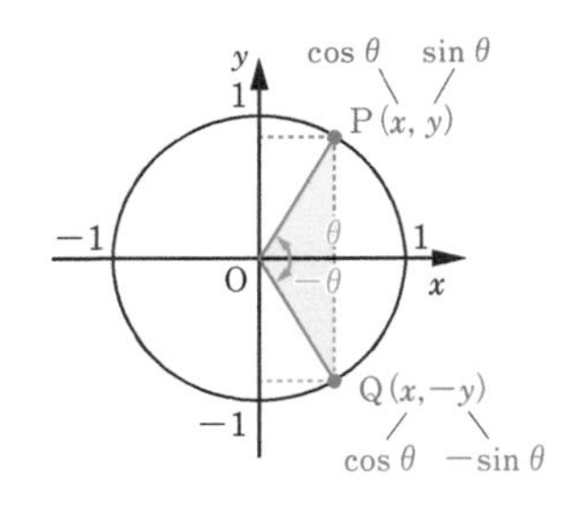

$$\sin(-\theta)=-y=-\sin\theta$$
$$\cos(-\theta)=x=\cos\theta$$
$$\tan(-\theta)=-\frac{y}{x}=-\tan\theta$$

となります。

> **$-\theta$ の三角関数**
>
> $\sin(-\theta)=-\sin\theta$　　$\cos(-\theta)=\cos\theta$　　$\tan(-\theta)=-\tan\theta$

C　$\theta+\dfrac{\pi}{2}$ の三角関数

右図からわかるように、$\dfrac{\pi}{2}$ だけ回転することで、x、y 座標が $(-y, x)$ に変わります。x 座標は $-y$ ですから $-\sin\theta$、y 座標は x ですから $\cos\theta$ となります。したがって、

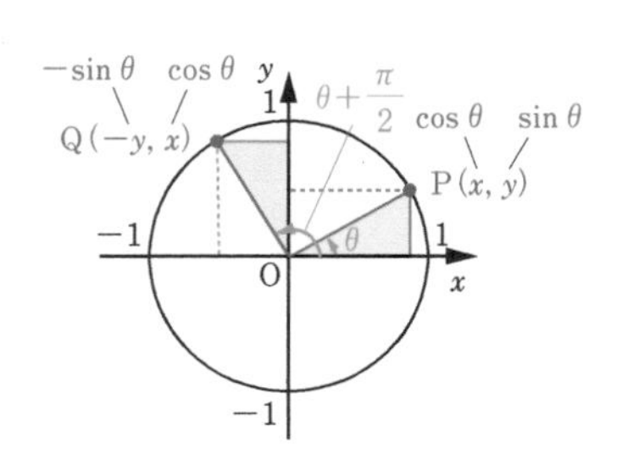

$$\sin\left(\theta+\frac{\pi}{2}\right)=x=\cos\theta$$

$$\cos\left(\theta+\frac{\pi}{2}\right)=-y=-\sin\theta$$

$$\tan\left(\theta+\frac{\pi}{2}\right)=\frac{x}{-y}=-\frac{1}{\frac{y}{x}}=-\frac{1}{\tan\theta}$$

となります。

> **$\theta+\frac{\pi}{2}$ の三角関数**
>
> $\sin\left(\theta+\frac{\pi}{2}\right)=\cos\theta$　　$\cos\left(\theta+\frac{\pi}{2}\right)=-\sin\theta$　　$\tan\left(\theta+\frac{\pi}{2}\right)=-\frac{1}{\tan\theta}$

D　$\frac{\pi}{2}-\theta$ の三角関数

単位円の中で $\frac{\pi}{2}-\theta$ の位置は、$\frac{\pi}{2}$ 進んで θ 戻るので、下図のようになり、その座標は (y, x) です。この点の x 座標は $\sin\theta$ となり、y 座標は $\cos\theta$ となります。したがって、

$$\sin\left(\frac{\pi}{2}-\theta\right)=x=\cos\theta$$

$$\cos\left(\frac{\pi}{2}-\theta\right)=y=\sin\theta$$

$$\tan\left(\frac{\pi}{2}-\theta\right)=\frac{x}{y}=\frac{1}{\frac{y}{x}}=\frac{1}{\tan\theta}$$

となります。

> **$\frac{\pi}{2}-\theta$ の三角関数**
>
> $\sin\left(\frac{\pi}{2}-\theta\right)=\cos\theta$　　$\cos\left(\frac{\pi}{2}-\theta\right)=\sin\theta$　　$\tan\left(\frac{\pi}{2}-\theta\right)=\frac{1}{\tan\theta}$

E　$\theta+\pi$ の三角関数

右図で角 $\theta+\pi$ の動径OQは、角 θ の動径OPを原点Oのまわりに $+\pi$ 回転したもので、原点に関して対称です。その座標は $(-x, -y)$ です。この点の x 座標は $-\cos\theta$ となり、y 座標は $-\sin\theta$ となります。したがって、

$$\sin(\theta+\pi)=-y=-\sin\theta$$

$$\cos(\theta+\pi)=-x=-\cos\theta$$

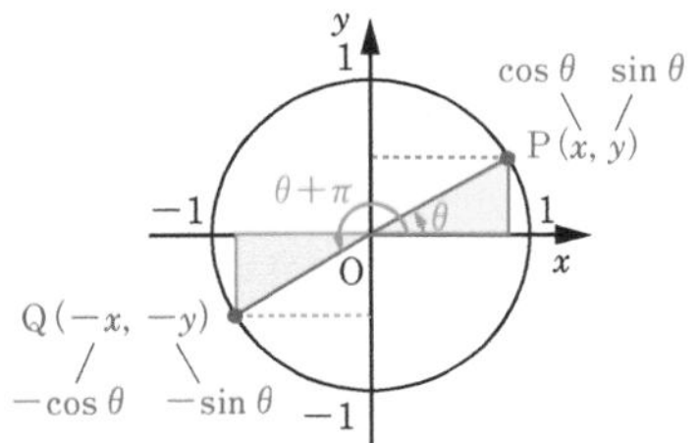

$$\tan(\theta+\pi)=\frac{-y}{-x}=\tan\theta$$

となります。

> **$\theta+\pi$ の三角関数**
> $\sin(\theta+\pi)=-\sin\theta$　　$\cos(\theta+\pi)=-\cos\theta$　　$\tan(\theta+\pi)=\tan\theta$

F　$\pi-\theta$ の三角関数

右図からわかるように、y座標はそのままで、x座標が反転して、その座標は$(-x, y)$です。したがって、

$$\sin(\pi-\theta)=y=\sin\theta$$

$$\cos(\pi-\theta)=-x=-\cos\theta$$

$$\tan(\pi-\theta)=\frac{y}{-x}=-\tan\theta$$

となります。

> **$\pi-\theta$ の三角関数**
> $\sin(\pi-\theta)=\sin\theta$　　$\cos(\pi-\theta)=-\cos\theta$　　$\tan(\pi-\theta)=-\tan\theta$

> **例題4-4**
> 次の値を求めなさい。
> (1)　$\sin\frac{7\pi}{3}$　　(2)　$\cos\frac{19\pi}{4}$　　(3)　$\tan\left(-\frac{8\pi}{3}\right)$

解説

まず、$2n\pi$ を加えるか、差し引いて、$0\leqq\theta\leqq2\pi$ で表します。

(1)　$\sin\frac{7\pi}{3}=\sin\left(2\pi+\frac{\pi}{3}\right)=\sin\frac{\pi}{3}=\frac{\sqrt{3}}{2}$

(2)　$\cos\frac{19\pi}{4}=\cos\left(4\pi+\frac{3\pi}{4}\right)=\cos\frac{3\pi}{4}=\cos\left(\pi-\frac{\pi}{4}\right)=-\cos\frac{\pi}{4}=-\frac{1}{\sqrt{2}}$

(3)　$\tan\left(-\frac{8\pi}{3}\right)=\tan\left(-4\pi+\frac{4\pi}{3}\right)=\tan\frac{4\pi}{3}=\tan\left(\pi+\frac{\pi}{3}\right)=\tan\frac{\pi}{3}=\sqrt{3}$

問4-4

次の値を求めなさい。

(1)　$\sin\frac{5\pi}{2}$　　(2)　$\cos\frac{7\pi}{3}$　　(3)　$\tan\frac{4\pi}{3}$

4.1.9 一般角の三角関数の値

一般角の三角関数の値を求めてみましょう。

150° の動径上に OP=2 となる点Pをとると、$P(-\sqrt{3}, 1)$ ですから、

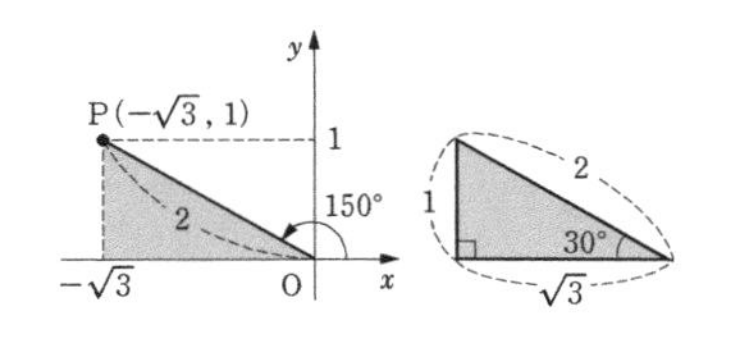

$$\sin 150° = \frac{y}{r} = \frac{1}{2}$$

$$\cos 150° = \frac{x}{r} = \frac{-\sqrt{3}}{2} = -\frac{\sqrt{3}}{2}$$

$$\tan 150° = \frac{y}{x} = \frac{1}{-\sqrt{3}} = -\frac{1}{\sqrt{3}}$$

となります。

重要な角（有名角ともいいます）である 120° や 135° については、右図のようになります。

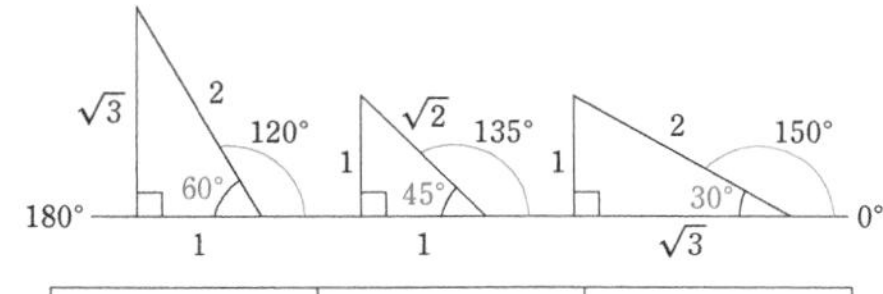

120°	135°	150°
$\sin 120° = \frac{\sqrt{3}}{2}$	$\sin 135° = \frac{1}{\sqrt{2}}$	$\sin 150° = \frac{1}{2}$
$\cos 120° = -\frac{1}{2}$	$\cos 135° = -\frac{1}{\sqrt{2}}$	$\cos 150° = -\frac{\sqrt{3}}{2}$
$\tan 120° = -\sqrt{3}$	$\tan 135° = -1$	$\tan 150° = -\frac{1}{\sqrt{3}}$

$\pi = 180°$ をもとに、いろいろな角とラジアンの対応は、下の図と表のようになります。

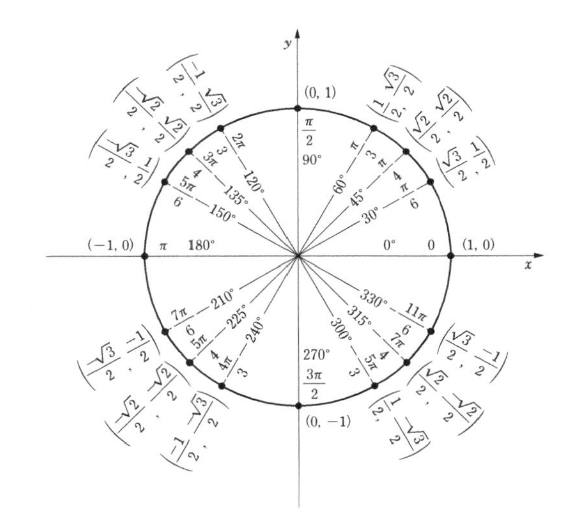

度数法	0°	30°	45°	60°	90°	120°	135°	150°	180°	270°	360°
弧度法	0	$\frac{\pi}{6}$	$\frac{\pi}{4}$	$\frac{\pi}{3}$	$\frac{\pi}{2}$	$\frac{2}{3}\pi$	$\frac{3}{4}\pi$	$\frac{5}{6}\pi$	π	$\frac{3}{2}\pi$	2π
$\sin\theta$	0	$\frac{1}{2}$	$\frac{1}{\sqrt{2}}$	$\frac{\sqrt{3}}{2}$	1	$\frac{\sqrt{3}}{2}$	$\frac{1}{\sqrt{2}}$	$\frac{1}{2}$	0	-1	0
$\cos\theta$	1	$\frac{\sqrt{3}}{2}$	$\frac{1}{\sqrt{2}}$	$\frac{1}{2}$	0	$-\frac{1}{2}$	$-\frac{1}{\sqrt{2}}$	$-\frac{\sqrt{3}}{2}$	-1	0	1
$\tan\theta$	0	$\frac{1}{\sqrt{3}}$	1	$\sqrt{3}$	╳	$-\sqrt{3}$	-1	$-\frac{1}{\sqrt{3}}$	0	╳	0

例題4-5

次の角 θ に対応する $\sin\theta$、$\cos\theta$、$\tan\theta$ の値を求めなさい。

(1) $\dfrac{2}{3}\pi$　(2) $\dfrac{9}{4}\pi$　(3) $-\dfrac{7}{3}\pi$

解説

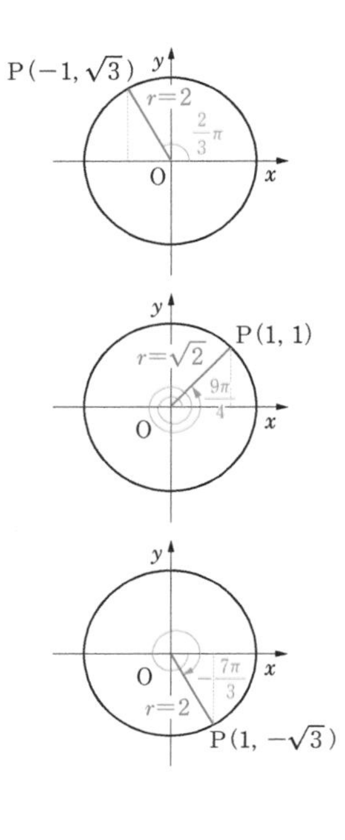

(1) $\sin\dfrac{2}{3}\pi=\dfrac{\sqrt{3}}{2}$　$\cos\dfrac{2}{3}\pi=-\dfrac{1}{2}$　$\tan\dfrac{2}{3}\pi=-\sqrt{3}$

(2) $\dfrac{9}{4}\pi=2\pi+\dfrac{1}{4}\pi$ ですから、$\dfrac{1}{4}\pi$ の値を求めればよいことになります。

$$\sin\frac{9}{4}\pi=\sin\frac{1}{4}\pi=\frac{1}{\sqrt{2}}$$

$$\cos\frac{9}{4}\pi=\cos\frac{1}{4}\pi=\frac{1}{\sqrt{2}}\qquad \tan\frac{9}{4}\pi=\tan\frac{\pi}{4}=1$$

(3) $-\dfrac{7}{3}\pi=-2\pi-\dfrac{1}{3}\pi$ ですから、$-\dfrac{1}{3}\pi$ の値を求めればよいことになります。

$$\sin\left(-\frac{7}{3}\pi\right)=\sin\left(-\frac{1}{3}\pi\right)=-\frac{\sqrt{3}}{2}$$

$$\cos\left(-\frac{7}{3}\pi\right)=\cos\left(-\frac{1}{3}\pi\right)=\frac{1}{2}$$

$$\tan\left(-\frac{7}{3}\pi\right)=\tan\left(-\frac{1}{3}\pi\right)=-\sqrt{3}$$

問4-5

次の角 θ に対応する $\sin\theta$、$\cos\theta$、$\tan\theta$ の値を求めなさい。

(1) $\dfrac{11}{4}\pi$　(2) $-\dfrac{8}{3}\pi$　(3) $-\dfrac{5}{6}\pi$

4.2 三角関数のグラフ

三角関数の値は、角 θ によってどのように変化するのか。ここでは、三角関数のグラフの特徴について学びます。

4.2.1 $y=\sin\theta$ のグラフ

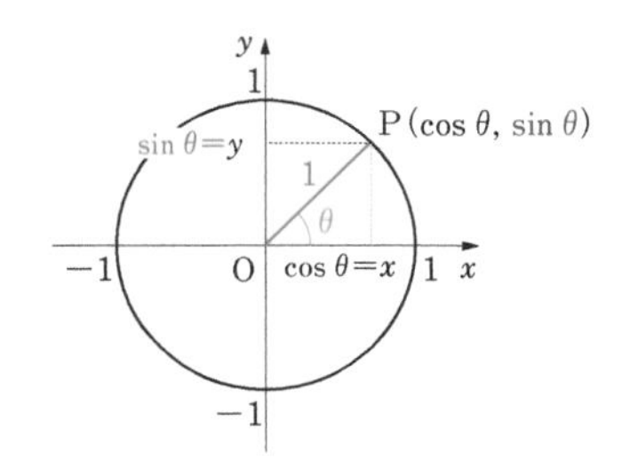

y軸と θ 軸（x軸に相当）を用意します。単位円と角 θ の動径との交点Pの座標は$(\cos\theta,\ \sin\theta)$になります。$\theta$ の値が変動するにつれて、点Pのy座標がどういう動きをとるかをグラフに示したのが$y=\sin\theta$ のグラフです。$y=\sin\theta$ のグラフ（正弦曲線）は下図のようになります。

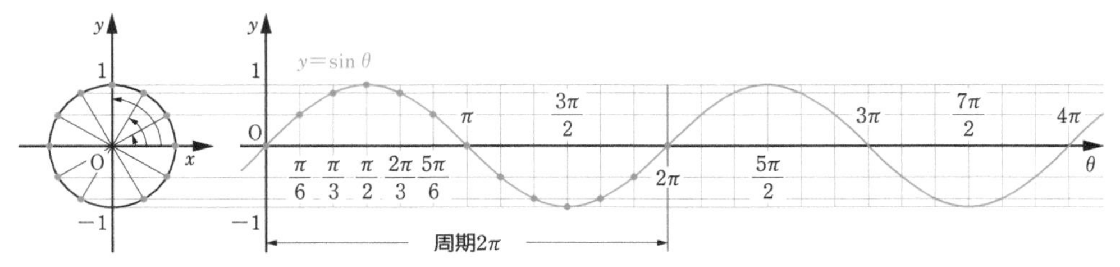

$y=\sin\theta$ のグラフの特徴は、

(a)定義域は実数全体、(b)原点に関して対称とする奇関数、(c)$\theta=0$のとき$y=0$、$\theta=2\pi$ のとき$y=0$となるので、$\theta=2\pi$ になると、もとに戻ってきます。すなわち、$y=\sin\theta$ は2π を周期とする周期関数です。**周期関数**とは、ある一定の周期でyが同じ値をとる関数をいいます。また、**周期**とは、ある関数の状態が一定の間隔で繰り返されることをいいます。(d)$\theta=\dfrac{\pi}{2}+2n\pi$ のとき最大値$y=1$、$\theta=\dfrac{3\pi}{2}+2n\pi$ のとき最小値$y=-1$をとります。したがって、yの範囲は、$-1\leqq y\leqq 1$ですから振幅は1です。原点に関して対称なグラフを**奇関数**といいます。

4.2.2 $y=\cos\theta$ のグラフ

正弦曲線と同様に扱います。点Pのx座標が$\cos\theta$ であることから、$y=\cos\theta$ のグラフ（余弦曲線）は、下図のようになります。

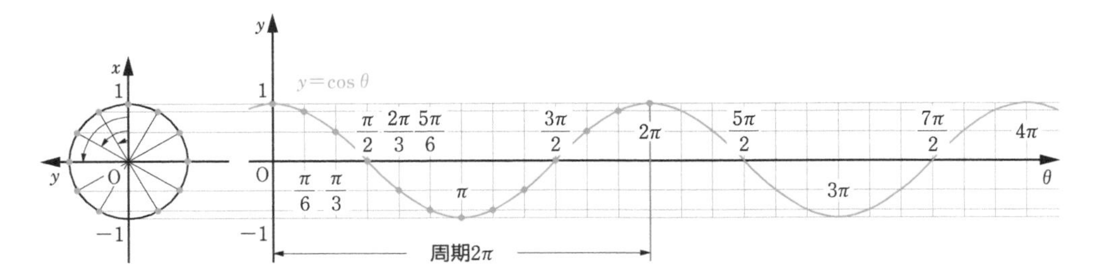

$y=\cos\theta$ のグラフの特徴は、

(a)定義域は実数全体、(b)y軸に関して対称な偶関数、(c)$\theta=0$のとき$y=1$、$\theta=2\pi$のとき$y=1$となるので、$\theta=2\pi$になると、もとに戻ってきます。y軸に関して対称なグラフを**偶関数**といいます。$y=\cos\theta$も$y=\sin\theta$と同様に、2πを周期とする周期関数です。(d)$\theta=2n\pi$のとき最大値$y=1$、$\theta=\pi+2n\pi$のとき最小値$y=-1$をとります。したがって、yの範囲は、$-1\leqq y\leqq 1$ですから振幅は1です。

$y=\cos\theta$は、$y=\sin\theta$のグラフをθ軸方向へ$-\dfrac{\pi}{2}$平行移動したものです。

4.2.3 $y=\tan\theta$のグラフ

$\tan\theta$の値は、動径OPと直線$x=1$との交点のy座標が値となります。yは任意の実数値をとります。直線$\theta=\dfrac{\pi}{2}+n\pi$（$n$は整数）が漸近線となります。$y=\tan\theta$のグラフ（正接曲線）は下図のようになります。

$y=\tan\theta$のグラフの特徴は、

(a)定義域は$\theta=\dfrac{\pi}{2}+n\pi$（$n=0, \pm1, \pm2, \cdots$）を除く実数全体、(b)原点に関して対称な奇関数、(c)値域は実数全体、(d)$\theta=0$のとき$y=0$、$\theta=\pi$のとき$y=0$となるので、θはπになるともとに戻ってきます。すなわち、$y=\tan\theta$はπを周期とする周期関数です。

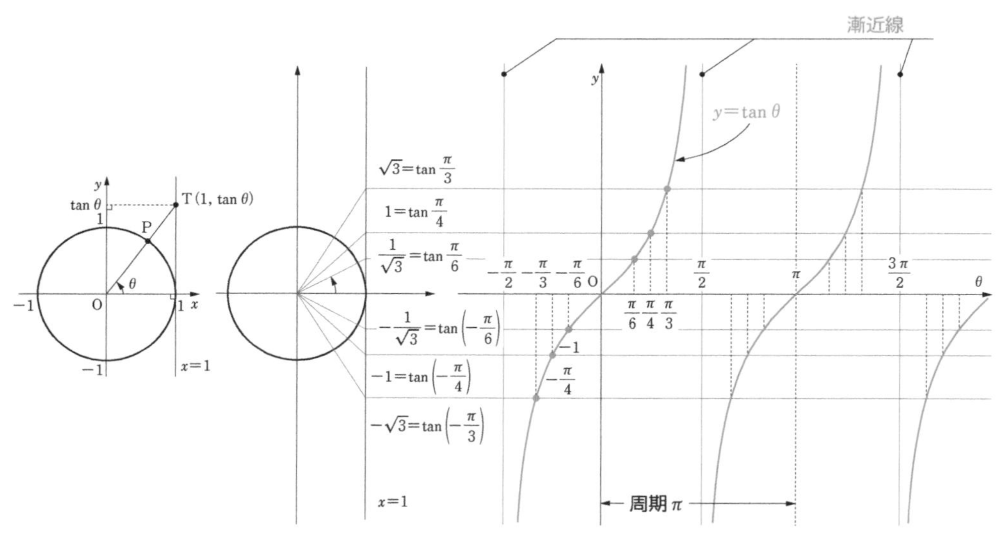

	$y=\sin\theta$	$y=\cos\theta$	$y=\tan\theta$
定義域	すべての実数	すべての実数	$\theta\neq\dfrac{\pi}{2}+n\pi$（$n$は整数）
値　域	$-1\leqq y\leqq 1$	$-1\leqq y\leqq 1$	すべての実数
周　期	2π	2π	π
奇関数 偶関数	奇関数	偶関数	奇関数
グラフ	原点に関して対称	y軸に関して対称	原点に関して対称 漸近線は$\theta=\dfrac{\pi}{2}+n\pi$

4.2.4　三角関数のグラフにおける縦横の拡大・縮小と平行移動

A　θ 軸方向への平行移動

$y=\sin\theta$ と $y=\sin(\theta-p)$ の対応表を作成します。ここでは、$+\frac{\pi}{2}$ だけ θ 軸方向へ平行移動したグラフについて考えてみましょう。$y=\sin\left(\theta-\frac{\pi}{2}\right)$ のグラフは、$y=\sin\theta$ のグラフを θ 軸方向に $+\frac{\pi}{2}$ だけ平行移動したものになります。周期は 2π で、振幅は1です。この $+\frac{\pi}{2}$ を**位相**といいます。

θ	0	$\frac{\pi}{6}$	$\frac{\pi}{3}$	$\frac{\pi}{2}$	$\frac{2\pi}{3}$	$\frac{5\pi}{6}$	π	…
$\theta-\frac{\pi}{2}$	$-\frac{\pi}{2}$	$-\frac{\pi}{3}$	$-\frac{\pi}{6}$	0	$\frac{\pi}{6}$	$\frac{\pi}{3}$	$\frac{\pi}{2}$	…
$\sin\left(\theta-\frac{\pi}{2}\right)$	-1	$-\frac{\sqrt{3}}{2}$	$-\frac{1}{2}$	0	$\frac{1}{2}$	$\frac{\sqrt{3}}{2}$	1	…

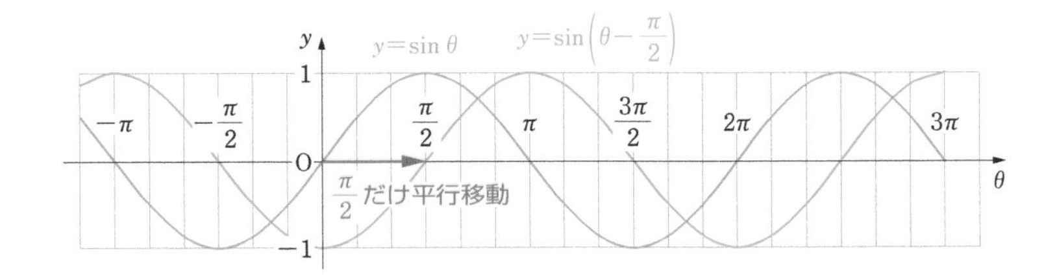

B　y 軸方向への平行移動

$y=\sin\theta$ と $y=\sin\theta+q$ の対応表を作成します。ここでは、$y=\sin\theta$ のグラフを y 軸方向へ -1 だけ平行移動したグラフについて考えてみましょう。$y=\sin\theta-1$ のグラフは、下図のように $y=\sin\theta$ のグラフを y 軸方向に -1 だけ平行移動したものです。周期は 2π で、振幅は1です。

θ	0	$\frac{\pi}{6}$	$\frac{\pi}{3}$	$\frac{\pi}{2}$	$\frac{2\pi}{3}$	$\frac{5\pi}{6}$	π	…
$\sin\theta$	0	$\frac{1}{2}$	$\frac{\sqrt{3}}{2}$	1	$\frac{\sqrt{3}}{2}$	$\frac{1}{2}$	0	…
$\sin\theta-1$	-1	$-\frac{1}{2}$	$\frac{\sqrt{3}}{2}-1$	0	$\frac{\sqrt{3}}{2}-1$	$-\frac{1}{2}$	-1	…

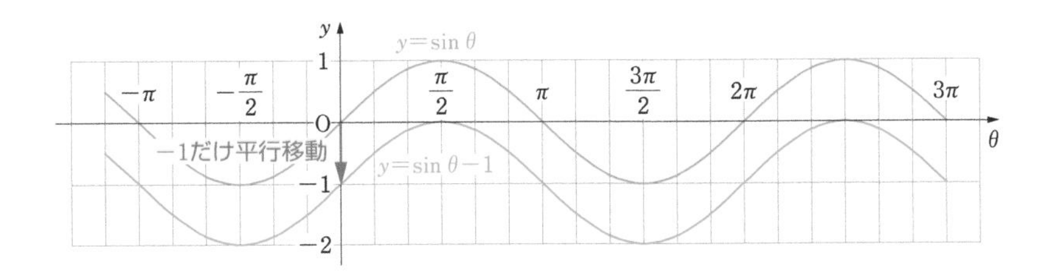

C　$y=2\sin\theta$ のグラフ

$y=\sin\theta$ と $y=2\sin\theta$ の対応表を作成します。$y=2\sin\theta$ のグラフは、$y=\sin\theta$ のグラフを y 軸方向へ2倍に拡大したものです。周期は $y=\sin\theta$ と同じ 2π で、振幅は2です。

θ	0	$\frac{\pi}{6}$	$\frac{\pi}{3}$	$\frac{\pi}{2}$	$\frac{2\pi}{3}$	$\frac{5\pi}{6}$	π	…
$\sin\theta$	0	$\frac{1}{2}$	$\frac{\sqrt{3}}{2}$	1	$\frac{\sqrt{3}}{2}$	$\frac{1}{2}$	0	…
$2\sin\theta$	0	1	$\sqrt{3}$	2	$\sqrt{3}$	1	0	…

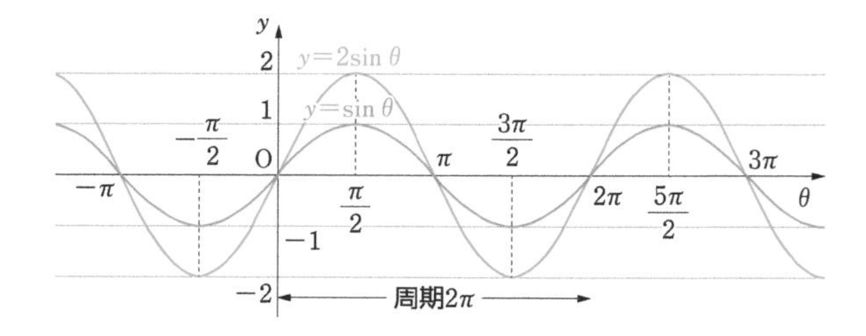

D　$y=\sin 2\theta$ のグラフ

$y=\sin\theta$ と $y=\sin 2\theta$ の対応表を作成します。$y=\sin 2\theta$ のグラフは、$y=\sin\theta$ のグラフを θ 軸方向へ $\frac{1}{2}$ 倍に縮小したものであることがわかります。周期は、$y=\sin\theta$ の周期 2π の $\frac{1}{2}$ 倍で、π です。

θ	0	$\frac{\pi}{6}$	$\frac{\pi}{4}$	$\frac{\pi}{3}$	$\frac{\pi}{2}$	$\frac{2\pi}{3}$	$\frac{3\pi}{4}$	$\frac{5\pi}{6}$	π
$\sin\theta$	0	$\frac{1}{2}$	$\frac{1}{\sqrt{2}}$	$\frac{\sqrt{3}}{2}$	1	$\frac{\sqrt{3}}{2}$	$\frac{1}{\sqrt{2}}$	$\frac{1}{2}$	0
2θ	0	$\frac{\pi}{3}$	$\frac{\pi}{2}$	$\frac{2\pi}{3}$	π	$\frac{4\pi}{3}$	$\frac{3\pi}{2}$	$\frac{5\pi}{3}$	2π
$\sin 2\theta$	0	$\frac{\sqrt{3}}{2}$	1	$\frac{\sqrt{3}}{2}$	0	$-\frac{\sqrt{3}}{2}$	-1	$-\frac{\sqrt{3}}{2}$	0

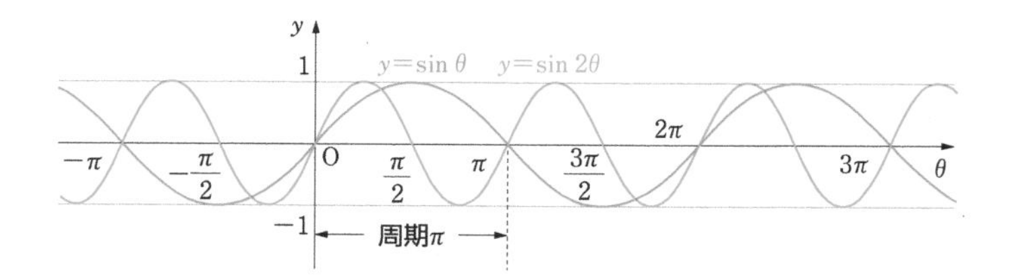

以上、縦横の拡大・縮小、平行移動をまとめると、次のようになります。

$y=a\sin k(\theta-p)+q$ は、$y=\sin\theta$ のグラフを、

① y 軸方向に、a 倍

② θ 軸方向に、$\dfrac{1}{k}$ 倍

③ y 軸方向に、$+q$ 平行移動

④ θ 軸方向に、$+p$ 平行移動

したグラフです。

値域は $-|a|+q \leqq y \leqq |a|+q$、

周期は $\dfrac{2\pi}{|k|}$

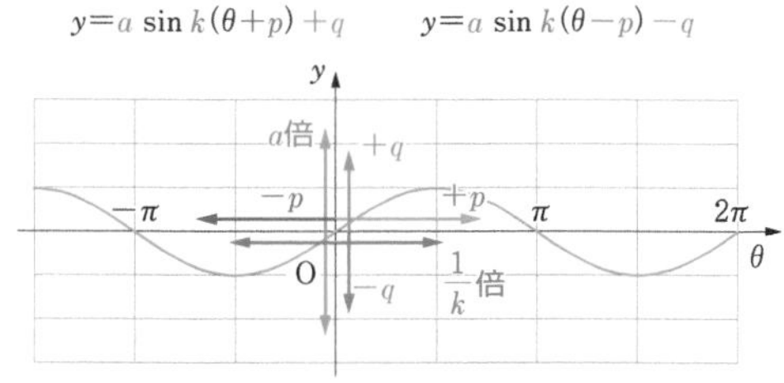

関数での表記		移動量
$(\theta-p)$	➡	$+p$
$(\theta+p)$	➡	$-p$

関数での表記と移動量とで正負の符号が反対になることに注意してください。

$y=\cos\theta$ と $y=\tan\theta$ の平行移動と拡大・縮小の考え方は同じです。

$y=a\cos k(\theta-p)+q$、$y=a\tan k(\theta-p)+q$ は、それぞれ、$y=\cos\theta$、$y=\tan\theta$ のグラフを、

① y 軸方向に、a 倍

② θ 軸方向に、$\dfrac{1}{k}$ 倍

③ y 軸方向に、$+q$ 平行移動

④ θ 軸方向に、$+p$ 平行移動

したグラフです。

例題4-6

次の関数のグラフを描きなさい。また、周期を求めなさい。

(1) $y=\sin\left(\theta-\dfrac{\pi}{3}\right)$　(2) $y=2\sin 3\theta$　(3) $y=\cos\left(\theta-\dfrac{\pi}{2}\right)$

解説

(1) $y=\sin\left(\theta-\dfrac{\pi}{3}\right)$ のグラフは、$y=\sin\theta$ のグラフを θ 軸方向に $\dfrac{\pi}{3}$ だけ平行移動したものです（赤線のグラフ）。周期は 2π です。

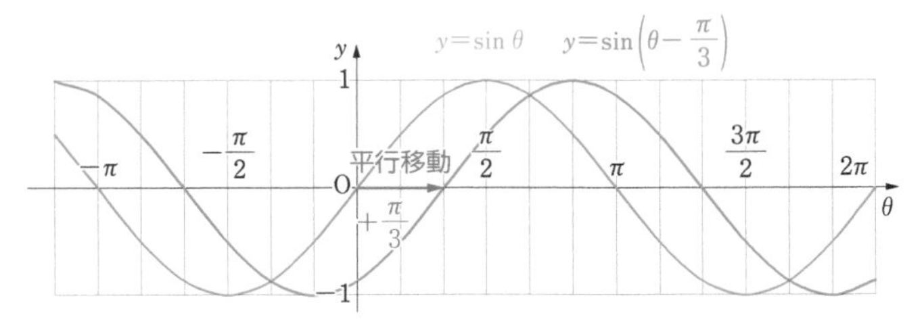

(2) $y=2\sin 3\theta$ のグラフは、$y=\sin\theta$ のグラフを θ 軸方向に $\dfrac{1}{3}$ 倍し、y 軸方向に2倍に拡大したものです（赤線のグラフ）。周期は $\dfrac{2\pi}{3}$ です。

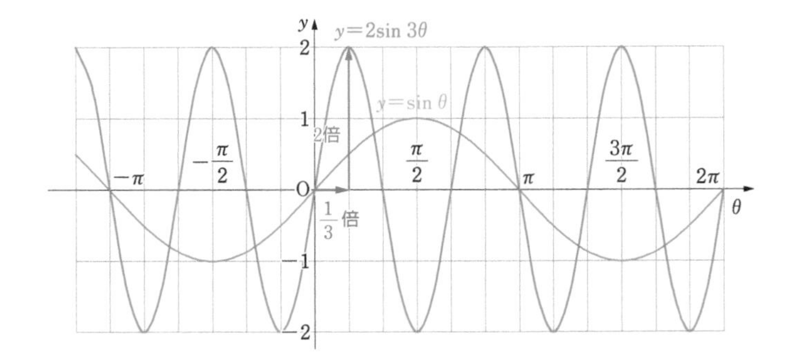

(3)　$y=\cos\left(\theta-\frac{\pi}{2}\right)$ のグラフは、$y=\cos\theta$ のグラフを θ 軸方向に $\frac{\pi}{2}$ だけ平行移動したものです（赤線のグラフ）。周期は 2π です。

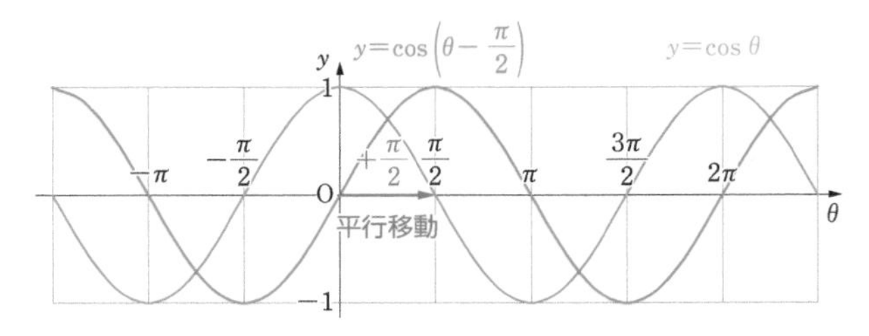

問4-6

次の関数のグラフを描き、周期を求めなさい。

(1)　$y=\sin\left(\theta-\frac{\pi}{2}\right)$　　(2)　$y=\sin\left(\frac{\theta}{2}+\frac{\pi}{3}\right)$　　(3)　$y=\tan 2\theta$

4.3　加法定理と三角関数の合成

4.3.1　加法定理

2つの角 α、β の和 $\alpha+\beta$ や差 $\alpha-\beta$ の三角関数は、α、β の三角関数を用いて、次のように表されます。これを三角関数の**加法定理**といいます。三角関数の加法定理を利用すると、$\sin 15°$ のような、通常は覚えない角の三角関数を計算によって求めることができます。

加法定理の公式

$\sin(\alpha+\beta)=\sin\alpha\cos\beta+\cos\alpha\sin\beta$　　$\sin(\alpha-\beta)=\sin\alpha\cos\beta-\cos\alpha\sin\beta$

$\cos(\alpha+\beta)=\cos\alpha\cos\beta-\sin\alpha\sin\beta$　　$\cos(\alpha-\beta)=\cos\alpha\cos\beta+\sin\alpha\sin\beta$

$\tan(\alpha+\beta)=\dfrac{\tan\alpha+\tan\beta}{1-\tan\alpha\tan\beta}$　　$\tan(\alpha-\beta)=\dfrac{\tan\alpha-\tan\beta}{1+\tan\alpha\tan\beta}$

$\cos(\alpha-\beta)=\cos\alpha\cos\beta+\sin\alpha\sin\beta$ を証明してみましょう。

証明

単位円上に点P、Qがあります。動径OPとx軸のなす角をα、動径OQとx軸のなす角をβとします。

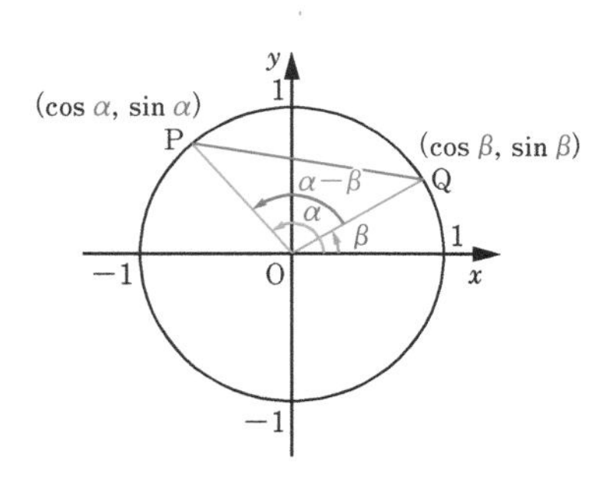

三角形OPQを考えます。余弦定理から、

$$PQ^2 = OP^2 + OQ^2 - 2OP \times OQ \cos(\alpha - \beta)$$

となります。単位円ですから、OP=1、OQ=1です。したがって、

$$PQ^2 = 1 + 1 - 2 \times 1 \times 1 \cos(\alpha - \beta)$$
$$= 2 - 2\cos(\alpha - \beta) \cdots\cdots 4\text{-}1$$

線分PQの長さを点P、点Qの座標成分を用いて表すと、

$$PQ^2 = (\cos\beta - \cos\alpha)^2 + (\sin\beta - \sin\alpha)^2$$
$$= \cos^2\beta - 2\cos\beta\cos\alpha + \cos^2\alpha + \sin^2\beta - 2\sin\beta\sin\alpha + \sin^2\alpha$$
$$= (\sin^2\alpha + \cos^2\alpha) + (\sin^2\beta + \cos^2\beta) - 2\cos\beta\cos\alpha - 2\sin\beta\sin\alpha$$

$\sin^2\alpha + \cos^2\alpha = 1$、$\sin^2\beta + \cos^2\beta = 1$から、

$$PQ^2 = 2 - 2(\cos\beta\cos\alpha + \sin\beta\sin\alpha) \cdots\cdots 4\text{-}2$$

4-1式と4-2式から、

$$2 - 2\cos(\alpha - \beta) = 2 - 2(\cos\beta\cos\alpha + \sin\beta\sin\alpha)$$
$$-2\cos(\alpha - \beta) = 2 - 2(\cos\beta\cos\alpha + \sin\beta\sin\alpha) - 2$$
$$-2\cos(\alpha - \beta) = -2(\cos\beta\cos\alpha + \sin\beta\sin\alpha)$$

したがって、

$$\cos(\alpha - \beta) = \cos\alpha\cos\beta + \sin\alpha\sin\beta \cdots\cdots 4\text{-}3$$

$\cos(\alpha + \beta) = \cos\alpha\cos\beta - \sin\alpha\sin\beta$について証明してみましょう。4-3式から、

$$\cos(\alpha + \beta) = \cos(\alpha - (-\beta))$$
$$= \cos\alpha\cos(-\beta) + \sin\alpha\sin(-\beta)$$
$$= \cos\alpha\cos\beta + \sin\alpha(-\sin\beta)$$

となります。したがって、

$$\cos(\alpha + \beta) = \cos\alpha\cos\beta - \sin\alpha\sin\beta$$

例題4-7

次の値を求めなさい。

(1) $\sin 105°$　(2) $\cos 105°$　(3) $\tan 105°$

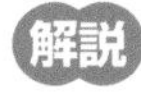

(1) $\sin 105° = \sin(60° + 45°) = \sin 60° \cos 45° + \cos 60° \sin 45°$

分母・分子に$\sqrt{2}$をかけます

$$=\frac{\sqrt{3}}{2}\times\frac{1}{\sqrt{2}}+\frac{1}{2}\times\frac{1}{\sqrt{2}}=\frac{\sqrt{3}+1}{2\sqrt{2}}=\frac{(\sqrt{3}+1)\times\sqrt{2}}{2\sqrt{2}\times\sqrt{2}}=\frac{\sqrt{6}+\sqrt{2}}{4}$$

(2)　$\cos 105°=\cos(60°+45°)=\cos 60°\cos 45°-\sin 60°\sin 45°$

分母・分子に$\sqrt{2}$をかけます

$$=\frac{1}{2}\times\frac{1}{\sqrt{2}}-\frac{\sqrt{3}}{2}\times\frac{1}{\sqrt{2}}=\frac{1-\sqrt{3}}{2\sqrt{2}}=\frac{(1-\sqrt{3})\times\sqrt{2}}{2\sqrt{2}\times\sqrt{2}}=\frac{\sqrt{2}-\sqrt{6}}{4}$$

(3)　$\tan 105°=\tan(60°+45°)=\dfrac{\tan 60°+\tan 45°}{1-\tan 60°\tan 45°}$

分母を有理化します

$$=\frac{\sqrt{3}+1}{1-\sqrt{3}\cdot 1}=\frac{(1+\sqrt{3})\times(1+\sqrt{3})}{(1-\sqrt{3})\times(1+\sqrt{3})}=\frac{4+2\sqrt{3}}{1-3}=\frac{4+2\sqrt{3}}{-2}=-2-\sqrt{3}$$

問4-7

次の値を求めなさい。

(1)　$\sin 15°$　　(2)　$\cos 15°$　　(3)　$\tan 15°$

4.3.2　2倍角・3倍角・半角の公式

2倍角の公式

$\sin 2\alpha=2\sin\alpha\cos\alpha$

$\cos 2\alpha=\cos^2\alpha-\sin^2\alpha=2\cos^2\alpha-1=1-2\sin^2\alpha$

$\tan 2\alpha=\dfrac{2\tan\alpha}{1-\tan^2\alpha}$

2倍角の公式を導いてみましょう。$2\alpha=\alpha+\alpha$ と考えます。

$\sin 2\alpha$ の公式の証明

$$\sin 2\alpha=\sin(\alpha+\alpha)$$

加法定理から、$\sin(\alpha+\alpha)=\sin\alpha\cos\alpha+\cos\alpha\sin\alpha=2\sin\alpha\cos\alpha$

$\cos 2\alpha$ の公式の証明

$$\cos 2\alpha=\cos(\alpha+\alpha)$$

$\sin^2\alpha+\cos^2\alpha=1$ → $\sin^2\alpha=1-\cos^2\alpha$

加法定理から、

$$\cos(\alpha+\alpha)=\cos\alpha\cos\alpha-\sin\alpha\sin\alpha=\cos^2\alpha-\sin^2\alpha=\cos^2\alpha-(1-\cos^2\alpha)$$

$$=2\cos^2\alpha-1$$

$\tan 2\alpha$ の公式の証明

$$\tan 2\alpha=\tan(\alpha+\alpha)$$

加法定理から、$\tan(\alpha+\alpha)=\dfrac{\tan\alpha+\tan\alpha}{1-\tan\alpha\tan\alpha}=\dfrac{2\tan\alpha}{1-\tan^2\alpha}$

例題4-8

$\dfrac{\pi}{2}<\alpha<\pi$ で、$\sin\alpha=\dfrac{3}{5}$ のとき、次の値を求めなさい。

(1) $\sin 2\alpha$　(2) $\cos 2\alpha$　(3) $\tan 2\alpha$

解説

(1) $\sin 2\alpha=2\sin\alpha\cos\alpha=2\times\dfrac{3}{5}\cos\alpha=\dfrac{6}{5}\cos\alpha$……4-4

$\sin^2\alpha+\cos^2\alpha=1$ から、$\cos^2\alpha=1-\sin^2\alpha$

$$\cos^2\alpha=1-\left(\frac{3}{5}\right)^2=1-\frac{9}{25}=\frac{25-9}{25}=\frac{16}{25}$$

$\dfrac{\pi}{2}<\alpha<\pi$ ですから、$\cos\alpha<0$ です。したがって、

$$\cos\alpha=-\sqrt{\frac{16}{25}}=-\frac{4}{5}\cdots\cdots 4\text{-}5$$

となります。

4-5式を4-4式に代入して、

$$\sin 2\alpha=\frac{6}{5}\times\left(-\frac{4}{5}\right)=-\frac{24}{25}$$

(2) $\cos 2\alpha=\cos^2\alpha-\sin^2\alpha=\left(-\dfrac{4}{5}\right)^2-\left(\dfrac{3}{5}\right)^2=\dfrac{16}{25}-\dfrac{9}{25}=\dfrac{7}{25}$

別解　$\sin^2\alpha+\cos^2\alpha=1$ から、$\cos^2\alpha=1-\sin^2\alpha$

$$\cos 2\alpha=2(1-\sin^2\alpha)-1=1-2\sin^2\alpha=1-2\times\left(\frac{3}{5}\right)^2=1-2\times\frac{9}{25}=1-\frac{18}{25}$$

$$=\frac{25-18}{25}=\frac{7}{25}$$

(3) $\tan\alpha=\dfrac{\sin\alpha}{\cos\alpha}=\dfrac{\frac{3}{5}}{-\frac{4}{5}}=\dfrac{3}{\cancel{5}}\times\left(-\dfrac{\cancel{5}}{4}\right)=-\dfrac{3}{4}$

$$\tan 2\alpha=\frac{2\tan\alpha}{1-\tan^2\alpha}=\frac{2\times\left(-\frac{3}{4}\right)}{1-\left(-\frac{3}{4}\right)^2}=\frac{-\frac{3}{2}}{1-\frac{9}{16}}=\frac{-\frac{3}{2}}{\boxed{\frac{7}{16}}}=-\frac{3}{2}\times\boxed{\frac{16}{7}}=-\frac{24}{7}$$

分母の分数の逆数 $\dfrac{16}{7}$ をかけます

問4-8

次の問に答えなさい。

(1) $\sin\alpha=\dfrac{5}{13}$のとき、$\sin 2\alpha$の値を求めなさい。ただし、$0<\alpha<\dfrac{\pi}{2}$とする。

(2) $\sin\alpha=\dfrac{1}{\sqrt{3}}$のとき、$\cos 2\alpha$の値を求めなさい。

半角の公式

$$\sin^2\frac{\alpha}{2}=\frac{1-\cos\alpha}{2}$$

$$\cos^2\frac{\alpha}{2}=\frac{1+\cos\alpha}{2}$$

$$\tan^2\frac{\alpha}{2}=\frac{1-\cos\alpha}{1+\cos\alpha}$$

3倍角の公式

$$\sin 3\alpha=3\sin\alpha-4\sin^3\alpha$$

$$\cos 3\alpha=-3\cos\alpha+4\cos^3\alpha$$

半角の公式を導いてみましょう。

$\sin^2\dfrac{\alpha}{2}$の公式の証明

2倍角の公式$\cos 2\alpha=1-2\sin^2\alpha$から、$\sin^2\alpha=\dfrac{1-\cos 2\alpha}{2}$と変形されます。

ここで、αを$\dfrac{\alpha}{2}$と置き換えると、$\sin^2\dfrac{\alpha}{2}=\dfrac{1-\cos\alpha}{2}$となります。

$\cos^2\dfrac{\alpha}{2}$の公式の証明

2倍角の公式$\cos 2\alpha=2\cos^2\alpha-1$から、$2\cos^2\alpha=1+\cos 2\alpha$

$\cos^2\alpha=\dfrac{1+\cos 2\alpha}{2}$と変形されます。ここで、$\alpha$を$\dfrac{\alpha}{2}$と置き換えると、

$\cos^2\dfrac{\alpha}{2}=\dfrac{1+\cos\alpha}{2}$となります。

$\tan^2\dfrac{\alpha}{2}$の公式の証明

$$\tan^2\frac{\alpha}{2}=\frac{\sin^2\frac{\alpha}{2}}{\cos^2\frac{\alpha}{2}}=\frac{\frac{1-\cos\alpha}{2}}{\frac{1+\cos\alpha}{2}}=\frac{1-\cos\alpha}{1+\cos\alpha}$$

となります。

例題4-9

次の値を求めなさい。

(1) $\sin\dfrac{3\pi}{8}$　(2) $\tan\dfrac{3\pi}{8}$

解説

分母・分子に$\frac{1}{2}$をかけます

(1) $\sin^2\frac{3\pi}{8}=\sin^2\frac{\frac{3\pi}{4}}{2}=\frac{1-\cos\frac{3\pi}{4}}{2}=\frac{1-\left(-\frac{1}{\sqrt{2}}\right)}{2}=\frac{\frac{\sqrt{2}+1}{\sqrt{2}}}{2}=\frac{\frac{\sqrt{2}+1}{\sqrt{2}}\times\frac{1}{2}}{2\times\frac{1}{2}}$

分母・分子に$\sqrt{2}$をかけます

$$=\frac{\sqrt{2}+1}{2\sqrt{2}}=\frac{(\sqrt{2}+1)\times\sqrt{2}}{2\sqrt{2}\times\sqrt{2}}=\frac{2+\sqrt{2}}{4}$$

$\sin\frac{3\pi}{8}>0$から、$\sin\frac{3\pi}{8}=\sqrt{\frac{2+\sqrt{2}}{4}}=\frac{\sqrt{2+\sqrt{2}}}{2}$

(2) $\tan^2\frac{3\pi}{8}=\tan^2\frac{\frac{3\pi}{4}}{2}=\frac{1-\cos\frac{3\pi}{4}}{1+\cos\frac{3\pi}{4}}=\frac{1-\left(-\frac{1}{\sqrt{2}}\right)}{1+\left(-\frac{1}{\sqrt{2}}\right)}=\frac{\frac{\sqrt{2}+1}{\sqrt{2}}}{\frac{\sqrt{2}-1}{\sqrt{2}}}=\frac{\sqrt{2}+1}{\sqrt{2}-1}$

分母・分子に（$\sqrt{2}+1$）をかけ分母を有理化します

$$=\frac{(\sqrt{2}+1)(\sqrt{2}+1)}{(\sqrt{2}-1)(\sqrt{2}+1)}=\frac{(\sqrt{2}+1)^2}{2-1}=(\sqrt{2}+1)^2$$

$\tan\frac{3\pi}{8}>0$から、$\tan\frac{3\pi}{8}=\sqrt{(\sqrt{2}+1)^2}=\sqrt{2}+1$

問4-9

次の値を求めなさい。

(1) $\cos\frac{\pi}{8}$　　(2) $\tan\frac{\pi}{8}$

4.3.3 積和・和積の公式

次の公式は、加法定理から導くことができます。

積和の公式

$$\sin\alpha\cos\beta=\frac{1}{2}\{\sin(\alpha+\beta)+\sin(\alpha-\beta)\}$$

$$\cos\alpha\sin\beta=\frac{1}{2}\{\sin(\alpha+\beta)-\sin(\alpha-\beta)\}$$

$$\cos\alpha\cos\beta=\frac{1}{2}\{\cos(\alpha+\beta)+\cos(\alpha-\beta)\}$$

$$\sin\alpha\sin\beta=-\frac{1}{2}\{\cos(\alpha+\beta)-\cos(\alpha-\beta)\}$$

和積の公式

$$\sin\alpha+\sin\beta=2\sin\frac{\alpha+\beta}{2}\cos\frac{\alpha-\beta}{2}$$

$$\sin\alpha-\sin\beta=2\cos\frac{\alpha+\beta}{2}\sin\frac{\alpha-\beta}{2}$$

$$\cos\alpha+\cos\beta=2\cos\frac{\alpha+\beta}{2}\cos\frac{\alpha-\beta}{2}$$

$$\cos\alpha-\cos\beta=-2\sin\frac{\alpha+\beta}{2}\sin\frac{\alpha-\beta}{2}$$

例題4-10

次の値を求めなさい。

(1) $\sin 75°\cos 45°$　(2) $\sin 105°+\sin 15°$

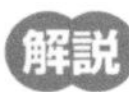

(1) $\sin\alpha\cos\beta=\frac{1}{2}\{\sin(\alpha+\beta)+\sin(\alpha-\beta)\}$から、

$$\sin 75°\cos 45°=\frac{1}{2}\{\sin(75°+45°)+\sin(75°-45°)\}=\frac{1}{2}(\sin 120°+\sin 30°)$$

$$=\frac{1}{2}\left(\frac{\sqrt{3}}{2}+\frac{1}{2}\right)=\frac{\sqrt{3}+1}{4}$$

(2) $\sin\alpha+\sin\beta=2\sin\frac{\alpha+\beta}{2}\cos\frac{\alpha-\beta}{2}$から、

$$\sin 105°+\sin 15°=2\times\sin\frac{105°+15°}{2}\times\cos\frac{105°-15°}{2}=2\times\sin\frac{120°}{2}\times\cos\frac{90°}{2}$$

$$=2\times\sin 60°\cos 45°=2\times\frac{\sqrt{3}}{2}\times\frac{\sqrt{2}}{2}=\frac{\sqrt{6}}{2}$$

問4-10

次の値を求めなさい。

(1) $\cos 75°\cos 45°$　(2) $\cos 105°-\cos 15°$

4.3.4　三角関数の合成

sinとcosの和・差をsinだけの式やcosだけの式にすることを**三角関数の合成**といいます。

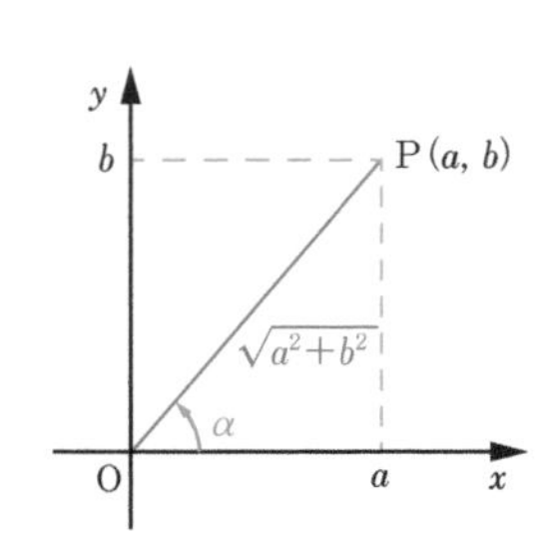

> **sinでの合成**
> $a\sin\theta+b\cos\theta=\sqrt{a^2+b^2}\sin(\theta+\alpha)$

ただし、α はsinの係数aをx座標、cosの係数bをy座標とした点Pと原点Oを結ぶ動径OPとx軸のなす角を一般角で表したものです。言い換えると、$\sin\alpha=\dfrac{b}{\sqrt{a^2+b^2}}$、$\cos\alpha=\dfrac{a}{\sqrt{a^2+b^2}}$を満たす$\alpha$とします。

証明

$$a\sin\theta+b\cos\theta=\sqrt{a^2+b^2}\times\frac{a}{\sqrt{a^2+b^2}}\sin\theta+\sqrt{a^2+b^2}\times\frac{b}{\sqrt{a^2+b^2}}\cos\theta$$
$$=\sqrt{a^2+b^2}\left(\frac{a}{\sqrt{a^2+b^2}}\sin\theta+\frac{b}{\sqrt{a^2+b^2}}\cos\theta\right)$$

$\dfrac{a}{\sqrt{a^2+b^2}}=\cos\alpha$、$\dfrac{b}{\sqrt{a^2+b^2}}=\sin\alpha$ですから、これを代入して、

$$=\sqrt{a^2+b^2}(\sin\theta\cos\alpha+\cos\theta\sin\alpha)$$

加法定理$\sin(\theta+\alpha)=\sin\theta\cos\alpha+\cos\theta\sin\alpha$から、

$$a\sin\theta+b\cos\theta=\sqrt{a^2+b^2}\sin(\theta+\alpha)$$

> **例題4-11**
> $\cos\theta-\sqrt{3}\sin\theta$を$r\sin(\theta+\alpha)$の形にしなさい。ただし、$r>0$、$-\pi<\alpha<\pi$とします。

解説

はじめに、$a\sin\theta+b\cos\theta$の形にします。次に座標平面に点P(a, b)をとり、線分OPとx軸とのなす角αを求めます。最後に1つの式にまとめます。

$\cos\theta-\sqrt{3}\sin\theta=-\sqrt{3}\sin\theta+\cos\theta$から、

$a=-\sqrt{3}$、$b=1$となります。線分OPの長さをrとすると、

$$r=\sqrt{a^2+b^2}=\sqrt{(-\sqrt{3})^2+1^2}=\sqrt{3+1}=\sqrt{4}=2$$

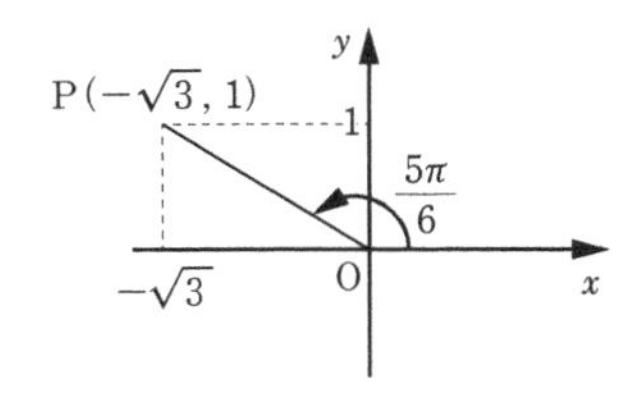

図から線分OPとx軸の正の向きとのなす角は$\dfrac{5}{6}\pi$となります。

したがって、$a\sin\theta+b\cos\theta=\sqrt{a^2+b^2}\sin(\theta+\alpha)$から、

$$\cos\theta-\sqrt{3}\sin\theta=-\sqrt{3}\sin\theta+\cos\theta$$
$$=2\sin\left(\theta+\frac{5}{6}\pi\right)$$

問4-11

$-\sin\theta+\cos\theta$を$r\sin(\theta+\alpha)$ $(r>0$、$-\pi<\alpha<\pi)$ の形にしなさい。

第5章

数列

5.1　等差数列と等比数列

5.1.1　数列の基本と種類

1, 3, 5, 7, 9, …のように、ある一定の規則に従って一列に並べた数の列を**数列**といい、数列をつくる一つひとつの数を**項**といいます。最初の項（第1項）を**初項**といい、2番目の項は第2項、n番目の項は**第n項**と順番の数を入れます。数列の第n項をnの式で表したものを**一般項**といいます。また、項の個数が有限の数列を**有限数列**といい、無限にたくさんの項からなる数列を**無限数列**といいます。有限数列の場合、項の個数を**項数**、最後の項は**末項**（まっこう）といいます。まず、項数が有限な有限数列から学ぶことにしましょう。

$\underset{\text{初項}}{1}$, $\underset{\text{第2項}}{3}$, 5, 7, 9, …, $\underset{\text{第}n\text{項}}{a_n}$, …, $\underset{\text{末項}}{61}$

例　有限数列：2, 4, 6, 8, 10　→　初項2、末項10、項数5となります。

数列は、$a_1, a_2, a_3, \cdots, a_{n-1}, a_n, \cdots$、または、$\{a_n\}$と表します。

5.1.2　等差数列

数列$\{a_n\}$：1, 4, 7, 10, 13, 16, …について考えてみましょう。この数列は、初項1から順次3を加えて得られた数列です。

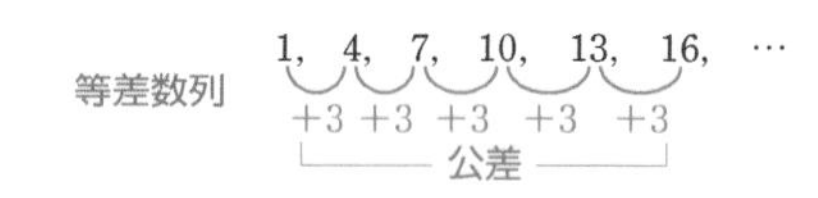

このように、隣り合う項の差が等しい数列を**等差数列**といいます。そして、隣り合う項の差（+3）を**公差**といい、dで表します。

第2項は初項1に3を1回加え、第3項は初項1に3を2回加えています。それ以降の項の値も同様に求めることができます。この規則性を使うと、第n項は、初項に3を$n-1$回加えれば、求められることになります。すなわち、これを式で表すと、第n項a_nは、

$$a_n = 1 + 3 \times (n-1) = 3n - 2$$

となります。この式が、上の数列を表しているかどうか$n=1, 2, 3, \cdots$を代入して確かめてみると、$n=1$のときは、$a_1 = 3-2 = 1$です。$n=6$のときは、$a_6 = 3 \times 6 - 2 = 16$です。合っていますね。

この$a_n = 3n-2$を一般項というのも、nに具体的な数を代入すると、その項の値がわかるからです。

一般に、数列$\{a_n\}=a_1, a_2, a_3, \cdots, a_n, \cdots$、公差が$d$のとき、すべての自然数$n$について、次の関係が成り立ちます。この関係が成り立つ数列が等差数列です。

$$a_{n+1}=a_n+d \qquad \text{すなわち、} a_{n+1}-a_n=d$$

また、初項a、公差dの等差数列$\{a_n\}$の一般項は、次のように求めることができます。

$$a_1=a$$
$$a_2=a_1+d=a+d$$
$$a_3=a_2+d=a+d+d=a+2d$$
$$a_4=a_3+d=a+d+d+d=a+3d$$
$$\vdots$$
$$a_n=a_{n-1}+d=a+d+d+\cdots+d=a+(n-1)d$$

したがって、等差数列の一般項a_nは、次のようになります。

等差数列の一般項

初項a、公差dの等差数列$\{a_n\}$の一般項a_nは

$$a_n=a+(n-1)d$$

第n項＝初項＋$(n-1)$×公差

a, b, cがこの順に等差数列となるとき、公差$d=b-a=c-b$、ゆえに、$2b=a+c$、$b=\dfrac{a+c}{2}$となります。このとき、bをaとcの**等差中項**といいます。bはaとcの相加平均$\dfrac{a+c}{2}$に等しくなります。2つの実数a, b（$a\geqq0$, $b\geqq0$）について、$\dfrac{a+b}{2}$を相加平均といいます。

例題5-1

次の等差数列$\{a_n\}$の一般項を求めなさい。

(1)　$-2, 2, 6, 10, \cdots$　　(2)　$a_5=3$, $a_{10}=-12$

解説

(1)　初項$a=-2$、$2-(-2)=6-2=10-6=4$から、公差$d=4$の等差数列です。

したがって、一般項$a_n=a+(n-1)d=-2+(n-1)\times4=4n-6$

(2)　初項をa、公差をdと置くと、$a_5=3$, $a_{10}=-12$から、

$$a_5=a+(5-1)d=a+4d=3$$
$$a_{10}=a+(10-1)d=a+9d=-12$$

辺々を引くと、

$$\begin{array}{rr} & a+4d=3 \\ -) & a+9d=-12 \\ \hline & -5d=15 \\ & d=-3 \end{array}$$

公差が-3と求まりましたから、$a+4d=3$に代入して、初項aを求めます。

$$a=3-4d=3-4\times(-3)=15$$

したがって、一般項は、$a_n=15+(n-1)\times(-3)=-3n+18$となります。

問5-1

次の等差数列$\{a_n\}$の一般項を求めなさい。

(1) 初項$a=50$、公差$d=-3$　(2) 10, 9.8, 9.6, 9.4, …

(3) $a_3=-4$, $a_{10}=-46$

5.1.3 等差数列の和

前項では、等差数列の一般項について学びました。ここでは、等差数列の和について学んでいきます。

数列$\{a_n\}$：1, 4, 7, 10, 13, 16（初項1、末項16、公差3、項数6）について、その和を求めてみます。第6項までの和をS_6と置くと、

$$S_6=1+4+7+10+13+16=51 \quad \cdots\cdots 5\text{-}1$$

和は、数値の順序に関係なく、答えは同じになりますから、この数列の順序を逆にして和を求めても51です。

$$S_6=16+13+10+7+4+1=51 \quad \cdots\cdots 5\text{-}2$$

5-1式と5-2式の辺々を足します。

$$\begin{array}{rrcrcrcrcrcrcr} & S_6= & 1 & + & 4 & + & 7 & + & 10 & + & 13 & + & 16 \\ +) & S_6= & 16 & + & 13 & + & 10 & + & 7 & + & 4 & + & 1 \\ \hline & 2S_6= & 17 & + & 17 & + & 17 & + & 17 & + & 17 & + & 17 \end{array}$$

そうすると、17が6個分ありますから、$2S_6=17\times6=102$となります。

したがって、$S_6=51$です。

一般に、初項a、公差dの等差数列の初項から第n項までの和をS_nとすると、

$$S_n=a+(a+d)+(a+2d)+\cdots+\{a+(n-1)d\}$$

となります。最後の項（末項）である第n項$a+(n-1)d$をlと置くと、S_nは次のように表されます。上述と同様に、数列の順序を逆にして、辺々を足すと、

$$\begin{array}{rrl} & S_n= & a+(a+d)+(a+2d)+\cdots+(l-2d)+(l-d)+l \\ +) & S_n= & l+(l-d)+(l-2d)+\cdots+(a+2d)+(a+d)+a \\ \hline & 2S_n= & (a+l)+(a+l)+(a+l)+\cdots+(a+l)+(a+l)+(a+l)=n(a+l) \end{array}$$

となります。したがって、$2S_n=n(a+l)$、lをもとに戻して、

$$S_n=\frac{n(a+l)}{2}=\frac{n\{a+a+(n-1)d\}}{2}=\frac{n\{2a+(n-1)d\}}{2}$$

ここで、S_nという記号は、数列$\{a_n\}$における初項から第n項までの和を意味します。この記号のSは、英語のsummation（総和）に由来し、nは第n項までという意味があります。

等差数列の和

初項a、末項l、公差d、項数nの等差数列の初項から第n項までの和S_nは、

① 初項aと末項lがわかっているとき

$$\text{等差数列の和}\,S_n=\frac{\text{項数}\times(\text{初項}+\text{末項})}{2}=\frac{n(a+l)}{2}$$

② 初項aと公差dがわかっているとき

$$等差数列の和S_n=\frac{項数\times\{2\times初項+(n-1)\times公差\}}{2}=\frac{n\{2a+(n-1)d\}}{2}$$

となります。

例題5-2

次の等差数列$\{a_n\}$について、初項から第10項までの和を求めなさい。

(1) 1, 4, 7, 10, 13, 16, …　(2) 初項−4、末項（第10項）32

解説

(1) 初項$a=1$、公差$d=3$、項数$n=10$を$S_n=\frac{n\{2a+(n-1)d\}}{2}$に代入して、

$$S_{10}=\frac{10\{2\times1+(10-1)\times3\}}{2}=\frac{10\times(2+27)}{2}=\frac{10\times29}{2}=\frac{290}{2}=145$$

(2) 初項$a=-4$、末項$l=32$、項数$n=10$の等差数列です。これらの数値を$S_n=\frac{n(a+l)}{2}$に代入して、

$$S_{10}=\frac{10\times(-4+32)}{2}=\frac{10\times28}{2}=\frac{280}{2}=140$$

問5-2

次の等差数列$\{a_n\}$について、初項から第10項までの和を求めなさい。

(1) 初項$a=50$、公差$d=-3$　(2) 10, 9.8, 9.6, 9.4, …

5.1.4 等比数列

数列$\{a_n\}$：1, 2, 4, 8, 16, 32, …について考えてみましょう。この数列は、初項1から順次2をかけて得られた数列です。

等比数列　1, 2, 4, 8, 16, 32, …
2倍 2倍 2倍 2倍 2倍
公比

このように、隣り合う項の比が等しい数列を**等比数列**といいます。隣り合う項の比を**公比**といい、rで表し、$r=\frac{a_n}{a_{n-1}}$となります。

第2項は初項1に2を1回かけ、第3項は初項1に2を2回かけています。それ以降の項の値も同様に求めることができます。この規則性を使うと、第n項は、初項に2を$n-1$回かければ、求められることになります。すなわち、これを式で表すと、第n項a_nは、

$$a_n=1\times2^{n-1}=2^{n-1}$$

となります。

一般に、初項a、公比r（$r\neq1$）のとき、等比数列$\{a_n\}$の各項は、次のように表されます。

$$a_1=a\quad a_2=ar^1\quad a_3=ar^2\quad a_4=ar^3\quad \cdots$$

したがって、一般項（第n項）a_nは、$a_n=ar^{n-1}$となります。

> **等比数列の一般項**
>
> 初項a、公比rの等比数列$\{a_n\}$の一般項a_nは、
>
> $a_n=ar^{n-1}$
>
> 第n項＝初項×公比$^{n-1}$

3つの項からなる数列a, b, cが等比数列のとき、公比$=\dfrac{b}{a}=\dfrac{c}{b}$から、$b^2=ac$となります。$b$を**等比中項**といいます。$b$は$a$と$c$の相乗平均$\sqrt{ac}$に等しくなります。2つの実数$a, b$（$a≧0$，$b≧0$）について、$\sqrt{ab}$を相乗平均といいます。

> **例題5-3**
>
> 次の等比数列$\{a_n\}$の一般項a_nを求めなさい。
>
> (1)　3, 6, 12, 24, ⋯　　(2)　1, −2, 4, −8, ⋯　　(3)　初項8、公比$\dfrac{1}{2}$

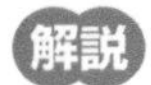

(1)　初項$a=3$、$6\div3=12\div6=24\div12=2$から、公比$r=2$となります。これらの数値を$a_n=ar^{n-1}$に代入すると、一般項は、

$a_n=3\times2^{n-1}$　（注意：$3\times2^{n-1}$は、6^{n-1}になりません）

(2)　初項$a=1$、$(-2)\div1=4\div(-2)=(-8)\div4=-2$から、公比$r=-2$となります。
これらの数値を$a_n=ar^{n-1}$に代入すると、一般項は、

$a_n=1\times(-2)^{n-1}=(-2)^{n-1}$　（注意：$(-2)^{n-1}$は、-2^{n-1}になりません）

(3)　初項$a=8$、公比$r=\dfrac{1}{2}$を、$a_n=ar^{n-1}$に代入すると、

$a_n=8\times\left(\dfrac{1}{2}\right)^{n-1}$ですが、ここで終わらせてはいけません。

$$a_n=8\times\left(\frac{1}{2}\right)^{n-1}=2^3\times2^{1-n}=2^{3+1-n}=2^{-n+4}$$

$a^m\times a^n=a^{m+n}$

問5-3

次の等比数列$\{a_n\}$の一般項a_nを求めなさい。

(1)　98, 9.8, 0.98, 0.098, ⋯　　(2)　$1, \dfrac{1}{e}, \dfrac{1}{e^2}, \dfrac{1}{e^3}, \cdots$　　(3)　初項5、公比$\dfrac{2}{3}$

5.1.5　等比数列の和

前節では、等比数列の一般項について学びました。この節では、等比数列の和について学んでいきます。初項a、公比rの等比数列$\{a_n\}$が

$a, ar, ar^2, ar^3, \cdots, ar^{n-1}, \cdots$　$(r\neq1)$

であるとき、初項から第n項までの和をS_nとすると、

$$S_n=a+ar+ar^2+\cdots+ar^{n-2}+ar^{n-1} \qquad \cdots\cdots \text{5-3}$$

となります。この両辺にrをかけると、

$$rS_n=ar+ar^2+\cdots+ar^{n-1}+ar^n \qquad \cdots\cdots \text{5-4}$$

となります。5-3式から5-4式を辺々に引くと、

$$\begin{array}{rrl} & S_n= & a+ar+ar^2+\cdots+ar^{n-2}+ar^{n-1} \\ -) & rS_n= & \quad\ ar+ar^2+\cdots+ar^{n-2}+ar^{n-1}+ar^n \\ \hline & S_n-rS_n= & a \qquad\qquad\qquad\qquad\qquad\qquad -ar^n \end{array}$$

$$(1-r)S_n=a-ar^n$$

となり、最終的に

$$S_n=\frac{a-ar^n}{1-r}=\frac{a(1-r^n)}{1-r} \quad（ただし、r\neq1のとき）$$

と表すことができます。

等比数列の和

初項a、公比r、項数nの等比数列の初項から第n項までの和S_nは

$r\neq1$のとき、$S_n=\dfrac{初項\times(1-公比^{項数})}{1-公比}=\dfrac{a(1-r^n)}{1-r}=\dfrac{a(r^n-1)}{r-1}$

$r=1$のとき、$S_n=an$

例題5-4

次の等比数列$\{a_n\}$の初項から第n項までの和を求めなさい。

(1)　3, 6, 12, 24, ⋯　　(2)　1, −2, 4, −8, ⋯　　(3)　初項5、公比−2

解説

(1)　初項$a=3$、公比$r=2$となります。これらの数値を$S_n=\dfrac{a(r^n-1)}{r-1}$に代入すると、

$$S_n=\frac{a(r^n-1)}{r-1}=\frac{3(2^n-1)}{2-1}=3(2^n-1)$$

(2)　初項$a=1$、公比$r=-2$となります。これらの数値を$S_n=\dfrac{a(1-r^n)}{1-r}$に代入すると、

$$S_n=\frac{a(1-r^n)}{1-r}=\frac{1\{1-(-2)^n\}}{1-(-2)}=\frac{1-(-2)^n}{3}$$

（注意：分子の$1-(-2)^n$は$1+2^n$になりません）

(3)　初項$a=5$、公比$r=-2$を$S_n=\dfrac{a(1-r^n)}{1-r}$に代入すると、

$$S_n=\frac{a(1-r^n)}{1-r}=\frac{5\times\{1-(-2)^n\}}{1-(-2)}=\frac{5\times\{1-(-2)^n\}}{3}=\frac{5}{3}\{1-(-2)^n\}$$

（注意：分子の$1-(-2)^n$は$1+2^n$になりません）

問5-4

次の等比数列$\{a_n\}$の初項から第n項までの和を求めなさい。

(1) 初項$a=6$、公比$r=4$　(2) 初項5、公比$\dfrac{2}{3}$

5.1.6 記号Σの意味

Σは、$\sum_{k=1}^{n} a_k$という形で数列の和を表し、たくさんの足し算を簡潔に表現する記号です。たとえば、

$$1+4+7+10+13+16$$

をΣの形に直すと、

$$\sum_{k=1}^{6}(3k-2) \qquad \cdots\cdots \text{5-5}$$

と表せます。ここで、Σはシグマと読むギリシャ文字（大文字）です。Σの筆順は右の通りです。

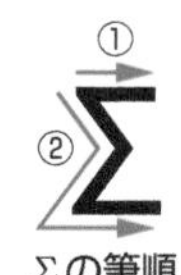

Σの筆順

$$\sum_{k=1}^{4} a_k$$

は、a_kのkに1から4（これは、Σの下の$k=1$の1と、上にある4）までの整数を代入した値a_1, a_2, a_3, a_4の和を求めるという意味になります。つまり、

変数がこの値になるまで繰り返して計算する　$\sum_{k=1}^{n} a_k$　繰り返す計算式　変数　変数のはじめの値

$$\sum_{k=1}^{4} a_k = a_1+a_2+a_3+a_4$$

ということです。

5-5式は、

kに1, 2, 3, 4, 5, 6までを代入して、和の形にします

$$\sum_{k=1}^{6}(3k-2)=(3\cdot1-2)+(3\cdot2-2)+(3\cdot3-2)+(3\cdot4-2)+(3\cdot5-2)+(3\cdot6-2)$$
$$=1+4+7+10+13+16$$

となります。

数列$\{a_n\}$について、初項から第n項までの和を記号Σで表せます。

$$\sum_{k=1}^{n} a_k = a_1+a_2+a_3+\cdots+a_n$$

例題5-5

次の式をΣの形で表しなさい。

(1) $4+7+10+13+16$　(2) $2+2^2+2^3+2^4$　(3) $1^2+2^2+3^2+4^2+5^2$

解説

(1) $4+7+10+13+16$は、初項$a=4$、公差$d=3$、項数5の等差数列の和ですから、第k項$a_k=4+(k-1)\cdot3=4+3k-3=3k+1$となります。したがって、$\sum_{k=1}^{5}(3k+1)$

(2)　$2+2^2+2^3+2^4$ は、初項から順に、$2^1, 2^2, 2^3, 2^4$ ですから、第 k 項は、2^k となります。

2倍 2倍 2倍

したがって、$\displaystyle\sum_{k=1}^{4} 2^k$

(3)　$1^2+2^2+3^2+4^2+5^2$ は、初項から順に、1^2, 2^2, 3^2, 4^2, 5^2 ですから、第 k 項は、k^2 となります。したがって、$\displaystyle\sum_{k=1}^{5} k^2$

問5-5

次の式を Σ の形で表しなさい。

(1)　$1+2+3+4+5$　　(2)　$1+2+4+8+16$　　(3)　$1+\dfrac{1}{2^2}+\dfrac{1}{3^2}+\dfrac{1}{4^2}+\dfrac{1}{5^2}$

A　Σ 記号の性質

Σ 記号の性質

p、q は k に無関係な定数とします。

(1)　$\displaystyle\sum_{k=1}^{n} pa_k = p\sum_{k=1}^{n} a_k$

(2)　$\displaystyle\sum_{k=1}^{n} (a_k+b_k) = \sum_{k=1}^{n} a_k + \sum_{k=1}^{n} b_k$

(3)　$\displaystyle\sum_{k=1}^{n} (a_k-b_k) = \sum_{k=1}^{n} a_k - \sum_{k=1}^{n} b_k$

(4)　$\displaystyle\sum_{k=1}^{n} (pa_k+qb_k) = p\sum_{k=1}^{n} a_k + q\sum_{k=1}^{n} b_k$

例　この性質を $\displaystyle\sum_{k=1}^{6}(3k-2)$ に当てはめてみると、

$\displaystyle\sum_{k=1}^{n} (a_k-b_k) = \sum_{k=1}^{n} a_k - \sum_{k=1}^{n} b_k$

$$\sum_{k=1}^{6}(3k-2) = \sum_{k=1}^{6} 3k - \sum_{k=1}^{6} 2 = 3\sum_{k=1}^{6} k - \sum_{k=1}^{6} 2$$

$\displaystyle\sum_{k=1}^{n} pa_k = p\sum_{k=1}^{n} a_k$

のように、数列の和をより簡単な数列の和で表すことができます。

次の数列の和の公式を利用すると、いろいろな数列の和を簡単な計算式で求めることができます。

数列の和の公式

① $\sum_{k=1}^{n} a = na$　② $\sum_{k=1}^{n} k = \frac{1}{2}n(n+1)$

③ $\sum_{k=1}^{n} ar^{k-1} = \frac{a(1-r^n)}{1-r} = \frac{a(r^n-1)}{r-1}$　ただし、$r \neq 1$

例題5-6

次の和を求めなさい。

(1) $\sum_{k=1}^{7} 3$　(2) $\sum_{k=1}^{10} 2^{k-1}$　(3) $\sum_{k=1}^{10} (3k-1)$

解説

(1) $\sum_{k=1}^{7} 3 = 7 \times 3 = 21$

(2) $\sum_{k=1}^{10} 2^{k-1} = \frac{(2^{10}-1)}{2-1} = 2^{10} - 1 = 1024 - 1 = 1023$

(3) $\sum_{k=1}^{10} (3k-1) = 3\sum_{k=1}^{10} k - \sum_{k=1}^{10} 1 = 3 \times \frac{1}{2} \times 10 \times (10+1) - 10 \times 1 = 3 \times 5 \times 11 - 10$

$= 165 - 10 = 155$

問5-6

次の和を求めなさい。

(1) $\sum_{k=1}^{8} (2k+1)$　(2) $\sum_{k=1}^{n} 2 \cdot 3^{k-1}$　(3) $\sum_{k=1}^{n-1} 5^{k-1}$

5.2 無限数列とその極限

5.2.1 無限数列の極限

これまで、有限数列における等差数列とその和、等比数列とその和について学んできました。ここからは、無限数列について学んでいきます。

数列の項が限りなく続く数列が**無限数列**で、$a_1, a_2, a_3, \cdots, a_n, \cdots$のように表されます。

…は無限に続くことを意味します。nを限りなく大きくすると、a_nがどのようになっていくか考えます。

A　$1, \frac{1}{2}, \frac{1}{3}, \cdots, \frac{1}{n}, \cdots$の場合

nを限りなく大きくすると、$\frac{1}{n}$の数値は、右のグラフのように、限りなく0に近づいていきます。

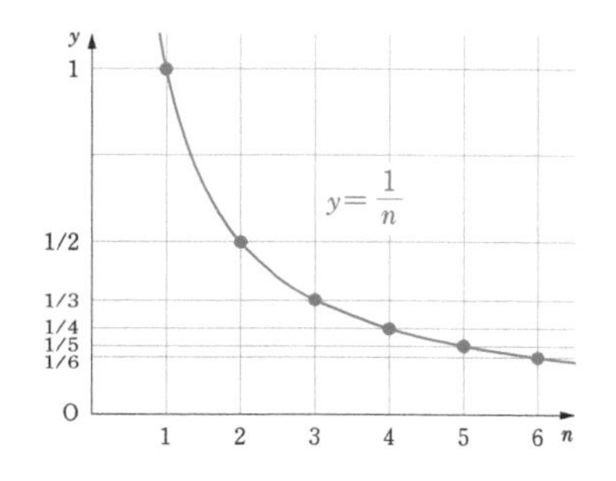

このように、nを限りなく大きくすると、数列が一定の値αに限りなく近づくとき、数列はαに**収束する**といい、αを数列の**極限値**といいます。

$\lim_{n\to\infty} a_n=\alpha$、または$n\to\infty$のとき$a_n\to\alpha$と書きます。
(記号∞は無限大と読みます)

B　$1, 2, 2^2, \cdots, 2^n, \cdots$の場合

nを限りなく大きくすると、右のグラフのように、2^nが限りなく大きくなっていきます。

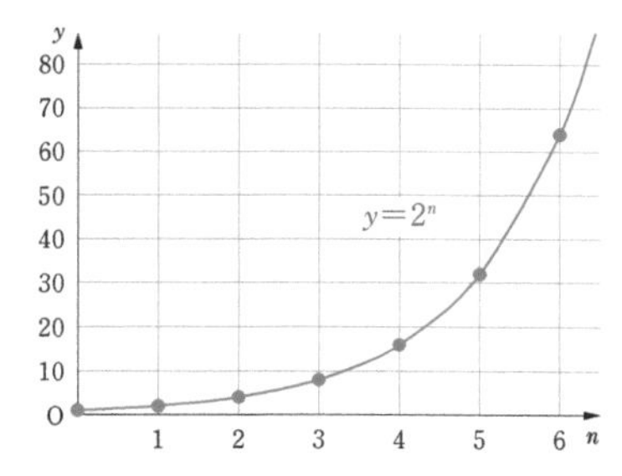

このとき、2^nは**正の無限大に発散する**といいます。

$\lim_{n\to\infty} a_n=\infty$、または$n\to\infty$のとき$a_n\to\infty$と書きます。

C　$-1, 1, -1, 1, \cdots$　の場合

この数列は、-1と1の繰り返しとなります。この場合は**振動する**といいます。

BとCの場合も数列は収束しません。このとき、数列は**発散する**といいます。

ここまでの内容をまとめると、次のようになります。

①**収束**	$\lim_{n\to\infty} a_n=\alpha$ (極限値)	極限があります
②**発散**	$\lim_{n\to\infty} a_n=\infty$	極限があります
	$\lim_{n\to\infty} a_n=-\infty$	極限があります
	振動………極限がありません	

例題5-7

次の数列の極限を調べなさい。

(1)　$1, \frac{1}{2}, \frac{1}{3}, \frac{1}{4}, \cdots$　　(2)　$2, 4, 8, 16, \cdots$　　(3)　$1, -2, 3, -4, \cdots$

解説

(1)　$\lim_{n\to\infty}\frac{1}{n}=0$
収束して、極限値は0

(2)　$\lim_{n\to\infty} 2^n=\infty$
正の無限大に発散

(3)　$\lim_{n\to\infty}(-1)^{n-1}\cdot n$
振動

数列の極限については、次の性質が成り立ちます。

> **数列の極限の性質**
>
> 数列$\{a_n\}$、$\{b_n\}$が収束して、$\lim_{n\to\infty} a_n=\alpha$、$\lim_{n\to\infty} b_n=\beta$（$\alpha, \beta$は定数）とするとき、次の等式が成り立ちます。
>
> ① $\lim_{n\to\infty} ka_n=k\alpha$ （kは定数）
>
> ② $\lim_{n\to\infty}(a_n+b_n)=\alpha+\beta$
>
> ③ $\lim_{n\to\infty}(a_n-b_n)=\alpha-\beta$
>
> ④ $\lim_{n\to\infty} a_nb_n=\alpha\beta$
>
> ⑤ $\lim_{n\to\infty}\dfrac{a_n}{b_n}=\dfrac{\alpha}{\beta}$ （$\beta\neq 0$）

5.2.2 無限等比数列の極限

薬学では、無限数列が等比数列である場合を扱います。無限に続く等比数列を**無限等比数列**といいます。

一般に、初項r、公比rの無限等比数列$\{r^n\}$の極限は、次のようになります。

①	$r>1$のとき、	$\lim_{n\to\infty} r^n=\infty$	正の無限大に発散	極限があります
②	$r=1$のとき、	$\lim_{n\to\infty} r^n=1$	収束する	極限があります
③	$\lvert r\rvert<1$のとき、	$\lim_{n\to\infty} r^n=0$	収束する	極限があります
④	$r\leqq -1$のとき、	振動		

したがって、無限等比数列$\{r^n\}$の収束条件は、$-1<r\leqq 1$となります。

証明

① $r>1$のときは、指数関数のグラフから、明らかです。

② $r=1$のときは、どの項も1ですから、明らかです。

③ $0<r<1$のとき、$s=\dfrac{1}{r}$と置けば、$s>1$となり、$\lim_{n\to\infty} s^n=\infty$から、

$$\lim_{n\to\infty} r^n=\lim_{n\to\infty}\frac{1}{s^n}=0 \text{となります。}$$

$r=0$のときは明らかに、$\lim_{n\to\infty} r^n=\lim_{n\to\infty} 0=0$ となります。

$-1<r<0$のとき、$s=-r$と置けば、$0<s<1$となり、$\lim_{n\to\infty} s^n=0$から、

$$\lim_{n\to\infty}\lvert r^n\rvert=\lim_{n\to\infty} s^n=0$$

となります。したがって、

$$\lim_{n\to\infty} r^n=0 \text{ となります。}$$

④ $r=-1$のとき、数列$\{r^n\}$は$-1, 1, -1, 1, \cdots$となるので、明らかに振動します。

$r<-1$のとき、$s=-r$と置けば、$s>1$となり、$\lim_{n\to\infty} s^n=\infty$ となります。

r^nは交互に符号が変わるので、数列$\{r^n\}$は振動します。

例題 5-8

次の無限数列の極限を調べなさい。

(1) $\frac{1}{2}, \frac{1}{4}, \frac{1}{8}, \cdots, \left(\frac{1}{2}\right)^n, \cdots$　(2) $-2, 4, -8, 16, \cdots, (-2)^n, \cdots$

(3) $\lim_{n\to\infty} 3^n\left\{1-\left(-\frac{1}{2}\right)^n\right\}$

解説

(1) 公比$r=\frac{1}{2}$で、$|r|<1$　したがって、0に収束します。

(2) 公比$r=-2$で、$r<-1$　したがって、振動します。

(3) 無限数列$\left\{\left(-\frac{1}{2}\right)^n\right\}$は公比$r=-\frac{1}{2}$の無限等比数列なので、$|r|<1$から、0に収束します。

したがって、$\lim_{n\to\infty}\left\{1-\left(-\frac{1}{2}\right)^n\right\}=1-0=1$

また、無限数列$\{3^n\}$は公比$r=3$の無限等比数列なので、$r>1$から、$\lim_{n\to\infty}3^n=\infty$

したがって、$\lim_{n\to\infty} 3^n\left\{1-\left(-\frac{1}{2}\right)^n\right\}=\infty$

すなわち、正の無限大に発散します。

問 5-7

次の無限数列の極限を調べなさい。

(1) $-\frac{1}{2}, \frac{1}{4}, -\frac{1}{8}, \cdots, \left(-\frac{1}{2}\right)^n, \cdots$　(2) $2, 6, 18, 54, \cdots, 2\cdot 3^{n-1}, \cdots$　(3) $\lim_{n\to\infty}\frac{3^n}{4^n}$

5.2.3 無限級数

$\sum_{n=1}^{\infty} a_n = a_1+a_2+a_3+\cdots+a_n+\cdots$のように、無限に続く数列（無限数列）の和を**無限級数**といいます。この無限級数において、初項から第n項までの和S_nを**部分和**といいます。

$$S_n=\sum_{k=1}^{n} a_k = a_1+a_2+a_3+\cdots+a_n$$

この部分和のつくる無限数列$\{S_n\}$が収束して、その極限値がSであるとき、

すなわち、$S=\lim_{n\to\infty}S_n=\lim_{n\to\infty}\sum_{k=1}^{n} a_k$

となるとき、**無限級数は収束する**といいます。このとき、Sを**無限級数の和**といい、

$$S=\sum_{n=1}^{\infty} a_n = a_1+a_2+a_3+\cdots+a_n+\cdots$$　と表します。

無限数列$\{S_n\}$が発散するとき、**無限級数は発散する**といいます。

無限級数の収束・発散を調べるには、まず、(a)第n項までの部分和を求め、(b)次にその極限を調べます。

無限級数の和については、次の性質が成り立ちます。

無限級数の和の性質

$\sum_{n=1}^{\infty} a_n$と$\sum_{n=1}^{\infty} b_n$がともに収束する無限級数で、和をそれぞれ$\sum_{n=1}^{\infty} a_n=S$、$\sum_{n=1}^{\infty} b_n=T$とするとき、次の等式が成り立ちます。ただし$k$は定数です。

① $\sum_{n=1}^{\infty} ka_n=kS$

② $\sum_{n=1}^{\infty} (a_n+b_n)=S+T$

③ $\sum_{n=1}^{\infty} (a_n-b_n)=S-T$

無限級数の収束・発散の条件

① 無限級数$\sum_{n=1}^{\infty} a_n$が収束 ➡ $\lim_{n\to\infty} a_n=0$

② 数列$\{a_n\}$が0に収束しない ➡ 無限級数$\sum_{n=1}^{\infty} a_n$は発散します

5.2.4 無限等比級数

初項a、公比rの無限等比数列$\{ar^{n-1}\}$からつくられる無限級数を**無限等比級数**といいます。

無限等比級数$a+ar+ar^2+ar^3+\cdots+ar^{n-1}+\cdots$ の極限は、部分和S_nの極限を考えればよいので、次のようになります。

(a) $a=0$のとき

すべての項が0になりますから、$S_n=0$となり、無限等比級数は収束して、和は0となります。

(b) $a\neq 0$のとき

ⓐ $r=1$のとき、$S_n=a+a+\cdots+a=na$となり、aの符号と同じ、正または負の無限大に発散します。

ⓑ $r\neq 1$のとき、$S_n=\sum_{k=1}^{n} ar^{k-1}=\frac{a(1-r^n)}{1-r}$となり、無限等比数列$\{r^n\}$の収束・発散条件から、$|r|<1$のとき、無限等比級数は収束し、$S=\lim_{n\to\infty} S_n=\frac{a}{1-r}$となります。
$|r|>1$, $r=-1$のとき、発散します。

以上をまとめると、次のようになります。

無限等比級数の収束・発散条件

$a \neq 0$のとき

① $-1<r<1$ならば、$\lim_{n\to\infty} r^n=0$から、無限等比級数は**収束**し、その和Sは、

$$S=\lim_{n\to\infty} S_n=\frac{a}{1-r}=\left(\frac{初項}{1-公比}\right)$$となります。

② $|r| \geqq 1$ならば、無限等比級数は**発散**します。

$a=0$のとき

$\lim_{n\to\infty} S_n=0$となり、0に収束し、その和は0です。

重要なのは、公比の絶対値$|r|$が1より小さいかどうかで、収束・発散が判断できることです。

例題5-9

次の無限等比級数の収束、発散について調べなさい。収束する場合は、その和を求めなさい。

(1) $1+\sqrt{2}+2+2\sqrt{2}\cdots$　(2) $8+4+2+1\cdots$　(3) $1-\frac{2}{3}+\frac{4}{9}-\frac{8}{27}\cdots$

解説

(1) 公比が$\sqrt{2}$なので、$|\sqrt{2}|>1$となり、発散します。

(2) 公比が$\frac{1}{2}$なので、$\left|\frac{1}{2}\right|<1$となり、収束します。

初項$a=8$、公比$r=\frac{1}{2}$を公式に代入すると、

$$\lim_{n\to\infty} S_n=\frac{a}{1-r}=\frac{8}{1-\frac{1}{2}}=\frac{8}{\frac{1}{2}}=8\times 2=16$$

分数の割り算は逆数をかけます

(3) 公比が$-\frac{2}{3}$なので$\left|-\frac{2}{3}\right|<1$となり、収束します。

初項$a=1$、公比$r=-\frac{2}{3}$を公式に代入すると、

$$\lim_{n\to\infty} S_n=\frac{a}{1-r}=\frac{1}{1-\left(-\frac{2}{3}\right)}=\frac{1}{\frac{5}{3}}=1\times\frac{3}{5}=\frac{3}{5}$$

分数の割り算は逆数をかけます

問5-8

次の無限等比級数の収束、発散について調べなさい。収束する場合は、その和を求めなさい。

(1) $1+\frac{2}{3}+\frac{4}{9}+\frac{8}{27}+\cdots$　(2) $1-\frac{1}{3}+\frac{1}{9}-\cdots$　(3) $4+6+9+\cdots$

5.3 薬学への応用

薬学領域で数列を意識することは多くありませんが、最も一般的な薬の服用方法である繰り返し投与における血中薬物濃度の推移を考えるときには、薬が完全に体から消失する前に、同じ投与量を同じ投与間隔で重ね合わせていくので、数列を利用します。

5.3.1 繰り返し投与

一般的に、薬物が体内に吸収されたあとの薬物の消失は、「1次速度式に従って減少する」と考えることが多くあります。1次速度式といえば、次の指数関数が出てこないといけません。

$C=C_0e^{-k_et}$	C：血中薬物濃度、C_0：初濃度、t：時間、k_e：消失速度定数[時間$^{-1}$]

ある薬物を投与してから、その薬物が完全に消失する前に、同じ薬物を同じ量、一定の間隔ごとに繰り返し投与する（反復投与）と、やがて血中薬物濃度は一定の値に落ち着きます。この状態を**定常状態**といいます。τ（タウと読みます）時間ごとに同一薬物を同じ人に静脈内投与すると右図のように、血中薬物濃度が増加し、やがて一定の値に落ち着きます（定常状態）。

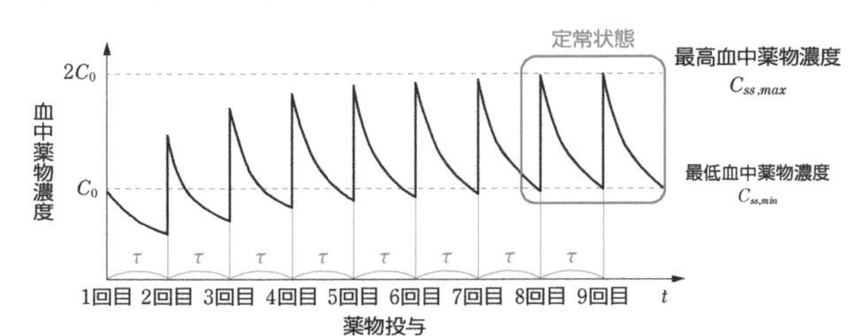

半減期ごとに繰り返し静脈内投与したときの血中薬物濃度-時間曲線

ここで、初濃度をC_0とすると、2回目投与直前の$t=\tau$における血中薬物濃度Cは次の式で表すことができます。

$$C=C_0e^{-k_e\tau}$$

次に、2回目投与直後の血中薬物濃度を求めます。血中薬物濃度はC_0分増加している（同じ量の薬物を投与しているので）ため、C_0を加えて、

$$C=C_0+C_0e^{-k_e\tau}=C_0(1+e^{-k_e\tau})$$ となります。

さらに、3回目投与直前の濃度Cは、2回目投与直後の濃度$C_0(1+e^{-k_e\tau})$を初濃度として、τ時間後の濃度を考えればよいので、$e^{-k_e\tau}$をかければ得られます。

したがって、

$$C=C_0(1+e^{-k_e\tau})e^{-k_e\tau}=C_0(e^{-k_e\tau}+e^{-k_e2\tau})$$ となります。

このように、τ時間ごとに同じ量の薬物を繰り返し投与するとき、繰り返し投与時の血中薬物濃度Cの推移は次ページの表のようになります。

投与回数	投与直前	投与直後
1回目投与	0	$C=C_0$
2回目投与	$C=C_0e^{-k_e\tau}$	$C=C_0+C_0e^{-k_e\tau}=C_0(1+e^{-k_e\tau})$
3回目投与	$C=C_0(1+e^{-k_e\tau})e^{-k_e\tau}$ $=C_0(e^{-k_e\tau}+e^{-k_e2\tau})$	$C=C_0+C_0(e^{-k_e\tau}+e^{-k_e2\tau})$ $=C_0(1+e^{-k_e\tau}+e^{-k_e2\tau})$
⋮	⋮	⋮
n回目投与	$C=C_0\{1+e^{-k_e\tau}+\cdots+e^{-k_e(n-2)\tau}\}e^{-k_e\tau}$ $=C_0\{e^{-k_e\tau}+e^{-k_e2\tau}+\cdots+e^{-k_e(n-1)\tau}\}$	$C=C_0+C_0\{e^{-k_e\tau}+e^{-k_e2\tau}+\cdots+e^{-k_e(n-1)\tau}\}$ $=C_0\{1+e^{-k_e\tau}+e^{-k_e2\tau}+\cdots+e^{-k_e(n-1)\tau}\}$

したがって、n回目の投与直後の式は、

$C=C_0\{1+e^{-k_e\tau}+e^{-k_e2\tau}+\cdots+e^{-k_e(n-1)\tau}\}$ ……5-6となります。

5-6式の{ }内は初項$a=1$、公比$r=e^{-k_e\tau}$の等比数列の和となります。

したがって、$S_n=\dfrac{a(1-r^n)}{1-r}$から、

$$S_n=1+e^{-k_e\tau}+e^{-k_e2\tau}+\cdots+e^{-k_e(n-1)\tau}=\frac{1-(e^{-k_e\tau})^n}{1-e^{-k_e\tau}}$$ となります。

ここで、$e^{-k_e\tau}=\dfrac{1}{e^{k_e\tau}}$から、$0<e^{-k_e\tau}<1$となります。$n$を無限回投与することを考えると、$n\to\infty$のとき、$(e^{-k_e\tau})^n\to0$となるため、

S_nは収束して、和$S=\dfrac{1}{1-e^{-k_e\tau}}$となります。

これは、**蓄積率**とよばれ、Rで表されます。

$$R=\frac{1}{1-e^{-k_e\tau}}$$

蓄積率から、定常状態における最高血中薬物濃度が、薬物を1回投与後に得られる血中薬物濃度C_0に比べて何倍になるか、その目安が得られます。

Rを用いて、定常状態における最高血中薬物濃度（ピーク値）と最低血中薬物濃度（トラフ値）を表すことができます。定常状態における最高血中薬物濃度（$C_{ss,\,max}$）は、

$$C_{ss,\,max}=\frac{C_0}{1-e^{-k_e\tau}}$$

で表すことができます。また、定常状態における最低血中薬物濃度（$C_{ss,\,min}$）は、

$$C_{ss,\,min}=\frac{C_0}{1-e^{-k_e\tau}}e^{-k_e\tau}$$ で表すことができます。

このとき、$C_{ss,\,min}=C_{ss,\,max}e^{-k_e\tau}$が成り立ちます。

また、$V_d=\dfrac{D}{C_0}$ （V_d：分布容積、D：投与量、C_0：初濃度）

を**分布容積**といい、ある薬物が血中薬物濃度と等しい濃度で生体内に均一に分布していると仮定した場合の見かけの体液量（容積）を表しています。

これを$C_{ss,\,max}$と$C_{ss,\,min}$に代入すると、

$$C_{ss,\,max}=\frac{D}{V_d}\left(\frac{1}{1-e^{-k_e\tau}}\right)=\frac{D}{V_d}R \qquad C_{ss,\,min}=\frac{D}{V_d}\left(\frac{e^{-k_e\tau}}{1-e^{-k_e\tau}}\right)=\frac{D}{V_d}Re^{-k_e\tau}$$

と表すこともできます。

例題5-10

ある薬物Aを6時間ごとに静脈内に繰り返し投与した結果、定常状態になった。定常状態における最高血中薬物濃度（μg/mL）を求めなさい。なお、初濃度は100 μg/mL、半減期は6時間とする。また、薬物Aの血中薬物濃度は$C=C_0e^{-k_et}$で求めることができる。

解説

定常状態の最高血中薬物濃度は　$C_{ss,max}=\dfrac{C_0}{1-e^{-k_e\tau}}$で計算できます。

τを$t_{1/2}$と置くと、

$$C_{ss,max}=\frac{C_0}{1-e^{-k_et_{1/2}}}$$ となります。

半減期における最高血中薬物濃度$C=\dfrac{1}{2}C_0$を$C=C_0e^{-k_et_{1/2}}$に代入すると、

$$\frac{1}{2}C_0=C_0e^{-k_et_{1/2}}$$ となります。両辺をC_0で割ると、

$$e^{-k_et_{1/2}}=\frac{1}{2}$$ となります。

したがって、$C_{ss,max}=\dfrac{C_0}{1-e^{-k_et_{1/2}}}=\dfrac{C_0}{1-\dfrac{1}{2}}=\dfrac{C_0}{\dfrac{1}{2}}=2C_0$

となります。すなわち、定常状態の最高血中薬物濃度は初濃度の2倍で一定になります。初濃度は100 μg/mLなので、定常状態の最高血中薬物濃度は初濃度の2倍の200 μg/mLです。

薬物を消失半減期$t_{1/2}$ごとに連続投与し、血中薬物濃度が定常状態に達したとき、$C_{ss,max}=2C_0$、$C_{ss,min}=C_0$となります。また、蓄積率$R=2$となることを覚えておきましょう。

問5-9

消失半減期が10時間の薬物を定常状態に達するまで、消失半減期ごとに繰り返し静脈内投与するとき、2回目の投与直前の血中薬物濃度を測定したところ14 μg/mLであった。定常状態での最低血中薬物濃度（μg/mL）を求めなさい。ただし、定常状態での最低血中薬物濃度（$C_{ss,min}$）は次の式で表される。

$$C_{ss,min}=\frac{C_0}{1-e^{-k_e\tau}}e^{-k_e\tau}$$

C_0は初濃度、k_eは消失速度定数、τは投与間隔である。
（第94回薬剤師国家試験　問162改変）

第6章

微分法

微分は関数の増減やその変化の割合を表す優れた手法で、関数で表された現象の変化の様子を分析することができます。物理学をはじめ、自然科学、社会科学などの幅広い分野で必要不可欠な理論となっています。薬学では、化学物質の分解速度、血中薬物濃度の変化などを捉える手段として活用しています。

6.1 微分の定義

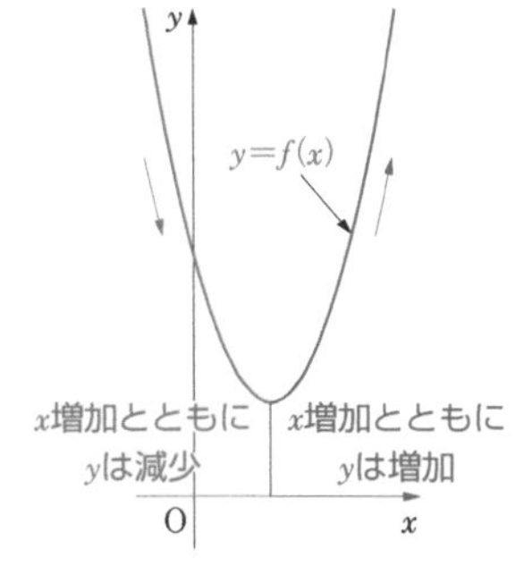

xの値が決まると、yの値が決まる関係を、「yはxの関数である」といいます。このとき、xによって決まるyの値を$f(x)$で表し、$y=f(x)$が、xのどのような式で表されるかによって、さまざまな名称がつけられています。

たとえば、yがxの1次式、つまり、$y=ax+b$であれば1次関数といい、yがxの2次式で表される場合は2次関数といいます。1次関数であれば、xの係数aを傾きといい、その値によってxの値が大きくなるに従い、yの値は増加するのか、減少するのか、その変化の割合も含めてわかります。また、2次関数であれば、関数の値の変化を探るために右上図のグラフを描き、その増減を捉えます。

ここでは、3次以上の関数やこれまでの章で学んできたさまざまな関数について、xの値の変化によるyの値の変化を解析する手法を学びます。

一般に、関数$y=f(x)$において、

xがaからbまで変化するとき、

$\Delta x=b-a$ をxの増分

$\Delta y=f(b)-f(a)$ をyの増分といい、

$\dfrac{\Delta y}{\Delta x}=\dfrac{f(b)-f(a)}{b-a}$ を$x=a$から$x=b$まで変化する間の**平均変化率**といいます。

この平均変化率は、グラフ上の2点A、Bを結ぶ線分ABの傾きに等しくなります。

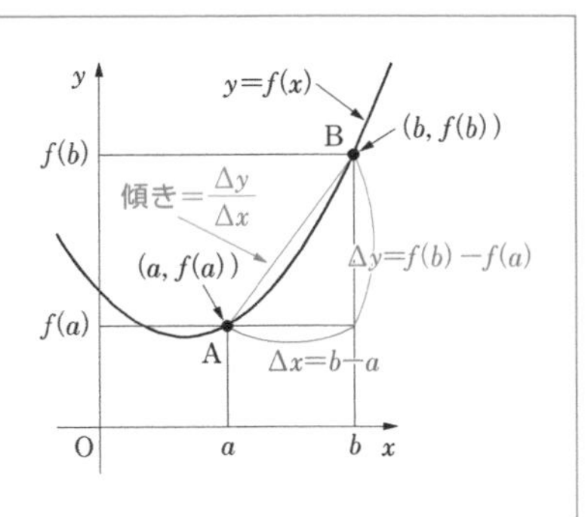

xが大きくなるとともに、yが増加しているのであれば、$\dfrac{\Delta y}{\Delta x}>0$

xが大きくなるとともに、yが減少しているのであれば、$\dfrac{\Delta y}{\Delta x}<0$

となります。

また、$\dfrac{\Delta y}{\Delta x}$は$y$の変化の割合、つまり、$x$が1つ増えたら、$y$がいくつ増加あるいは減少するかを表し、$a \leqq x \leqq b$における$y=f(x)$のグラフを線分ABで近似しているといえます。

yが時間tによる位置を表す関数であれば、Δyは動いた距離、Δt（Δxに代わって）はかかった時間を表すので、$\dfrac{\Delta y}{\Delta t}$は平均速度となります。

例題6−1

関数$y=x^2-x+2$について、次の区間における平均変化率を求めなさい。

(1)　$x=-2$から$x=1$まで変化する間　　(2)　$x=-2$から$x=-2+h$まで変化する間

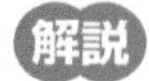

解説

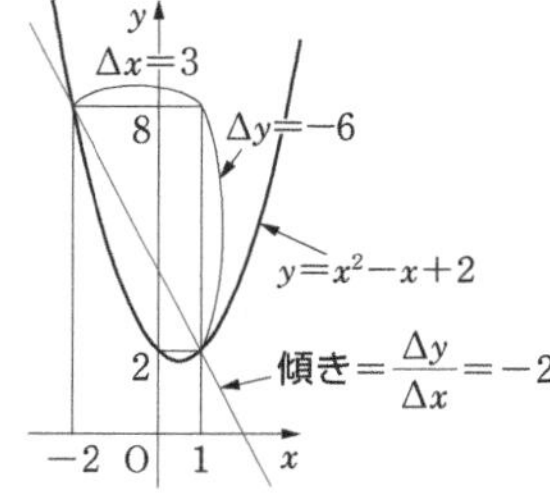

(1)　$x=-2$のとき、$y=(-2)^2-(-2)+2=8$

$x=1$のとき、$y=1^2-1+2=2$

したがって、

$$\frac{\Delta y}{\Delta x}=\frac{2-8}{1-(-2)}=\frac{-6}{3}=-2 \text{ となります。}$$

(2)　$x=-2$のとき、$y=8$

$x=-2+h$のとき、$y=(-2+h)^2-(-2+h)+2=8-5h+h^2$

したがって、

$$\frac{\Delta y}{\Delta x}=\frac{8-5h+h^2-8}{-2+h-(-2)}=\frac{-5h+h^2}{h}=\frac{h(-5+h)}{h}=-5+h$$

$h=3$を代入すると、(1)の平均変化率が求まります

となります。

問6−1

関数$y=x^2+2x-3$について、次の区間における平均変化率を求めなさい。

(1)　$x=-1$から$x=1$まで変化する間　　(2)　$x=-1$から$x=-1+h$まで変化する間

平均変化率は、xがaからbまで変化する間の、yの変化を捉えていますが、もちろん同じaからbまで変化する間でも、yの変化の割合は違ってきます。

そこで、速度でいえば瞬間速度にあたる、$x=a$の近辺における局所的なyの変化率を考えます。

関数$y=f(x)=x^2$の$x=1$における局所的な変化率を例にとりましょう。

まず、$h>0$として、$x=1$から$x=1+h$までの平均変化率を求めると、

$$\Delta x=1+h-1=h$$

$$\Delta y = f(1+h) - f(1) = (1+h)^2 - 1^2 = 1 + 2h + h^2 - 1 = 2h + h^2$$

となります。したがって、

$$\frac{\Delta y}{\Delta x} = \frac{2h+h^2}{h} = \frac{h(2+h)}{h} = 2+h \text{ となります。}$$

ここで、$x=1$における局所的な変化率が欲しいのですから、hに小さな値を代入していきます。

右の表は、hの値に対する平均変化率です。

h	1	0.1	0.01	0.001
$\frac{\Delta y}{\Delta x}$	3	2.1	2.01	2.001

hが小さくなるに従い、$\frac{\Delta y}{\Delta x} = 2+h$の値がだんだん2に近づいていくことがわかります。

このことは、hに負の数を代入して0に近づけても同じことがいえます。

局所的な変化率を求めるには、hは小さければ小さいほどよいわけです。そこで次の極限を考えます。

> xがaに限りなく近づくとき、$f(x)$の値がαに限りなく近づくならば、**$f(x)$はαに収束する**といい、
>
> $\lim_{x \to a} f(x) = \alpha$　　limは極限limitの略です。
>
> xが限りなくaに近づくとき
>
> と表します。このとき、αを**極限値**といいます。
>
> 簡単に、$x \to a$のとき、$f(x) \to \alpha$と表すこともあります。

先ほどの局所的な変化率に戻ります。hを限りなく0に近づけたとき、$2+h$は限りなく2に近づきますから、

$$\lim_{h \to 0}(2+h) = 2 \text{ となります。}$$

この値2が$x=1$における局所的な変化率で、数学では関数$y=f(x)=x^2$の$x=1$における**微分係数**といい、$f'(1)$で表します。すなわち、

$$f'(1) = \lim_{h \to 0}\frac{\Delta y}{\Delta x} = \lim_{h \to 0}\frac{f(1+h)-f(1)}{h} = \lim_{h \to 0}(2+h) = 2$$

となります。

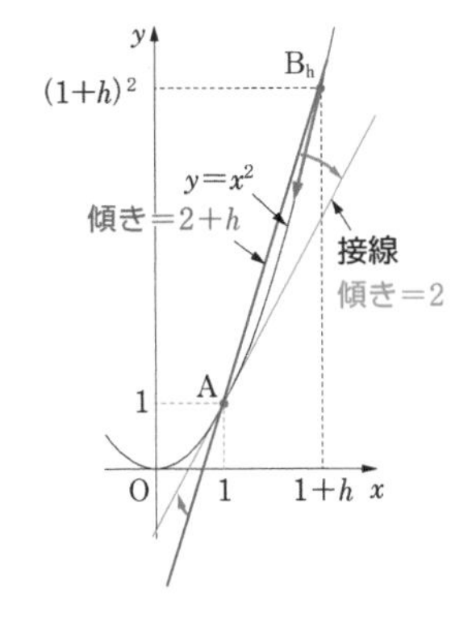

右図のように、点$(1, 1)$をA、点$(1+h, (1+h)^2)$をB_hと置くと、hが限りなく0に近づくに従い、点B_hは限りなく点Aに近づきます。それにつれて、直線AB_hは限りなく点$(1, 1)$におけるグラフの接線に、そして、$\frac{\Delta y}{\Delta x}$は直線$AB_h$の傾きですから、$\frac{\Delta y}{\Delta x}$は接線の傾きに限りなく近づきます。このことから、$f'(1)$は点$(1, 1)$におけるグラフの接線の傾きとなります。

一般に、関数$y=f(x)$において、

$$f'(a)=\lim_{h\to 0}\frac{\Delta y}{\Delta x}=\lim_{h\to 0}\frac{f(a+h)-f(a)}{h} \quad \cdots\cdots \text{6-1}$$

を$x=a$における**微分係数**といいます。

このとき、$f'(a)$の値は関数$y=f(x)$の$x=a$における接線の傾きを表します。

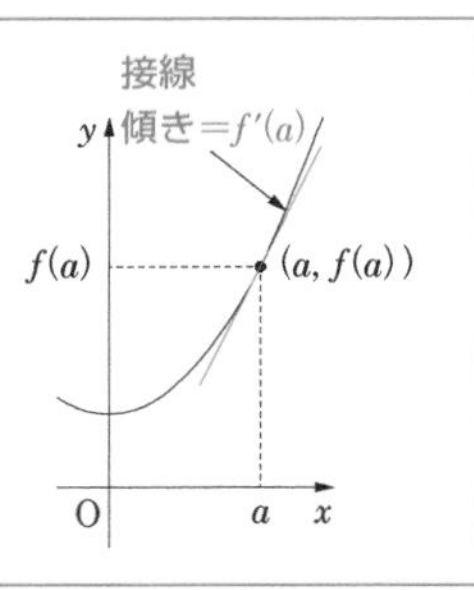

微分係数は、関数$y=f(x)$の$x=a$における局所的な変化率を表し、その変化率は、$x=a$における接線の傾き$f'(a)$と同じであるということです。つまり、$y=f(x)$のグラフは、局所的に接線と重なっているといっているのです。

傾きはxが1増えたら、yがいくつ増加あるいは減少（変化）するかを示します。傾きが$f'(a)$であることは、xが1増えればyは$f'(a)$、xが2増えれば$2f'(a)$、0.5増えれば$0.5f'(a)$だけ増えます。正比例の関係です。

つまり、

x：$a\to a+dx$と微小な値dxだけ増えたとき、yが変化する値をdyとすれば、

$$dy=f'(a)\,dx$$

が成り立ちます。

$dy=f(a+dx)-f(a)$から、

$$f(a+dx)-f(a)=f'(a)\,dx$$

$$f(a+dx)=f(a)+f'(a)\,dx \quad \cdots\cdots \text{6-2}$$

等号で結ばれていますが、右下図の赤線部が誤差です。実際にはdxが極めて小さいので、誤差も無視できるほど小さな値です

となります。

6-2式は、$x=a+dx$のときの関数の値$f(a+dx)$の近似値を与えます。

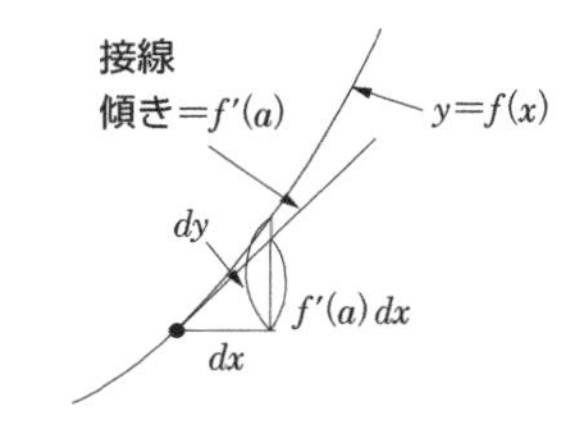

6-1式は、$a+h=b$と置けば、

$h\to 0 \Leftrightarrow b\to a$、$h=b-a$から、

$$f'(a)=\lim_{b\to a}\frac{f(b)-f(a)}{b-a}$$

で求めることもできます。

微分係数は関数として表された現象の局所的な変化率を捉える最高の道具です。

たとえば、位置が時間tの関数で表されていれば、微分係数は瞬間速度を表し、速度が時間tの関数で表されていれば、微分係数は加速度を表します。

また、薬物濃度が時間tの関数で表されていれば、微分係数は濃度の変化率を表します。

例題6-2

次の極限値を求めなさい。

(1) $\lim_{h\to 0}(-2+3h+h^2)$　(2) $\lim_{x\to -1}\frac{x^2-1}{x+1}$　(3) $\lim_{h\to 0}\frac{4h+2h^3}{h}$

解説

(1) $\lim_{h\to 0}(-2+3h+h^2)=-2+3\cdot 0+0^2=-2$

hが限りなく0に近づくので、$(-2+3h+h^2)$ が近づく値は、hに0を代入すれば求まります

(2) $\lim_{x\to -1}\frac{x^2-1}{x+1}$ そのままの式でxに-1を代入すると分母、分子が0となって求まりません。

xを限りなく-1に近づけるわけですが、$x=-1$とは違います。$x+1\neq 0$ですから、約分することができます。

因数分解してから約分します

$$\lim_{x\to -1}\frac{x^2-1}{x+1}=\lim_{x\to -1}\frac{(x+1)(x-1)}{x+1}=\lim_{x\to -1}(x-1)=-1-1=-2$$

(2)と同じ。約分してから、hに0を代入します

(3) $\lim_{h\to 0}\frac{4h+2h^3}{h}=\lim_{h\to 0}\frac{h(4+2h^2)}{h}=\lim_{h\to 0}(4+2h^2)=4+2\cdot 0^2=4$

問6-2

次の極限値を求めなさい。

(1) $\lim_{h\to 0}(5-h-2h^2)$　(2) $\lim_{x\to 2}\frac{x^2+x-6}{x-2}$　(3) $\lim_{h\to 0}\frac{-2h-3h^2+5h^3}{h}$

例題6-3

関数$y=x^2+3x$において$x=2$における微分係数を求めなさい。

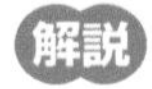

$$f'(2)=\lim_{h\to 0}\frac{f(2+h)-f(2)}{h}$$

関数のxに、それぞれ$2+h$を代入します

$$=\lim_{h\to 0}\frac{(2+h)^2+3(2+h)-(2^2+3\cdot 2)}{h}=\lim_{h\to 0}\frac{4+4h+h^2+6+3h-(4+6)}{h}$$

関数のxに、それぞれ2を代入します。

$$=\lim_{h\to 0}\frac{7h+h^2}{h}=\lim_{h\to 0}\frac{h(7+h)}{h}=\lim_{h\to 0}(7+h)=7$$

hが0に限りなく近づいたとき、$7+h$が限りなく近づく値を求めます。hに0を代入します

問6-3

関数$y=-x^2+2x$において$x=3$における微分係数を求めなさい。

6.2 導関数

関数$y=f(x)$の微分係数により、xの各値におけるyの変化率がわかりますが、毎回、定義の6-1式によって求めるのでは大変です。そこで、関数$y=f(x)$において、xに対して$f'(x)$を対応させる関数を定めます。この関数をもとの関数$f(x)$の**導関数**といい、導関数を求めることを**微分する**といいます。

導関数は、$f'(x)$で表すほか、$(f(x))'$、y'など、関数に「′」をつけて表したり、$\dfrac{dy}{dx}$（ディワイディエックスと読みます。）で表したりします。

dx → xの微小変化量

dy → yの微小変化量

記号$\dfrac{dy}{dx}$は、$\dfrac{\Delta y}{\Delta x}$の極限であることからきます。$y$が$x$の関数で、$y$を$x$で微分していることを強調するときによく使われます。$\dfrac{dy}{dx}$は分数ではありませんが、$\dfrac{\Delta y}{\Delta x}$が分数ですから、その極限として分数的な要素もあります。

導関数は、$f'(a)=\lim\limits_{h\to 0}\dfrac{\Delta y}{\Delta x}=\lim\limits_{h\to 0}\dfrac{f(a+h)-f(a)}{h}$において、$a$に$x$を代入して求めます。

導関数の定義

$$f'(x)=\lim_{h\to 0}\frac{f(x+h)-f(x)}{h}$$

例題6-4

関数$f(x)=x^2-x$について、次の問に答えなさい。

(1) 微分しなさい。

(2) 微分係数$f'(1)$、$f'(2)$、$f'(3)$を求めなさい。

解説

関数のxに、$x+h$を代入します

(1) $$f'(x)=\lim_{h\to 0}\frac{f(x+h)-f(x)}{h}=\lim_{h\to 0}\frac{(x+h)^2-(x+h)-(x^2-x)}{h}$$

$$=\lim_{h\to 0}\frac{x^2+2hx+h^2-x-h-x^2+x}{h}=\lim_{h\to 0}\frac{2hx+h^2-h}{h}$$

$$=\lim_{h\to 0}\frac{h(2x+h-1)}{h}=\lim_{h\to 0}(2x+h-1)=2x-1$$

(2) $f'(x)=2x-1$から、$x=1, 2, 3$を代入し、

$$f'(1)=2\cdot1-1=1$$
$$f'(2)=2\cdot2-1=3$$
$$f'(3)=2\cdot3-1=5$$

となります。

問6-4

関数$f(x)=2x^2+3x-1$について、次の問に答えなさい。

(1) 微分しなさい。

(2) 微分係数$f'(-1)$、$f'(-2)$、$f'(-3)$を求めなさい。

導関数は例題6-4のように、定義から極限を使って求められますが、一般的には、次の微分公式を使います。

微分公式 I

① $(x^r)'=rx^{r-1}$　$(c)'=0$　ただし、rは実数、cは実数で定数

② $(f(x)\pm g(x))'=f'(x)\pm g'(x)$　(和と差の微分)

③ $(sf(x))'=sf'(x)$　ただし、sは実数　(実数倍の微分)

④ $(f(x)g(x))'=f'(x)g(x)+f(x)g'(x)$　(積の微分公式)

⑤ $\left(\dfrac{1}{f(x)}\right)'=-\dfrac{f'(x)}{\{f(x)\}^2}$　$\left(\dfrac{f(x)}{g(x)}\right)'=\dfrac{f'(x)g(x)-f(x)g'(x)}{\{g(x)\}^2}$　(商の微分公式)

これらの公式は、定義に基づいて導関数を求めることで導かれます。
ここでは、①でrが自然数（正の整数）のとき、成り立つことを示します。

$f(x)=x^n$（nは自然数）とすると、

$$f'(x)=\lim_{h\to0}\frac{(x+h)^n-x^n}{h}=\lim_{h\to0}\frac{x^n+nx^{n-1}h+\cdots+h^n-x^n}{h}$$

$$=\lim_{h\to0}\frac{nx^{n-1}h+(h\text{の2次式以上})}{h}$$

$$=\lim_{h\to0}\frac{h\{nx^{n-1}+(h\text{の1次式以上})\}}{h}$$

$$=\lim_{h\to0}\{nx^{n-1}+(h\text{の1次式以上})\}=nx^{n-1}+0=nx^{n-1}$$ となります。

$(x+h)^n=(x+h)\cdots(x+h)$の展開式は、n個ある$(x+h)$からxかhのどちらかを選んでかけて求めます。
x^nの項は選び方は1通りです。$x^{n-1}h$の項はhを1つ選ぶので、選び方はn通りです。残りはhの2次以上の項になります。

①の公式を具体的に当てはめてみましょう。

x^rの導関数は、指数のrを前に出して、指数はrから1を引いて、$r-1$とします。

$$(x^2)'=2x^{2-1}=2x、(x^3)'=3x^{3-1}=3x^2、(x^4)'=4x^{4-1}=4x^3、\cdots\cdots$$

特に、$(x)'=1x^{1-1}=x^0=1$

$y=c$（c：定数）であれば、yは変化しないので、変化率$y'=0$となります。

これは覚えてしまったほうがよいでしょう。

さらに、$\frac{1}{x^r}$の場合は、$\frac{1}{x^r}=x^{-r}$を使い、xの累乗の形に直します。

$$\left(\frac{1}{x}\right)'=(x^{-1})'=-1\cdot x^{-1-1}=-x^{-2}=-\frac{1}{x^2}$$

分数をxの累乗の形に直します

$$\left(\frac{1}{x^2}\right)'=(x^{-2})'=-2\cdot x^{-2-1}=-2x^{-3}=-\frac{2}{x^3}$$

また、累乗根の場合は、$\sqrt[p]{x^q}=x^{\frac{q}{p}}$を使い、$x$の累乗の形に直します。

$\sqrt[p]{x^q}=x^{\frac{q}{p}}$

$$(\sqrt{x})'=(\sqrt[2]{x^1})'=\left(x^{\frac{1}{2}}\right)'=\frac{1}{2}\cdot x^{\frac{1}{2}-1}=\frac{1}{2}x^{-\frac{1}{2}}=\frac{1}{2x^{\frac{1}{2}}}=\frac{1}{2\sqrt[2]{x^1}}=\frac{1}{2\sqrt{x}}$$

②の公式は、項が複数ある場合、それぞれの項を微分すればよいことを表しています。
たとえば、$(x^3+x^2)'=(x^3)'+(x^2)'=3x^2+2x$となります。
③の公式は、s倍された関数は導関数もs倍となることを表します。
たとえば、$(5x^3)'=5(x^3)'=5\cdot 3x^2=15x^2$となります。
④と⑤の積と商の公式は証明しませんが、使えるように覚えてください。

例題6-5

次の関数を微分しなさい。

(1) $y=4x^3-2x^{-2}+3$　(2) $y=\frac{2}{x}-\sqrt{x^3}$

(3) $y=(x^2+x-2)(2x^3-3x)$　(4) $y=\frac{x}{x^2+1}$

解説

それぞれの項を微分します

(1) $y'=(4x^3-2x^{-2}+3)'=(4x^3)'-(2x^{-2})'+(3)'$

$=4\cdot(x^3)'-2\cdot(x^{-2})'+0$　定数を微分すると、0です

$=4\cdot 3x^{3-1}-2\cdot(-2)x^{-2-1}$　指数を前に出し、指数は1を引きます

$=12x^2+4x^{-3}$

$\frac{1}{x^n}=x^{-n}$

(2) $y'=\left(\frac{2}{x}-\sqrt{x^3}\right)'=\left(2x^{-1}-x^{\frac{3}{2}}\right)'$　まず、xの累乗の形に直します

$\sqrt[p]{x^q}=x^{\frac{q}{p}}$

$$=2\cdot(-1)x^{-1-1}-\frac{3}{2}x^{\frac{3}{2}-1}=-2x^{-2}-\frac{3}{2}x^{\frac{1}{2}}=-2\cdot\frac{1}{x^2}-\frac{3\sqrt{x}}{2}=-\frac{2}{x^2}-\frac{3\sqrt{x}}{2}$$

指数を前に出し、指数は1を引きます　累乗の形からもとの形式に戻します

$(fg)'=f'g+fg'$ 因数のおのおのを微分した和

(3) $y'=((x^2+x-2)(2x^3-3x))'=(x^2+x-2)'(2x^3-3x)+(x^2+x-2)(2x^3-3x)'$

$=(2x^{2-1}+1)(2x^3-3x)+(x^2+x-2)(2\cdot 3x^{3-1}-3)$

$=(2x+1)(2x^3-3x)+(x^2+x-2)(6x^2-3)$

$=4x^4-6x^2+2x^3-3x+6x^4-3x^2+6x^3-3x-12x^2+6$

$=10x^4+8x^3-21x^2-6x+6$

(4) $y'=\left(\dfrac{x}{x^2+1}\right)'=\dfrac{(x)'(x^2+1)-x(x^2+1)'}{(x^2+1)^2}=\dfrac{1(x^2+1)-x(2x)}{(x^2+1)^2}=\dfrac{x^2+1-2x^2}{(x^2+1)^2}=\dfrac{-x^2+1}{(x^2+1)^2}$

$\left(\dfrac{f}{g}\right)'=\dfrac{f'g-fg'}{g^2}$ 分母は2乗、分子は差であることに注意します

問6-5

次の関数を微分しなさい。

(1) $y=2x^3-x^2+4x+3$　(2) $y=-3x^2+2x^{-2}$　(3) $y=x-\dfrac{1}{x}$

(4) $y=\sqrt{x^3}+\dfrac{1}{\sqrt{x}}$　(5) $y=(x^2+1)(2x-1)$　(6) $y=\dfrac{3}{x^2+1}$

(7) $y=\dfrac{x-1}{x+1}$

微分係数$f'(a)$は、$x=a$における接線の傾きを表すので、その値の正負によって、次のことがいえます。

xのある区間で
$y'=f'(x)>0$であれば、yはその区間で増加する。
$y'=f'(x)<0$であれば、yはその区間で減少する。
$y'=f'(x)=0$であれば、yはその区間で定数です。

例題6-6

関数$y=x^3-3x^2$について、増減を調べなさい。

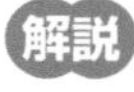

この関数を微分すると、

$$y'=3x^{3-1}-3\cdot 2x^{2-1}=3x^2-6x=3x(x-2)$$

となります。したがって、

$x<0,\ x>2$　のとき、$y'>0$で、yは増加
$0<x<2$　のとき、$y'<0$で、yは減少

となります。

y'はxの2次関数で、グラフは下に凸となります。
x軸との共有点は、方程式$y'=0$を解いて、$x=0, 2$です。
あとは、y'のグラフからy'の符号が導かれます。

この3次関数は、

$x=0$のとき、$y=0$

$x=2$のとき、$y=-4$

となるので、グラフは右図のようになります。

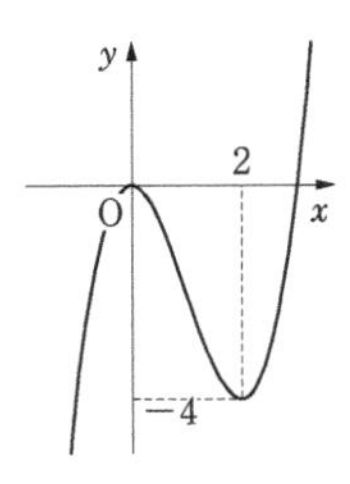

問6-6

関数$y=x^3+3x^2-9x+1$について、増減を調べなさい。

6.3 指数関数、対数関数、三角関数の導関数

これまでに学んだ基本的な関数の導関数は次のようになります。

微分公式Ⅱ

① **指数関数** $(a^x)'=a^x \ln a$ $(a>0, a\neq 1)$

特に、 $(e^x)'=e^x$ ただし、eは自然対数の底

② **対数関数** $(\log_a x)'=\dfrac{1}{x\ln a}$ $(a>0, a\neq 1)$

特に、 $(\ln x)'=\dfrac{1}{x}$

③ **三角関数** $(\sin x)'=\cos x$

$(\cos x)'=-\sin x$

$(\tan x)'=\dfrac{1}{\cos^2 x}$

証明は次のようになります。②の$(\ln x)'=\dfrac{1}{x}$と③の$(\sin x)'=\cos x$を示しましょう。

$\ln M-\ln N=\ln \dfrac{M}{N}$

$$f'(x)=\lim_{h\to 0}\frac{f(x+h)-f(x)}{h}=\lim_{h\to 0}\frac{\ln(x+h)-\ln x}{h}=\lim_{h\to 0}\frac{\ln\dfrac{x+h}{x}}{h}=\lim_{h\to 0}\frac{1}{h}\ln\left(1+\frac{h}{x}\right)$$

変形

$$=\lim_{h\to 0}\frac{1}{x}\cdot\frac{x}{h}\ln\left(1+\frac{h}{x}\right)=\lim_{h\to 0}\frac{1}{x}\ln\left(1+\frac{h}{x}\right)^{\frac{x}{h}}$$

$r\ln M=\ln M^r$

ここで、$\dfrac{h}{x}=k$と置くと、$h\to 0 \Leftrightarrow k\to 0$となり、

$\dfrac{x}{h}=\dfrac{1}{\frac{h}{x}}=\dfrac{1}{k}$

$$\lim_{h\to 0}\frac{1}{x}\ln\left(1+\frac{h}{x}\right)^{\frac{x}{h}}=\lim_{k\to 0}\frac{1}{x}\ln(1+k)^{\frac{1}{k}}$$
となります。

$(1+k)^{\frac{1}{k}}$の値は、kが0に近づくと右表のようになります。

k	$(1+k)^{\frac{1}{k}}$	k	$(1+k)^{\frac{1}{k}}$
0.1	2.593742460	−0.1	2.8679719908
0.01	2.704813829	−0.01	2.7319990264
0.001	2.716923932	−0.001	2.7196422164
0.0001	2.718145927	−0.0001	2.7184177550
0.00001	2.718268237	−0.00001	2.7182954200

この表からも予想されますが、$(1+k)^{\frac{1}{k}}$は、$k\to 0$のとき収束します。その極限値をeで表し、eを**自然対数の底**、あるいは、**ネイピア数**といいます。

すなわち、$\lim_{k\to 0}(1+k)^{\frac{1}{k}}=e$（$e=2.718281828\cdots\cdots$であることが知られています。）

したがって、

$$(\ln x)'=\frac{1}{x}\ln e=\frac{1}{x}$$

となります。

$\log_a x$の微分は、$\log_a x=\dfrac{\ln x}{\ln a}$から、

$$(\log_a x)'=\left(\frac{\ln x}{\ln a}\right)'=\frac{1}{\ln a}\cdot\frac{1}{x}=\frac{1}{x\ln a}$$

となります。

③は、次のようになります。

三角関数の公式$\sin A-\sin B=2\cos\dfrac{A+B}{2}\sin\dfrac{A-B}{2}$

$$f'(x)=\lim_{h\to 0}\frac{f(x+h)-f(x)}{h}$$

$$=\lim_{h\to 0}\frac{\sin(x+h)-\sin x}{h}=\lim_{h\to 0}\frac{2\cos\dfrac{(x+h+x)}{2}\sin\dfrac{(x+h-x)}{2}}{h}$$

$$=\lim_{h\to 0}\frac{2\cos\dfrac{2x+h}{2}\sin\dfrac{h}{2}}{h}=\lim_{h\to 0}\frac{2\cos\left(x+\dfrac{h}{2}\right)\sin\dfrac{h}{2}}{h}$$

$\dfrac{h}{2}=k$と置くと、$h\to 0 \Leftrightarrow k\to 0$

これを代入して、

$$(\sin x)'=\lim_{k\to 0}\frac{\cos(x+k)\sin k}{k}=\lim_{k\to 0}\cos(x+k)\cdot\frac{\sin k}{k}$$

となります。ここでは、証明しませんが、$\lim_{k\to 0}\dfrac{\sin k}{k}=1$であることが知られています。

これを使うと、$(\sin x)'=\lim_{k\to 0}\cos(x+k)\cdot\dfrac{\sin k}{k}=\cos(x+0)\cdot 1=\cos x$となります。

例題6-7

次の関数を微分しなさい。

(1) $y=xe^x$　(2) $y=\dfrac{\ln x}{x}$　(3) $y=x^2\sin x$　(4) $y=e^x\cos x$

解説

(1)(3)(4)については積の微分公式、(2)については商の微分公式を利用して計算します。

$(fg)'=f'g+fg'$　xとe^xの積

(1)　$y'=(xe^x)'=(x)'e^x+x(e^x)'=1\cdot e^x+xe^x=(x+1)e^x$

$\left(\frac{f}{g}\right)'=\frac{f'g-fg'}{g^2}$

(2)　$y'=\left(\frac{\ln x}{x}\right)'=\frac{(\ln x)'x-(\ln x)(x)'}{x^2}=\frac{\frac{1}{x}\cdot x-(\ln x)\cdot 1}{x^2}=\frac{1-\ln x}{x^2}$

$(fg)'=f'g+fg'$　x^2と$\sin x$の積

(3)　$y'=(x^2\sin x)'=(x^2)'\sin x+x^2(\sin x)'=2x\sin x+x^2\cos x=x(2\sin x+x\cos x)$

(4)　$y'=(e^x\cos x)'=(e^x)'\cos x+e^x(\cos x)'=e^x\cos x+e^x(-\sin x)=(\cos x-\sin x)e^x$

問6-7

次の関数を微分しなさい。

(1)　$y=\frac{e^x}{x}$　(2)　$y=x^2\ln x$　(3)　$y=\frac{\cos x}{x}$　(4)　$y=x\tan x$

問6-8

次のtの関数をtについて微分しなさい。

(1)　$h=4.9t^2$　(2)　$y=2e^t$　(3)　$y=-2\sin t$

関数$y=f(x)$が2つの関数$t=g(x)$と$y=h(t)$の合成関数であるとき、すなわち、$f(x)=h(g(x))$であるとき、導関数は次のようになります。

$$f'(x)=\frac{dy}{dx}=\frac{dy}{dt}\frac{dt}{dx}=h'(t)g'(x)=h'(g(x))g'(x)$$

この公式を**合成関数の微分法**といいます。$\frac{dy}{dx}=\frac{dy}{dt}\frac{dt}{dx}$は、まるで約分のようですから、覚えやすいでしょう。

意味としては、yをxで微分するのに、はじめにyをtで微分し、次にtをxで微分して、かければよいということになります。

たとえば、$y=(2x+1)^4$の場合、

$t=2x+1$ …… 6-3とすれば、

$y=t^4$ …… 6-4となります。

6-3式を6-4式に代入すればもとの式になります。このことがもとの関数が6-3式と6-4式の関数の合成関数となっていることを示します。

微分するには、

まず6-4式をtについて微分して、$\dfrac{dy}{dt}=4t^3$

次に6-3式をxについて微分して、$\dfrac{dt}{dx}=2$

tの式ですが、微分はxの式と同じです

となります。したがって、tをもとの$2x+1$に戻して、

$$y'=\frac{dy}{dt}\frac{dt}{dx}=4t^3\cdot 2=8t^3=8(2x+1)^3$$

$t=2x+1$を代入します

となります。

合成関数の微分法を使って次の公式が導かれます。

微分公式III (a, b, rは実数)

①	$(\{f(x)\}^r)'=rf'(x)\{f(x)\}^{r-1}$	$((ax+b)^r)'=ar(ax+b)^{r-1}$
②	$(e^{f(x)})'=f'(x)e^{f(x)}$	$(e^{ax+b})'=ae^{ax+b}$
③	$(\ln f(x))'=\dfrac{f'(x)}{f(x)}$	$(\ln\lvert ax+b\rvert)'=\dfrac{a}{ax+b}$
④	$(\sin f(x))'=f'(x)\cos f(x)$	$(\sin(ax+b))'=a\cos(ax+b)$
⑤	$(\cos f(x))'=-f'(x)\sin f(x)$	$(\cos(ax+b))'=-a\sin(ax+b)$
⑥	$(\tan f(x))'=\dfrac{f'(x)}{\cos^2 f(x)}$	$(\tan(ax+b))'=\dfrac{a}{\cos^2(ax+b)}$

基本的に、$t=f(x)$と置いたときに、微分公式Iの①、IIの形式になれば、その公式に従って微分し、後は$f'(x)$ をかけるのを忘れなければ導関数が求まります。

①の場合、$y=\{f(x)\}^r$において、$t=f(x)$と置くと、$y=t^r$

したがって、

$$y'=\frac{dy}{dt}\frac{dt}{dx}=rt^{r-1}\cdot f'(x)=rf'(x)\{f(x)\}^{r-1}$$

$y=t^r$：微分公式Iの①が当てはまります

となって、成り立つことが示されます。

微分公式IIIの右側の式は、左側の式において、$f(x)=ax+b$を当てはめた場合です。

$f'(x)=(ax+b)'=a$から明らかです。

②から⑥も同様に導くことができます。

③から、$x<0$のとき、$(\ln(-x))'=\dfrac{(-x)'}{-x}=\dfrac{-1}{-x}=\dfrac{1}{x}$

これによって、$(\ln\lvert x\rvert)'=\dfrac{1}{x}$ となります。

ここで、微分公式Iの①、$y=f(x)=x^{\frac{q}{p}}$を微分してみましょう。ただし、p、qは正の整数とします。

両辺をp乗すると、$\{f(x)\}^p=x^q$

両辺を微分すると、微分公式IIIの①から、$pf'(x)\{f(x)\}^{p-1}=qx^{q-1}$

したがって、$f'(x)=\frac{q}{p}\cdot\frac{x^{q-1}}{\{f(x)\}^{p-1}}=\frac{q}{p}\cdot\frac{x^{q-1}}{\left(x^{\frac{q}{p}}\right)^{p-1}}=\frac{q}{p}\cdot\frac{x^{q-1}}{x^{q-\frac{q}{p}}}=\frac{q}{p}x^{q-1-q+\frac{q}{p}}=\frac{q}{p}x^{\frac{q}{p}-1}$

となります。

次に、微分公式Ⅱの①、$y=f(x)=a^x$を微分します。

自然対数をとると、$\ln f(x)=\ln a^x=x\ln a$

両辺を微分すると、微分公式Ⅲの③から、$\frac{f'(x)}{f(x)}=1\cdot\ln a$

したがって、$f'(x)=f(x)\ln a=a^x\ln a$

となります。

例題6-8

次の関数を微分しなさい。

(1) $y=(3x-1)^4$　(2) $y=e^{-x^2}$　(3) $y=\ln(2x+1)$　(4) $y=\sin(3x-\pi)$

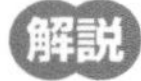

(1) $t=3x-1$と置くと、$y=t^4$となります。$(t^4)'=4t^{4-1}=4t^3$から、あとは$(3x-1)'=3$をかけるだけです。

$$y'=((3x-1)^4)'=3\cdot 4(3x-1)^{4-1}=12(3x-1)^3$$

(2) $t=-x^2$と置くと、$y=e^t$となります。$(e^t)'=e^t$から、あとは$(-x^2)'=-2x$をかけるだけです。

$$y'=(e^{-x^2})'=(-x^2)'e^{-x^2}=-2xe^{-x^2}$$

(3) $t=2x+1$と置くと、$y=\ln t$となります。$(\ln t)'=\frac{1}{t}$から、あとは$(2x+1)'=2$をかけるだけです。

$$y'=(\ln(2x+1))'=\frac{2}{2x+1}$$

(4) $t=3x-\pi$と置くと、$y=\sin t$となります。$(\sin t)'=\cos t$から、あとは$(3x-\pi)'=3$をかけるだけです。

$$y'=(\sin(3x-\pi))'=3\cos(3x-\pi)$$

問6-9

次の関数を微分しなさい。

(1) $y=(2x-1)^3$　(2) $y=\frac{1}{(x^2+1)^2}$　(3) $y=\sqrt{3x-2}$　(4) $y=\frac{1}{\sqrt{x^2+4}}$

(5) $y=\ln(x^2+3)$　(6) $y=\cos(-x+\pi)$　(7) $y=xe^{x+2}$

問6-10

次のtの関数をtについて微分しなさい。

(1) $C=100e^{-0.2t}$　(2) $y=\ln(3t-1)$　(3) $y=5\sin(2t+\pi)$

6.4 偏微分・全微分

6.4.1 多変数関数とグラフ

これまで扱ってきた関数は変数が1つのものでしたが、自然現象では、変数が複数である場合が少なくありません。

たとえば、圧力（P）は体積（V）と絶対温度（T）で、

$P=\dfrac{nRT}{V}$ と表されます。これをシャルル・ボイルの法則といいます。

ここでは、VとTが決まれば、Pが決まります。

このように、2個の変数x, yが決まると、zの値が1つ決まるとき、zはx, yの**2変数の関数**といい、$z=f(x, y)$と表します。

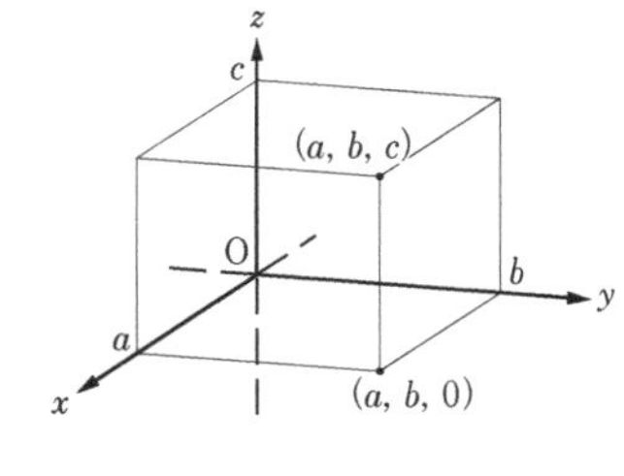

以下、同様に3変数、4変数、…の関数といい、総称して**多変数関数**といいます。ここでは、2変数関数について話を進めますが、3変数、4変数の場合でも同様です。

2変数の関数のグラフは、右図のように、x軸、y軸、z軸の互いに直交する3直線を使った**空間座標**を用います。

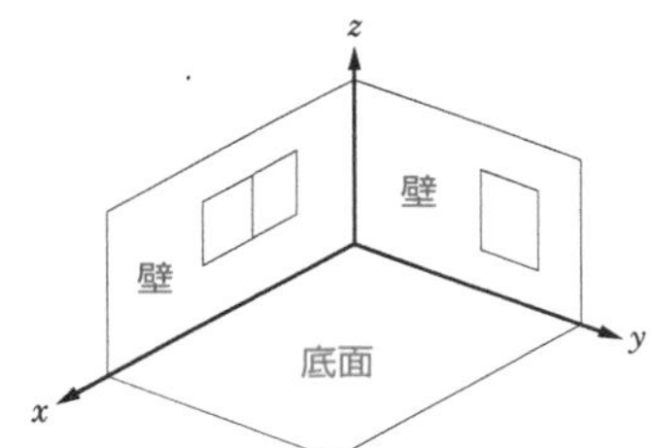

イメージができないときは、部屋の床と2つの壁が交差している隅を見てください。床面と壁が交わっているところを左からx軸、y軸とします。そして、壁どうしが交わっているところをz軸としています。x軸、y軸は手前側が正の向き、z軸は上方が正の向きになります。

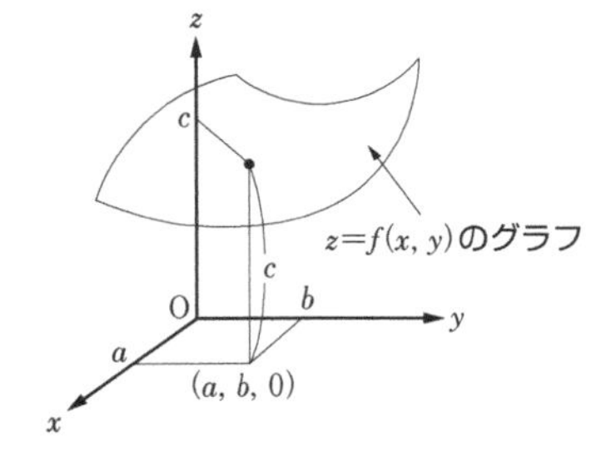

グラフは、関数$z=f(x, y)$が$x=a, y=b$のとき、$z=f(a, b)=c$とすると、まずxy平面（x軸とy軸でつくる平面）上に$(a, b, 0)$をとります。次に、その点を通り、xy平面と垂直な直線上に、$c>0$ならば上方に、$c<0$ならば下方に点をとります。つまり、xy平面からの高さ、深さで関数の値zを表します。それらの点を集めたものが$z=f(x, y)$のグラフになります。関数によってグラフは波を打った曲面のようになります。

6.4.2 偏微分

次に、2変数関数$z=f(x, y)$の微分を定義します。

多変数関数では、1つの変数に着目し、ほかの変数を定数とみなして、着目した変数のみを変動させて微分することを**偏微分**といいます。

2変数関数$z=f(x, y)$において、

① yを定数とみなして、xのみを変数として微分した導関数を**xに関する偏導関数**といい、$f_x(x, y)$、$\frac{\partial}{\partial x}f(x, y)$、$\frac{\partial z}{\partial x}$ などで表します。（∂ はデル、ラウンドなどと読みます）

定義式は次のようになります。

$$f_x(x, y) = \lim_{h \to 0} \frac{f(x+h, y) - f(x, y)}{h}$$

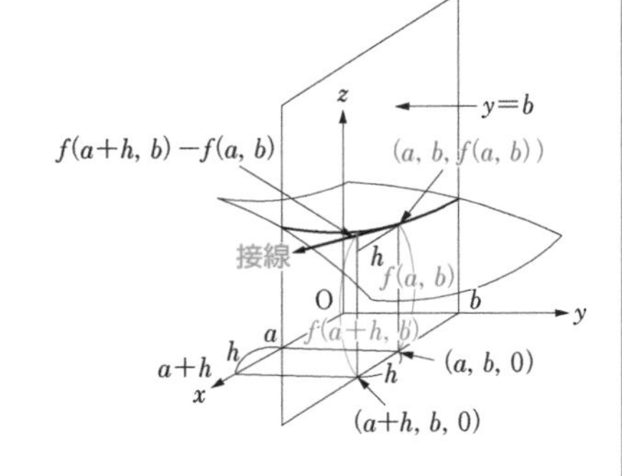

$f_x(a, b)$ の値は $(x, y) = (a, b)$ におけるxに関する偏微分係数といい、右図のように、平面$y=b$でグラフが切り取られた曲線上の点$(a, b, f(a, b))$における接線の傾きを表します。

② xを定数とみなして、yのみを変数として微分した導関数を**yに関する偏導関数**といい、

$$f_y(x, y)、\frac{\partial}{\partial y}f(x, y)、\frac{\partial z}{\partial y} \text{ などで表します。}$$

定義式は、次のようになります。

$$f_y(x, y) = \lim_{k \to 0} \frac{f(x, y+k) - f(x, y)}{k}$$

$f_y(a, b)$ の値は $(x, y) = (a, b)$ におけるyに関する偏微分係数といい、平面$x=a$でグラフが切り取られた曲線上の点$(a, b, f(a, b))$における接線の傾きを表します。

例題6-9

次の関数のxに関する偏導関数、yに関する偏導関数を求めなさい。

(1) $f(x, y) = x^2 + 2xy + y^2$ (2) $f(x, y) = \ln(x^2 + y^2)$

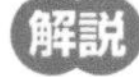

(1) xに関する偏微分は、yは定数として扱い、xについて微分します。

したがって、

（yは定数とみなします）

$$f_x(x, y) = (x^2 + 2xy + y^2)' = (x^2)' + (2xy)' + (y^2)' = 2x + 2 \cdot 1 \cdot y + 0 = 2x + 2y$$

yに関する偏微分は、xは定数として扱い、yについて微分します。

したがって、

（xは定数とみなします）

$$f_y(x, y) = (x^2 + 2xy + y^2)' = (x^2)' + (2xy)' + (y^2)' = 0 + 2x \cdot 1 + 2y = 2x + 2y$$

$$(\ln f(x))' = \frac{f'(x)}{f(x)}$$

（ここはxについての微分$(y^2)'=0$）

(2) $f_x(x, y) = (\ln(x^2 + y^2))' = \frac{(x^2 + y^2)'}{x^2 + y^2} = \frac{2x}{x^2 + y^2}$

$$f_y(x, y) = (\ln(x^2+y^2))' = \frac{(x^2+y^2)'}{x^2+y^2} = \frac{2y}{x^2+y^2}$$

ここはyについての微分$(x^2)'=0$

問6-11

次の関数のxに関する偏導関数、yに関する偏導関数を求めなさい。

(1)　$f(x, y) = x \sin y + y \cos x$　　(2)　$f(x, y) = e^{x^2+y^2}$

6.4.3　全微分

ここでは、2変数関数$z=f(x, y)$において、x、yがそれぞれ微小な値dx、dyだけ変化したとき、zがどれだけ変化するかを考えます。

2変数x、yが$(x, y) \rightarrow (x+dx, y+dy)$と変化したとき、関数の値$z$は、

$$f(x, y) \rightarrow f(x+dx, y+dy)$$

と変化します。このzの変化をdzと置くと、

$$dz = f(x+dx, y+dy) - f(x, y)$$

となります。右図では、AとGの高さの違いになります。

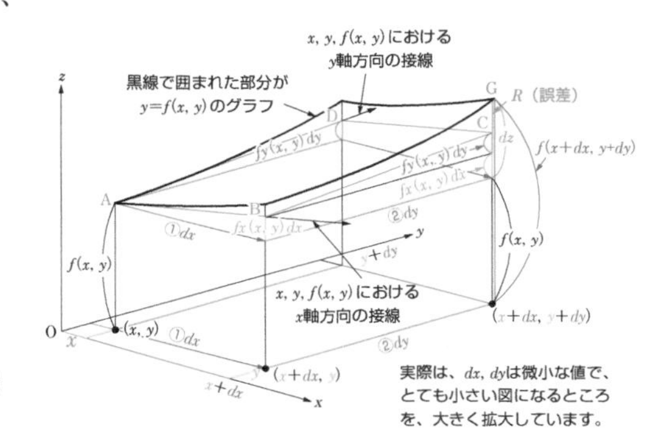

この値を求めるため、$(x, y) \rightarrow (x+dx, y+dy)$ の変化を、次の2段階に分けて考えます。

①　$(x, y) \rightarrow (x+dx, y)$

…xのみがdx変化（右図の①青線部）

②　$(x+dx, y) \rightarrow (x+dx, y+dy)$

…yのみがdy変化（右図の②緑線部）

まず①ですが、(x, y) においてxに関する偏微分を考え、P100 6-2の比例式（$f(a+dx) = f(a) + f'(a)\,dx$）から、

$$f(x+dx, y) = f(x, y) + f_x(x, y)\,dx \quad \cdots\cdots 6\text{-}5$$（上図のBの高さ）

が得られます（xに関する偏微分ですから、yは定数として扱うので、ないものとして6-2式に当てはめます。このとき、$a=x$、$f'(x) = f_x(x, y)$と考えます）。

次に②ですが、$(x+dx, y)$においてyに関する偏微分を考え，同様に、

$$f(x+dx, y+dy) = f(x+dx, y) + f_y(x+dx, y)\,dy$$

を得ます（yに関する偏微分ですから、$x+dx$は定数として扱うので、ないものとして6-2式に当てはめます。このとき、$a=y$, $f'(y) = f_y(x+dx, y)$とします）。

ここで、$f_y(x+dx, y)$を$f_y(x, y)$に置き換えると、

$$f(x+dx, y+dy) = f(x+dx, y) + f_y(x, y)\,dy \quad \cdots\cdots 6\text{-}6$$（上図のCの高さ）

この置き換えで、右上の図で線分BCと線分ADが平行となり、四角形ABCDが平行四辺形（右上の図の桃線）となります。この平行四辺形がつくる平面を点(x, y)におけるグラフの**接平面**といいます。

6-5式の$f(x+dx, y)$を6-6式に代入すると、

$$f(x+dx, y+dy)=f(x, y)+f_x(x, y)\,dx+f_y(x, y)\,dy$$

となり、$f(x+dx, y+dy)$の近似値を与えます。また、移項して、

$$f(x+dx, y+dy)-f(x, y)=f_x(x, y)\,dx+f_y(x, y)\,dy$$

を得ます。左辺はdzですから、置き換えて次の式が導かれます。

$$dz=\overbrace{f_x(x, y)}^{x\text{に関する偏微分}}dx+\overbrace{f_y(x, y)}^{y\text{に関する偏微分}}dy$$

この式を関数$z=f(x, y)$の**全微分**といいます。
dzの他、dfなどを使う場合もあります。

左辺と右辺では、前ページの図のRだけ誤差がありますが、dx, dyは微小な値ですから、実際のRは大変小さな値となり、上の式が成り立ちます。

全微分は、x、yがそれぞれ微小な値dx、dyだけ変化したとき、zがどれだけ変化するか、変化量を与えます。

例題6-10

x, yについての関数$z=f(x, y)=x^2y^3$の全微分を求めなさい。

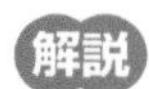

(a) 偏微分$f_x(x, y)$を求めます。

xについて微分します。（yは定数として扱います）

$$f_x(x, y)=(x^2y^3)'=(x^2)'y^3=2x^{2-1}y^3=2xy^3$$

(b) 偏微分$f_y(x, y)$を求めます。

yについて微分します。（xは定数として扱います）

$$f_y(x, y)=(x^2y^3)'=x^2(y^3)'=x^2\cdot 3y^{3-1}=x^2\cdot 3y^2=3x^2y^2$$

したがって、求める全微分は、$dz=f_x(x, y)\,dx+f_y(x, y)\,dy$に代入し、

$dz=2xy^3dx+3x^2y^2dy$　となります。

問6-12

次の関数の全微分を求めなさい。

(1)　$z=f(x, y)=3x+2y$　　(2)　$z=f(s, t)=\sin s\cos t$

例題6-11

関数$z=\sqrt{x^2+y^2}$について、次の問に答えなさい。

(1) 全微分を求めなさい。

(2) $(x, y)=(4.03, 3.02)$のとき、zの近似値を求めなさい。

解説

$f(x, y)=\sqrt{x^2+y^2}$と置きます。

(1)(a) 偏微分$f_x(x, y)$を求めます。xについて微分し、yは定数として扱います。

$$f_x(x, y)=(\sqrt{x^2+y^2})'=\left((x^2+y^2)^{\frac{1}{2}}\right)'=\frac{1}{2}\cdot 2x(x^2+y^2)^{-\frac{1}{2}}=\frac{x}{(x^2+y^2)^{\frac{1}{2}}}=\frac{x}{\sqrt{x^2+y^2}}$$

(b) 偏微分$f_y(x, y)$を求めます。yについて微分し、xは定数として扱います。

$$f_y(x, y)=(\sqrt{x^2+y^2})'=\left((x^2+y^2)^{\frac{1}{2}}\right)'=\frac{1}{2}\cdot 2y(x^2+y^2)^{-\frac{1}{2}}=\frac{y}{(x^2+y^2)^{\frac{1}{2}}}=\frac{y}{\sqrt{x^2+y^2}}$$

したがって、求める全微分は、$dz=f_x(x, y)\,dx+f_y(x, y)\,dy$に代入し、

$$dz=\frac{x}{\sqrt{x^2+y^2}}\,dx+\frac{y}{\sqrt{x^2+y^2}}\,dy$$ となります。

(2) $(x, y)=(4.03, 3.02)$ですので、$x=4$、$y=3$、$dx=0.03$、$dy=0.02$と置くと、

$f(x+dx, y+dy)=f(x, y)+f_x(x, y)\,dx+f_y(x, y)\,dy$

$$f(4.03, 3.02)=f(4, 3)+\frac{4}{\sqrt{4^2+3^2}}\cdot 0.03+\frac{3}{\sqrt{4^2+3^2}}\cdot 0.02$$

$$=\sqrt{4^2+3^2}+\frac{4\times 0.03}{\sqrt{16+9}}+\frac{3\times 0.02}{\sqrt{16+9}}=\sqrt{16+9}+\frac{0.12}{\sqrt{25}}+\frac{0.06}{\sqrt{25}}$$

$$=\sqrt{25}+\frac{0.12}{5}+\frac{0.06}{5}=5+\frac{0.18}{5}=5+0.036=5.036$$

実際の値は、$\sqrt{4.03^2+3.02^2}=5.036000397\cdots$ となります。

問6-13

関数$z=\sqrt{xy}$について、次の問に答えなさい。

(1) 全微分を求めなさい。

(2) $(x, y)=(2.03, 1.98)$のとき、zの近似値を求めなさい。

6.5 薬学への応用

薬学領域において、微分の概念が必要となるのは、反応速度、吸収速度と消失速度です。これらについてみていきましょう。吸収速度と消失速度が同じになり、見かけ上、体内の薬物濃度に変化が生じない状況を「定常状態」といいます。

6.5.1 反応速度

薬物Aが分解されて、別な化合物Bとなるとき、薬物Aの濃度C_Aの減少率$-\dfrac{dC_A}{dt}$と、化合物Bの濃度C_Bの増加率$\dfrac{dC_B}{dt}$を**反応速度**といい、

$$v=-\frac{dC_A}{dt}=\frac{dC_B}{dt}$$

が成り立ちます。

反応速度vが、薬物Aの濃度C_Aのn乗に比例するとき、

$$v=-\frac{dC_A}{dt}=kC_A{}^n \quad (k：比例定数)$$

をn次反応といいます。

0次反応、1次反応、2次反応の速度式の公式は、以下のようになります。

0次反応　$-\dfrac{dC_A}{dt}=k$　→　$C_A=-kt+C_0$

1次反応　$-\dfrac{dC_A}{dt}=kC_A$　→　$C_A=C_0e^{-kt}$

2次反応　$-\dfrac{dC_A}{dt}=kC_A{}^2$　→　$\dfrac{1}{C_A}=kt+\dfrac{1}{C_0}$

（C_0：初濃度）

0次反応の$C_A=-kt+C_0$をtについて微分して、$-\dfrac{dC_A}{dt}=k$を満たしているか確認してみましょう。

$C_A=-kt+C_0$をtについて微分すると、

$$\frac{dC_A}{dt}=-k\times1=-k$$

したがって、$-\dfrac{dC_A}{dt}=k$となります。

次に、1次反応の$C_A=C_0e^{-kt}$をtについて微分して、$-\dfrac{dC_A}{dt}=kC_A$を満たしているか確認してみましょう。

$C_A=C_0e^{-kt}$をtについて微分すると、

$$\frac{dC_A}{dt}=C_0(-kt)'e^{-kt}=-kC_0e^{-kt}$$

となります。ここで、$C_A=C_0e^{-kt}$ですから、$\dfrac{dC_A}{dt}=-kC_A$

したがって、$-\dfrac{dC_A}{dt}=kC_A$となります。

最後に、2次反応の$\dfrac{1}{C_A}=kt+\dfrac{1}{C_0}$を$t$について微分して、$-\dfrac{dC_A}{dt}=kC_A{}^2$を満たしているか確認してみましょう。

$C_A=f(t)$とすると、
$\left(\dfrac{1}{C_A}\right)'=\left(\dfrac{1}{f(t)}\right)'=(\{f(t)\}^{-1})'$
$=-1\cdot f'(t)\{f(t)\}^{-2}=-C_A'C_A{}^{-2}$

$\dfrac{1}{C_A}=kt+\dfrac{1}{C_0}$の両辺を$t$について微分します。

左辺$=\dfrac{1}{C_A}$、C_Aはtの関数ですから、tについて微分すると、

$$\left(\frac{1}{C_A}\right)' = (C_A{}^{-1})' = -1 \times C_A' C_A{}^{-2} = -\frac{dC_A}{dt} \times \frac{1}{C_A{}^2}$$

となります。一方、右辺をtについて微分すると、$\left(kt + \frac{1}{C_0}\right)' = k \times 1 = k$となりますので、

$-\frac{dC_A}{dt} \times \frac{1}{C_A{}^2} = k$の両辺に$C_A{}^2$をかけて、

$-\frac{dC_A}{dt} = kC_A{}^2$となります。

例題6-12

水溶液中において、薬物Xは0次反応速度式に従い、薬物Yは1次反応速度式に従い分解する。濃度C_0の薬物XおよびYそれぞれの水溶液を調製して、一定条件下で保存したところ、3か月後に薬物XおよびYの濃度はそれぞれ、5/8 C_0、1/2 C_0になった。両薬物の濃度が等しくなるのは溶液調製から何か月後になるか求めなさい。
(第96回薬剤師国家試験　問166改変)

解説

薬物Xの濃度は0次反応式に従うので、次式で表されます。

$$C = -kt + C_0$$

3か月後に、$C = \frac{5}{8} C_0$になることから、$t=3$、$C = \frac{5}{8} C_0$を代入すると、$\frac{5}{8} C_0 = -3k + C_0$となります。したがって、$k = \frac{C_0}{8}$となります。つまり、薬物Xは、濃度に依存せず、1か月に初期濃度C_0の1/8ずつ減少します。一方、薬物Yは3か月後に濃度が1/2 C_0になっているので、半減期は3か月の1次反応速度式に従って消失します。このことから、XとYの濃度を1か月ごとにまとめると、下表と右図のようになります。

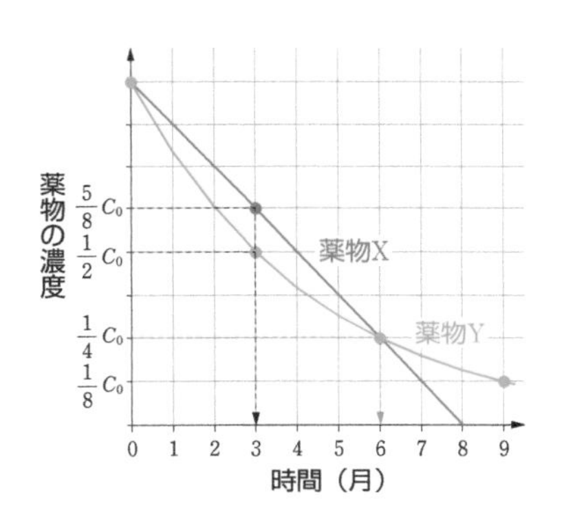

時間	0か月	1か月	2か月	3か月	4か月	5か月	6か月
Xの濃度	C_0	7/8 C_0	6/8 C_0	5/8 C_0	4/8 C_0	3/8 C_0	2/8 C_0=1/4 C_0
Yの濃度	C_0	→	→	1/2 C_0	→	→	1/4 C_0

したがって、溶液調製6か月後に薬物Xの濃度と薬物Yの濃度は等しくなります。

第7章

積分法

積分は細分化した微小なものの和から面積などを求めるものです。概念はやさしいですが、計算が厄介です。それが微分とつながることで計算が画期的にやさしくなります。

7.1　不定積分

7.1.1　不定積分

関数$f(x)$に対して、導関数$f'(x)$を求めることを**微分する**といいました。ここでは、逆に微分すると、$f(x)$となる関数を求めることを考えていきます。

たとえば、微分すると$2x$となる関数には、x^2があります。その他に、x^2+1、x^2-2、…、も微分すると$2x$となります。定数は微分すると0になりますから、違いは定数だけで無数にあります。これらの関数を$2x$の**原始関数**、または、**不定積分**といいます。

一般に、微分したら$f(x)$になる関数$F(x)$があると、任意の定数Cに対して、$F(x)+C$はすべて$f(x)$の不定積分となります。

このとき、$f(x)$の不定積分を次のように表します。

$$\int f(x)\,dx=F(x)+C$$

（$\int$ をインテグラルといい、左辺はインテグラル、エフエックス、ディーエックスと読みます。）

任意定数Cを**積分定数**といいます。

また、不定積分を求めることを**積分する**といいます。

積分は微分とは逆の作用をなします。

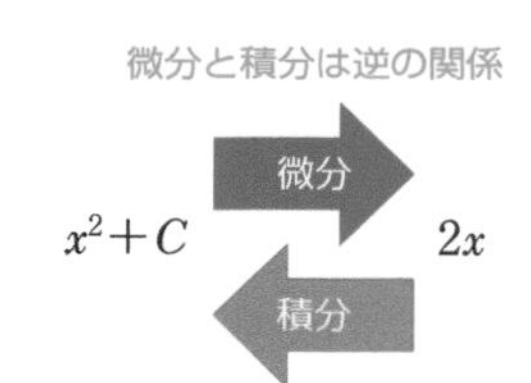

定義から、すぐに次の公式が成り立つことがわかります。

$$\left(\int f(x)\,dx\right)'=f(x) \qquad \int f'(x)\,dx=f(x)+C \quad C\text{は積分定数}$$

積分して微分すると、もとの関数に戻り、微分してから積分しても、もとに戻ります。

積分は、微分の逆ですので、微分公式から次の積分公式が導かれます。

積分公式 I

① $\int \{f(x) \pm g(x)\} dx = \int f(x) dx \pm \int g(x) dx$ （複号同順）

② $\int sf(x) dx = s\int f(x) dx$ （ただし、sは実数）

③ $\int x^r dx = \frac{1}{r+1} x^{r+1} + C$ （ただし、rは実数で、$r \neq -1$）

④ $\int a^x dx = \frac{a^x}{\ln a} + C$ （ただし、$a>0$、$a \neq 1$） 特に、$\int e^x dx = e^x + C$

⑤ $\int \frac{1}{x} dx = \ln|x| + C$ （これは③の公式で除いた、$r=-1$の場合です）

⑥ $\int \sin x\, dx = -\cos x + C$

⑦ $\int \cos x\, dx = \sin x + C$

⑧ $\int \frac{1}{\cos^2 x} dx = \tan x + C$

③の公式を具体的に当てはめてみましょう。ただし、Cは積分定数です。

$\int x^0 dx \left(=\int 1\, dx = \int dx\right) = \frac{1}{0+1} x^{0+1} + C = x + C$ 　　$x^0=1$ 積分では、1を省略します。

$$\int x^1 dx = \frac{1}{1+1} x^{1+1} + C = \frac{1}{2} x^2 + C$$

$$\int x^2 dx = \frac{1}{2+1} x^{2+1} + C = \frac{1}{3} x^3 + C$$

⋮

覚えよう！
sが定数であるとき、
$\int s\, dx = sx + C$

この辺りまでは、覚えてしまうとよいでしょう。微分とは逆に、指数に1を加え、その値で割ることになります。公式を正確に覚えないと、思わぬ間違いをします。

①、②の公式が成り立つことから、微分で導関数を求めたときと同じように、項ごとに積分したり、係数はそのままかけたりします。

たとえば、

$$\int (2x^2 - 3x + 1) dx = \int 2x^2 dx - \int 3x\, dx + \int dx$$

1は省略します

$$= 2\int x^2 dx - 3\int x^1 dx + \int dx$$

積分定数のCは任意定数ですから、1つで十分です

$$= 2 \cdot \frac{1}{2+1} x^{2+1} - 3 \cdot \frac{1}{1+1} x^{1+1} + \frac{1}{0+1} x^{0+1} + C$$

$$= \frac{2}{3} x^3 - \frac{3}{2} x^2 + x + C$$

となります。最初から3行目に行けるようにしたいものです。

> **例題7-1**
>
> 次の不定積分を求めなさい。
>
> (1) $\displaystyle\int (8x^3-4x-3)\,dx$　　(2) $\displaystyle\int \frac{1}{x^2}\,dx$　　(3) $\displaystyle\int \left(\sqrt{x}-\frac{2}{x}\right)dx$
>
> (4) $\displaystyle\int (2^x+e^x)\,dx$　　(5) $\displaystyle\int (\sin x+2\cos x)\,dx$　　(6) $\displaystyle\int \frac{3}{\cos^2 x}\,dx$

解説

Cは積分定数とします。

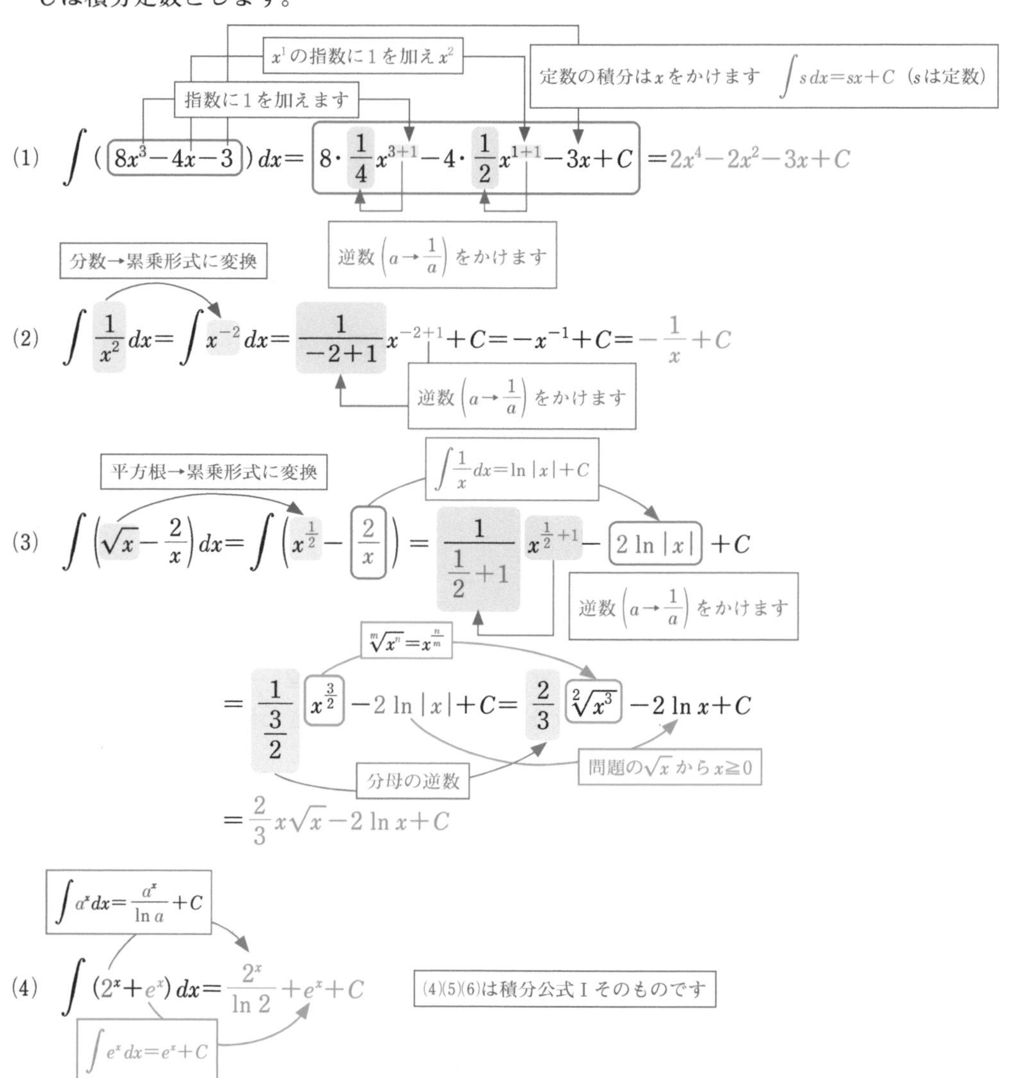

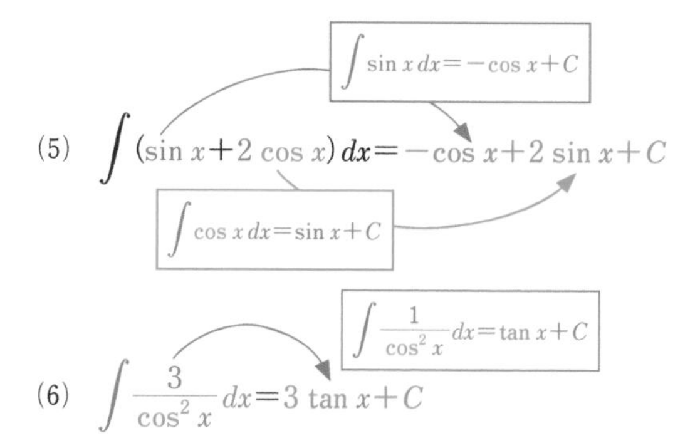

問7-1

次の不定積分を求めなさい。

(1) $\int (-2x^3+3x-7)\,dx$　　(2) $\int (2\sqrt{x^3}-\sqrt[3]{x^2})\,dx$　　(3) $\int \left(\frac{3}{x^2}-\frac{1}{\sqrt{x}}\right)dx$

(4) $\int (10^x-2e^x)\,dx$　　(5) $\int (3\sin x-4\cos x)\,dx$

(6) $\int \left(1-\frac{1}{\cos x}\right)\left(1+\frac{1}{\cos x}\right)dx$

次の積分公式は、すべて$t=ax+b$と置き換えたときに、積分公式Ⅰを使って積分できる場合の不定積分です。右にある微分公式の逆として導かれます。

微分では、係数aをかけますが、積分では逆に割ることになります。あくまで、tがxの1次式のときに限り使える公式です。

積分公式Ⅱ		**微分公式Ⅲ**
a、bは実数で$a\neq 0$　$r\neq -1$		
① $\int (ax+b)^r dx = \frac{1}{a}\cdot\frac{1}{r+1}(ax+b)^{r+1}+C$	⇔	$((ax+b)^{r+1})' = a(r+1)(ax+b)^r$
② $\int e^{ax+b}dx = \frac{1}{a}e^{ax+b}+C$	⇔	$(e^{ax+b})' = ae^{ax+b}$
③ $\int \frac{dx}{ax+b} = \frac{1}{a}\ln\lvert ax+b\rvert + C$	⇔	$(\ln\lvert ax+b\rvert)' = \frac{a}{ax+b}$
④ $\int \sin(ax+b)\,dx = -\frac{1}{a}\cos(ax+b)+C$	⇔	$(\cos(ax+b))' = -a\sin(ax+b)$
⑤ $\int \cos(ax+b)\,dx = \frac{1}{a}\sin(ax+b)+C$	⇔	$(\sin(ax+b))' = a\cos(ax+b)$
⑥ $\int \frac{1}{\cos^2(ax+b)}dx = \frac{1}{a}\tan(ax+b)+C$	⇔	$(\tan(ax+b))' = \frac{a}{\cos^2(ax+b)}$

例題7-2

次の不定積分を求めなさい。

(1) $\int (2x+1)^3 dx$　(2) $\int \sqrt{2x+1}\, dx$　(3) $\int e^{-x+3} dx$　(4) $\int \frac{dx}{2x-1}$

(5) $\int \sin(4x+3)\, dx$　(6) $\int \cos(3x-2)\, dx$　(7) $\int \frac{3}{\cos^2(x+1)} dx$

解説

Cは積分定数とします。

$\int (ax+b)^r dx = \frac{1}{a}\cdot\frac{1}{r+1}(ax+b)^{r+1}+C$

(1) $\int (2x+1)^3 dx = \frac{1}{2}\cdot\frac{1}{3+1}(2x+1)^{3+1}+C = \frac{1}{2}\cdot\frac{1}{4}(2x+1)^4+C = \frac{1}{8}(2x+1)^4+C$

平方根→累乗形式に変換

$\int (ax+b)^r dx = \frac{1}{a}\cdot\frac{1}{r+1}(ax+b)^{r+1}+C$

(2) $\int \sqrt{2x+1}\, dx = \int (2x+1)^{\frac{1}{2}} dx = \frac{1}{2}\cdot\frac{1}{\frac{1}{2}+1}(2x+1)^{\frac{1}{2}+1}+C$

$x^{\frac{n}{m}} = \sqrt[m]{x^n}$

$= \frac{1}{2}\cdot\frac{1}{\frac{3}{2}}(2x+1)^{\frac{3}{2}}+C = \frac{1}{3}\sqrt{(2x+1)^3}+C$

$\int e^{ax+b} dx = \frac{1}{a}e^{ax+b}+C$

(3) $\int e^{-1x+3} dx = \frac{1}{-1}e^{-x+3}+C = -e^{-x+3}+C$

$\int \frac{dx}{ax+b} = \frac{1}{a}\ln|ax+b|+C$

(4) $\int \frac{dx}{2x-1} = \frac{1}{2}\ln|2x-1|+C$

(3)～(7)はすべて公式そのものです。xの項の係数で割ることを忘れないように注意が必要です

$\int \sin(ax+b)\, dx = -\frac{1}{a}\cos(ax+b)+C$

(5) $\int \sin(4x+3)\, dx = \frac{1}{4}\{-\cos(4x+3)\}+C = -\frac{1}{4}\cos(4x+3)+C$

$\int \cos(ax+b)\, dx = \frac{1}{a}\sin(ax+b)+C$

(6) $\int \cos(3x-2)\, dx = \frac{1}{3}\sin(3x-2)+C$

$$\int \frac{1}{\cos^2(ax+b)}dx = \frac{1}{a}\tan(ax+b)+C$$

(7) $\displaystyle\int \frac{3}{\cos^2(1x+1)}dx = 3\cdot\frac{1}{1}\tan(x+1)+C = 3\tan(x+1)+C$

問7-2

次の不定積分を求めなさい。

(1) $\displaystyle\int (4x-3)^2 dx$ (2) $\displaystyle\int \frac{1}{\sqrt{2x+3}}dx$ (3) $\displaystyle\int e^{3x-2}dx$ (4) $\displaystyle\int \frac{dx}{-x+2}$

(5) $\displaystyle\int \sin(2x-5)dx$ (6) $\displaystyle\int \cos(3x-4)dx$ (7) $\displaystyle\int \frac{2}{\cos^2(2x+5)}dx$

7.1.2 置換積分法

すべての関数が公式を使って積分できるわけではありませんが、式を置き換えることで積分をやさしくする方法があります。それが、次の**置換積分法**です。

不定積分における置換積分法

$x=g(t)$ と置いたとき、関数 $f(x)$ の不定積分は、

$$\int f(x)\,dx = \int f(g(t))\frac{dx}{dt}dt \quad \cdots\cdots \text{7-1}$$

新しい変数で置き換え、$\frac{dx}{dt}$ をかけます

例 $\int x(2-x)^4dx$ について考えてみましょう。この積分は、このままだと $(2-x)^4$ を展開しないと、積分の公式を当てはめることができません。しかし、$(2-x)^4$ を展開するには、かなり手間がかかり面倒です。

まずは、(a) $2-x=t$ と置いてみましょう。移項すれば、$x=2-t$ となります。

このとき、積分する関数を t の式になおすと、

$$x(2-x)^4 = (2-t)t^4 = 2t^4 - t^5 \quad \cdots\cdots \text{7-2}$$

次に、(b) x と t の関係式 $x=2-t$ を t で微分し、$\frac{dx}{dt}$ を求めると、

$$\frac{dx}{dt} = -1t^{1-1} = -1 \quad \cdots\cdots \text{7-3}$$

となります。これで、すべての準備が整いましたから、積分します。7-2式と7-3式から、

$$\int x(2-x)^4dx = \int (2-t)t^4\frac{dx}{dt}dt = \int (-t^5+2t^4)\cdot(-1)\,dt = \int (t^5-2t^4)\,dt$$

$$= \frac{1}{6}t^6 - 2\cdot\frac{1}{5}t^5 + C = \frac{1}{6}(2-x)^6 - \frac{2}{5}(2-x)^5 + C \quad (C\text{は積分定数})$$

置換積分法の使い方の紹介ですから、式変形は、ここまでにします。

この置換積分の証明は、次のようになります。
7-1式で、$x=g(t)$と置いていますから、tについて微分すると、

$$\frac{dx}{dt}=g'(t) \quad \cdots\cdots 7\text{-}4$$

となります。
これを7-1式に代入すると、

$$\int f(x)\,dx=\int f(g(t))\,g'(t)\,dt \quad \cdots\cdots 7\text{-}5 \quad \text{ただし、} x=g(t)$$

となります。
$x=g(t)$の左辺は、xについて微分して1です。右辺はtについて微分して$g'(t)$です。
それぞれにdx, dtをかけると、

$$dx=g'(t)\,dt \quad \cdots\cdots 7\text{-}6$$

となります。
7-5式は、7-6式を使って、dxを$g'(t)\,dt$に置き換えていると考えれば、簡単です。

先ほどの例では、$x=2-t$でしたから、
左辺はxについて微分して1、
右辺はtについて微分して-1
それぞれにdx, dtをかけると、

$$1dx=(-1)\,dt$$

となります。これを使って、

$$\int x(2-x)^4\,dx=\int(-t^5+2t^4)\cdot(-1)\,dt$$

dxを$(-1)dt$に置き換えます

となります。

7-5式でtとxの役割を入れ替えると、
$t=g(x)$と置いたとき、

$$\int f(t)\,dt=\int f(g(x))\,g'(x)\,dx$$

となります。
両辺を入れ替えると、次の式を得ます。

$$\int f(g(x))\,g'(x)\,dx=\int f(t)\,dt \quad \cdots\cdots 7\text{-}7 \quad \text{ただし、} t=g(x)$$

7-1式、7-5式、7-7式を合わせて**置換積分法**といいます。
7-7式でも、$g'(x)\,dx$をdtに置き換えていると考えれば、簡単です。

例題7-3

次の不定積分を求めなさい。

(1) $\int x\sqrt{x-1}\,dx$　　(2) $\int 2xe^{x^2}\,dx$

解説

Cは積分定数とします。

(1) $t=\sqrt{x-1}$ と置くと、$t^2=x-1$

一般的には、$\sqrt{\ }$ がついている式をtに置き換えると、積分がしやすくなります

したがって、$x=t^2+1$ となります。

$x\sqrt{x-1}$ に代入すると、

$$x\sqrt{x-1}=(t^2+1)\,t=t^3+t \qquad \cdots\cdots 7\text{–}6$$

となります。

次に、$x=t^2+1$ の両辺を微分し、それぞれdx、dtをつけると、

$$dx=2t\,dt \qquad \cdots\cdots 7\text{–}7$$

となります。

7–6式と7–7式から、

$$\int x\sqrt{x-1}\,dx=\int (t^2+1)\,t\,(2t)\,dt=\int (t^3+t)\,2t\,dt=\int (2t^4+2t^2)\,dt$$

$$=2\cdot\frac{1}{4+1}t^{4+1}+2\cdot\frac{1}{2+1}t^{2+1}+C=\frac{2}{5}t^5+\frac{2}{3}t^3+C$$

通分して因数分解

$$=\frac{6}{15}t^5+\frac{10}{15}t^3+C=\frac{2}{15}t^3(3t^2+5)+C$$

tの式をxの式に戻して、

$$\int x\sqrt{x-1}\,dx=\frac{2}{15}(\sqrt{x-1})^3\{3(x-1)+5\}+C=\frac{2}{15}(x-1)(3x+2)\sqrt{x-1}+C$$

(2) $t=x^2$ と置き、両辺を微分し、それぞれdx、dtをつけると、

$$2x\,dx=dt$$

となります。

$$\int 2xe^{x^2}dx=\int e^{x^2}\cdot 2x\,dx=\int e^t\,dt=e^t+C$$

tの式をxの式に戻して、

$$\int 2xe^{x^2}dx=e^{x^2}+C$$

問7-3

次の不定積分を求めなさい。

(1) $\int \frac{x}{\sqrt{x+1}}\,dx$　　(2) $\int \cos x\,(1-\sin^2 x)\,dx$

置換積分法は、積分するうえで大切な手法です。しかし、薬学では置換積分法を用いて

積分することはあまりありませんので、置換積分法から容易に導かれる次の式を公式として覚えるのがよいでしょう。

積分公式Ⅲ　Cは積分定数

① $\int f'(x)\{f(x)\}^r dx=\frac{1}{r+1}\{f(x)\}^{r+1}+C$　（ただし、$r\neq-1$）

② $\int f'(x)e^{f(x)}dx=e^{f(x)}+C$

③ $\int \frac{f'(x)}{f(x)}dx=\ln|f(x)|+C$

④ $\int f'(x)\sin f(x)\,dx=-\cos f(x)+C$

⑤ $\int f'(x)\cos f(x)\,dx=\sin f(x)+C$

⑥ $\int \frac{f'(x)}{\cos^2 f(x)}dx=\tan f(x)+C$

$t=f(x)$と置けば、置換積分法で積分公式Ⅰの形式になります。積分される関数に$t'=f'(x)$がかけてあるかどうかが肝心です。

例題7-4

次の不定積分を求めなさい。

(1) $\int 2x(x^2-1)^3 dx$　(2) $\int \frac{x}{\sqrt{x^2+1}}dx$　(3) $\int xe^{-x^2}dx$

(4) $\int \frac{2x+1}{x^2+x+1}dx$　(5) $\int \frac{(\ln x)^2}{x}dx$　(6) $\int 4x\sin(1-x^2)\,dx$

解説

Cは積分定数とします。

(1)　$t=x^2-1$と置けば、$(x^2-1)^3=t^3$となって積分公式Ⅰの③の形式になります。$t=x^2-1$を微分すると、$t'=2x$となります。その$t'=2x$がかけられているので、積分公式Ⅲの①が使えます。

$$\int 2x(x^2-1)^3 dx=\frac{1}{3+1}(x^2-1)^{3+1}+C=\frac{1}{4}(x^2-1)^4+C$$

置換積分法を使って計算してみましょう。

$t=x^2-1$と置いて、両辺を微分し、それぞれdx、dtをつけると、$dt=2x\,dx$となります。

したがって、

$$\int 2x(x^2-1)^3 dx=\int (x^2-1)^3\cdot 2x\,dx=\int t^3 dt=\frac{1}{3+1}t^{3+1}+C=\frac{1}{4}t^4+C$$

$t=x^2-1$を代入すると、

$$\int 2x(x^2-1)^3 dx=\frac{1}{4}(x^2-1)^4+C$$

となり、積分公式Ⅲを利用して計算したのと同じ答えになります。

(2)　$t=x^2+1$と置けば、$\frac{1}{\sqrt{t}}=\frac{1}{t^{\frac{1}{2}}}=t^{-\frac{1}{2}}$となって積分公式Ⅰの③の形式になります。

また、$t=x^2+1$を微分すると、$t'=2x$です。ですので、$2x$が係数になるように式を変形します。そうすれば、積分公式Ⅲが使えます。

$$\int \frac{x}{\sqrt{x^2+1}}dx=\int \frac{x}{(x^2+1)^{\frac{1}{2}}}dx=\int \frac{2x}{2(x^2+1)^{\frac{1}{2}}}dx=\int \frac{1}{2}\cdot 2x(x^2+1)^{-\frac{1}{2}}dx$$

平方根→累乗形式に変換

係数が$2x$となるように、分母・分子に2をかけます

これで積分公式Ⅲが使える式になりました

$$=\frac{1}{2}\cdot\frac{1}{-\frac{1}{2}+1}(x^2+1)^{-\frac{1}{2}+1}+C=\frac{1}{2}\cdot\frac{2}{1}(x^2+1)^{\frac{1}{2}}+C=\sqrt{x^2+1}+C$$

(3)　$t=-x^2$と置けば、e^tとなって積分公式Ⅰの④の形式になります。係数を工夫すれば、$t'=-2x$がかけられているので積分公式Ⅲが使えます。

$$\int xe^{-x^2}dx=\int \frac{-2x}{-2}e^{-x^2}dx=-\frac{1}{2}e^{-x^2}+C$$

(4)　$t=x^2+x+1$と置けば、$\frac{1}{t}$となって積分公式Ⅰの⑤の形式になります。$t'=2x+1$がかけられているので、積分公式Ⅲが使えます。

$$\int \frac{2x+1}{x^2+x+1}dx=\ln|x^2+x+1|+C=\ln(x^2+x+1)+C$$

$x^2+x+1=\left(x+\frac{1}{2}\right)^2+\frac{3}{4}>0$から、絶対値がはずせます

(5)　$t=\ln x$と置けば、t^2となって積分公式Ⅰの③の形式になります。$t'=\frac{1}{x}$がかけられているので積分公式Ⅲが使えます。

$$\int \frac{(\ln x)^2}{x}dx=\frac{1}{2+1}(\ln x)^{2+1}+C=\frac{1}{3}(\ln x)^3+C$$

(6)　$t=1-x^2$と置けば、$\sin t$となって積分公式Ⅰの⑥の形式になります。係数を工夫すれば、$t'=-2x$がかけられているので、積分公式Ⅲが使えます。

$$\int 4x\sin(1-x^2)dx=\int (-2)(-2x)\sin(1-x^2)dx=-2\{-\cos(1-x^2)\}+C$$
$$=2\cos(1-x^2)+C$$

問7-4

次の不定積分を求めなさい。

(1) $\displaystyle\int \frac{2x-1}{(x^2-x+1)^2}\,dx$　(2) $\displaystyle\int x^2\sqrt{x^3+1}\,dx$　(3) $\displaystyle\int (x-1)\,e^{x^2-2x-1}\,dx$

(4) $\displaystyle\int \frac{4x}{x^2+3}\,dx$　(5) $\displaystyle\int \frac{e^x}{e^x+1}\,dx$　(6) $\displaystyle\int (2x+1)\cos(x^2+x+2)\,dx$

7.1.3　部分積分法

積の微分公式 $(f(x)g(x))'=f'(x)g(x)+f(x)g'(x)$ を変形します。

$$f(x)g'(x)=(f(x)g(x))'-f'(x)g(x)$$

そして、両辺を x について積分します。

$$\int f(x)g'(x)\,dx=\int (f(x)g(x))'\,dx-\int f'(x)g(x)\,dx$$

中央の $\int (f(x)g(x))'dx$ は $f(x)g(x)$ を微分して、積分していますから、$f(x)g(x)$ に戻ります。

したがって、次の式が得られます。

不定積分の部分積分法

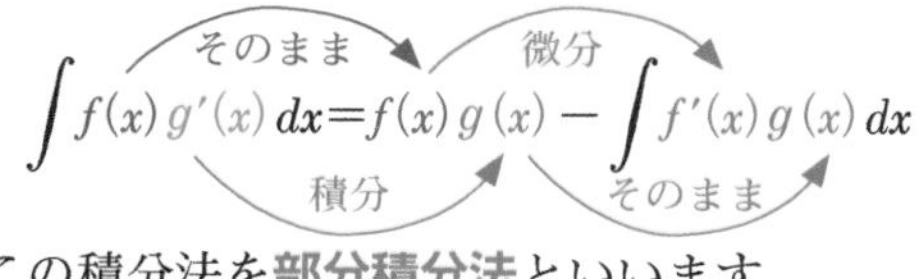

$$\int f(x)g'(x)\,dx=f(x)g(x)-\int f'(x)g(x)\,dx$$

この積分法を**部分積分法**といいます。

どちらが微分？積分？
e^x、$\sin x\,(\cos x)$ ⇒ **積分**
$\ln x$、$\log x$ ⇒ **微分**

部分積分法は、2つの関数 $f(x)$, $g(x)$ の積 $f(x)g(x)$ を積分するための公式です。

2つある関数のうち、一方を微分、他方を積分することになります。一般的には、e^x や $\sin x\,(\cos x)$ などの関数は積分、$\ln x$ や $\log x$ は微分にまわし、相手の関数はその逆にします。

積分にまわす優先順位は、$e^x > \sin x\,(\cos x) > x^n$ です。e^x は積分しても e^x ですから、必ず積分にまわしましょう。一方、$\ln x$ は微分すると、$\frac{1}{x}$ と簡単になりますが、$\ln x$ を積分すると、$x(\ln x-1)$ となります。ですので、$\ln x$ は必ず微分にまわします。

例題7-5

次の不定積分を求めなさい。

(1) $\displaystyle\int xe^x\,dx$　(2) $\displaystyle\int \ln x\,dx$

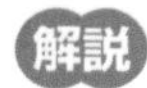

(1) xe^x について、x を微分すれば、1で、簡単になりますので、$f(x)=x$ です。
e^x は積分しても複雑にならないので、e^x を積分にまわし、$g'(x)=e^x$ として、部分積分の公

式に当てはめて計算します。

$$\int xe^x dx = xe^x - \int 1\cdot e^x dx = xe^x - e^x + C = (x-1)e^x + C$$

そのまま　微分　積分　そのまま

(2) $\int \ln x\,dx$には関数が2つありませんが、$\ln x = 1\cdot\ln x$として計算します。

$\ln x$を微分すれば、$(\ln x)' = \dfrac{1}{x}$で簡単になるので、$f(x)=\ln x$とします。

また、1は積分すると、$\int 1\,dx = x$ですから、$g'(x)=1$とします。

$$\int \ln x\,dx = \int 1\cdot\ln x\,dx = x\ln x - \int x\cdot\frac{1}{x}dx = x\ln x - \int 1\,dx = x\ln x - x + C$$

そのまま　微分　積分　そのまま　$\int 1dx = x$

問7-5

次の不定積分を求めなさい。

(1) $\int x\sin x\,dx$　　(2) $\int x\ln x\,dx$

7.2 定積分と面積

7.2.1 定積分

積分法の始まりは面積を求める求積法にあります。長方形や三角形であれば公式がありますが、曲線で囲まれた図形はどのように求めればよいのでしょうか。

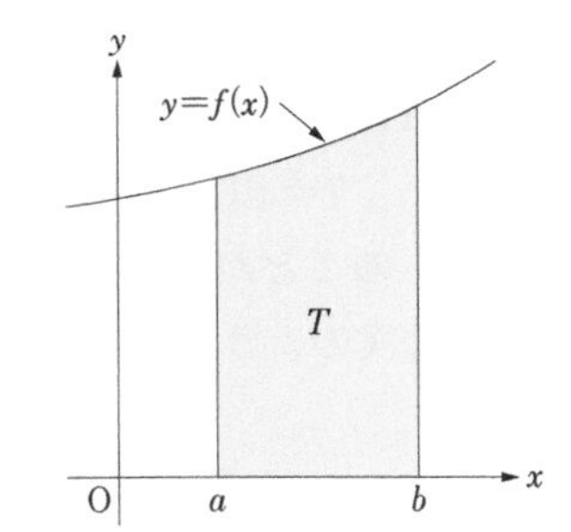

関数$y=f(x)$において、この関数のグラフと直線$x=a$、$x=b$およびx軸で囲まれた右図の水色の部分の面積Tを考えてみましょう。ただし、$a \leqq x \leqq b$において、$f(x) \geqq 0$とします。

まず、関数$y=f(x)$のグラフとx軸、そして、直線$x=a$、$x=x$で囲まれた部分（青の斜線部）の面積を$S(x)$と置きます（右下の図）。

ここで、$S(x)$を微分してみましょう。

微分の定義から、

$$S'(x) = \lim_{\Delta x \to 0}\frac{S(x+\Delta x) - S(x)}{\Delta x}$$

です。$S(x+\Delta x)$と$S(x)$は図の矢印（↔）で示した範囲の面積で、分子の$S(x+\Delta x)-S(x)$はその差ですから、図の格子状の緑の部分の面積となります。

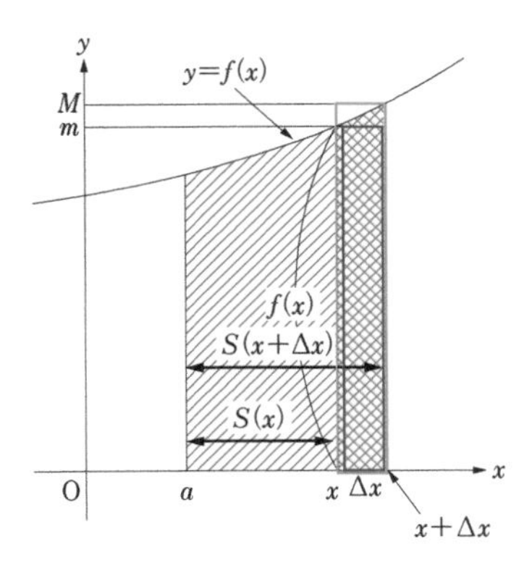

xから$x+\Delta x$における関数の最大値と最小値をそれぞ

れM, mと置くと、緑の部分より大き目の赤枠の長方形と小さめの紺枠の長方形の面積から、

$$m\Delta x \leqq S(x+\Delta x)-S(x) \leqq M\Delta x$$

紺枠の面積　緑の部分の面積　赤枠の面積

が成り立ちます。

この3辺を $\Delta x\,(\Delta x>0)$ で割ると、

$$m \leqq \frac{S(x+\Delta x)-S(x)}{\Delta x} \leqq M$$

となります。$\Delta x \to 0$のとき、明らかに、$M, m \to f(x)$となるので、

$$\lim_{\Delta x \to 0} \frac{S(x+\Delta x)-S(x)}{\Delta x}=f(x)$$

となります。

$\Delta x<0$のときも同様のことが成り立ちます。

したがって、$S'(x)=f(x)$となります。これで、面積関数$S(x)$は関数$f(x)$の不定積分のひとつであることが示されました。関数$f(x)$の任意の不定積分を$F(x)$とすれば、Cを定数として、

$$S(x)=F(x)+C$$

と表されます。

ここで、$x=a$を代入すると、$S(a)=F(a)+C$

$S(x)$の定義から、$S(a)=0$ですので、

$$C=-F(a)$$

となります。したがって、$S(x)=F(x)+C$から、

$S(x)=F(x)-F(a)$が成り立ちます。

これに$x=b$を代入すると、$S(b)$はxがaからbまでの面積に等しいです。したがって、

$T=S(b)=F(b)-F(a)$となります。

以上のことから、関数$y=f(x)$のグラフと直線$x=a$、$x=b$およびx軸で囲まれた部分の面積Tは次のように求められることがわかりました。

$$T=F(b)-F(a) \qquad \text{ただし、} F(x)=\int f(x)\,dx$$

一般に、関数$f(x)$の不定積分のひとつを$F(x)$とするとき、2つの実数a, bに対して、

$F(b)-F(a)$を、$f(x)$の$x=a$から$x=b$までの**定積分**といい、$\int_a^b f(x)\,dx$で表します。

このとき、$F(b)-F(a)$を、$[F(x)]_a^b$と表します。

aを定積分の**下端**、bを**上端**といい、aからbを**積分区間**といいます。

$$\int_{\text{下端}}^{\text{上端}} f(x)\,dx=[F(x)]_{\text{下端}}^{\text{上端}}=F(\text{上端})-F(\text{下端})$$

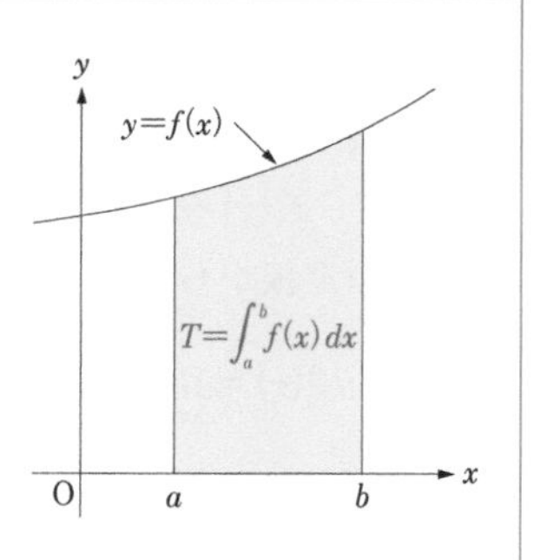

$$\int_a^b f(x)\,dx=[F(x)]_a^b=F(b)-F(a)$$

この定積分を計算するとき、関数$f(x)$をaからbまで**積分する**といいます。

ここで、$a \leqq x \leqq b$において、$f(x) \geqq 0$であれば、定積分$\int_a^b f(x)\,dx$の値は前ページの図の青色部の面積となることをしっかり覚えてください。

$F(x)$を$f(x)$の不定積分のひとつとし、Cを定数とすると、$F(x)+C$も$f(x)$の不定積分となります。ここで、

$$[F(x)+C]_a^b=\{F(b)+C\}-\{F(a)+C\}=F(b)-F(a)=[F(x)]_a^b$$

となり、定積分を計算する場合、定数Cをつけてもつけなくても同じ結果が得られます。したがって、通常は定数をつけずに計算を行います。

定積分の性質として、ただちに次の公式が成り立つことがわかります。

定積分の公式 I

① $\left(\int_a^x f(x)\,dx\right)'=f(x)$

② 定数倍は積分の外に出せます。

$$\int_a^b sf(x)\,dx=s\int_a^b f(x)\,dx \qquad \text{（ただし、}s\text{は実数）}$$

③ 関数の和や差の積分では、関数を分割して積分できます。

$$\int_a^b \{f(x)\pm g(x)\}\,dx=\int_a^b f(x)\,dx\pm\int_a^b g(x)\,dx \qquad \text{（複号同順）}$$

④ 区間差がなければ値は0になります。

$$\int_a^a f(x)\,dx=0$$

⑤ 積分区間を逆転すると、値の符号が逆転します。

$$\int_a^b f(x)\,dx=-\int_b^a f(x)\,dx$$

⑥ 積分区間は分割またはつなげることができます（右図）。

$$\int_a^b f(x)\,dx+\int_b^c f(x)\,dx=\int_a^c f(x)\,dx$$

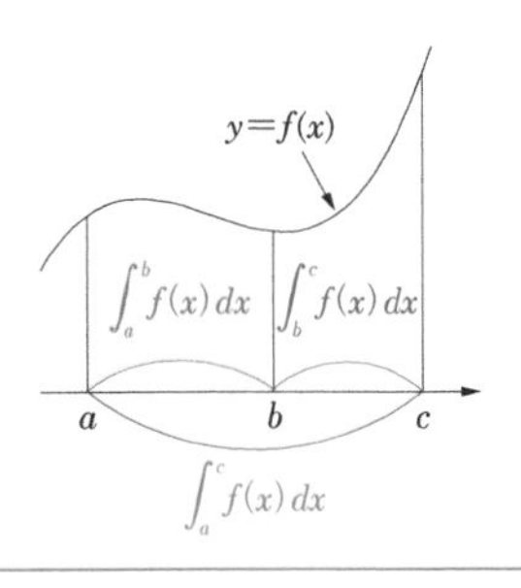

②、③は、不定積分の公式からすぐに導かれます。

⑥は、$F(x)$を$f(x)$の不定積分のひとつとすれば、

$$\text{左辺}=[F(x)]_a^b+[F(x)]_b^c=F(b)-F(a)+F(c)-F(b)=F(c)-F(a)=[F(x)]_a^c=\text{右辺}$$

と証明されます。

例題7-6

次の定積分を求めなさい。

(1) $\displaystyle\int_{-1}^{2}(-x^2)\,dx$　(2) $\displaystyle\int_{1}^{4}(\sqrt{x}-1)\,dx$　(3) $\displaystyle\int_{2}^{4}\frac{x+3}{x^3}\,dx$

(4) $\displaystyle\int_{1}^{e}\frac{1}{x}\,dx$　(5) $\displaystyle\int_{1}^{2}e^x\,dx$　(6) $\displaystyle\int_{0}^{\pi}\sin x\,dx$

解説

不定積分

計算を間違えないために、係数はくくり出します

(1) $\displaystyle\int_{-1}^{2}(-x^2)\,dx=\left[-\frac{1}{2+1}x^{2+1}\right]_{-1}^{2}=\left[-\frac{1}{3}x^3\right]_{-1}^{2}=-\frac{1}{3}\{2^3-(-1)^3\}=-\frac{1}{3}(8+1)$

上端　下端

$=-3$

指数に1を加えます

(2) $\displaystyle\int_{1}^{4}(\sqrt{x}-1)\,dx=\int_{1}^{4}\left(x^{\frac{1}{2}}-1\right)dx=\left[\frac{1}{\frac{1}{2}+1}x^{\frac{1}{2}+1}-x\right]_{1}^{4}=\left[\frac{1}{\frac{3}{2}}x^{\frac{3}{2}}-x\right]_{1}^{4}=\left[\frac{2}{3}x^{\frac{3}{2}}-x\right]_{1}^{4}$

上端　下端

平方根→累乗形式に変換

$\int 1dx=x$

逆数 $\left(a\to\frac{1}{a}\right)$ をかけます

分母の逆数

$\displaystyle=\left[\frac{2}{3}x\sqrt{x}-x\right]_{1}^{4}=\frac{2}{3}[x\sqrt{x}]_{1}^{4}-[x]_{1}^{4}=\frac{2}{3}(4\sqrt{4}-1\sqrt{1})-(4-1)$

上端　下端　上端　下端

$\displaystyle=\frac{2}{3}(8-1)-3=\frac{14}{3}-\frac{9}{3}=\frac{5}{3}$

項が複数あるときは各項別々に計算、係数をくくるとやさしくなります

分数→累乗形式に変換

指数に1を加えます

(3) $\displaystyle\int_{2}^{4}\frac{x+3}{x^3}\,dx=\int_{2}^{4}\left(\frac{x}{x^3}+\frac{3}{x^3}\right)dx=\int_{2}^{4}(x^{-2}+3x^{-3})\,dx=\left[\frac{1}{-2+1}x^{-2+1}+\frac{3}{-3+1}x^{-3+1}\right]_{2}^{4}$

指数に1を加えます

逆数 $\left(a\to\frac{1}{a}\right)$ をかけます

上端　下端　上端　下端

$\displaystyle=-\left[\frac{1}{x}\right]_{2}^{4}-\frac{3}{2}\left[\frac{1}{x^2}\right]_{2}^{4}=-\left(\frac{1}{4}-\frac{1}{2}\right)-\frac{3}{2}\left(\frac{1}{16}-\frac{1}{4}\right)$

$\displaystyle=-\left(\frac{1}{4}-\frac{2}{4}\right)-\frac{3}{2}\left(\frac{1}{16}-\frac{4}{16}\right)=\frac{1}{4}+\frac{9}{32}=\frac{8}{32}+\frac{9}{32}=\frac{17}{32}$

$\frac{1}{x}=x^{-1}\to\ln|x|$　絶対値を忘れないように

(4) $\displaystyle\int_{1}^{e}\frac{1}{x}\,dx=[\ln|x|]_{1}^{e}=\ln e-\ln 1=1-0=1$

(5) $\displaystyle\int_{1}^{2}e^x\,dx=[e^x]_{1}^{2}=e^2-e$

$\sin x \rightarrow -\cos x$

(6) $\displaystyle\int_0^{\pi} \sin x\, dx = [-\cos x]_0^{\pi} = -(\cos \pi - \cos 0) = -(-1-1) = 2$

(2)〜(6)は積分区間で関数の値が常に0以上です。したがって、それぞれ下の図にある斜線部の面積が計算されています。

(2)

(3)

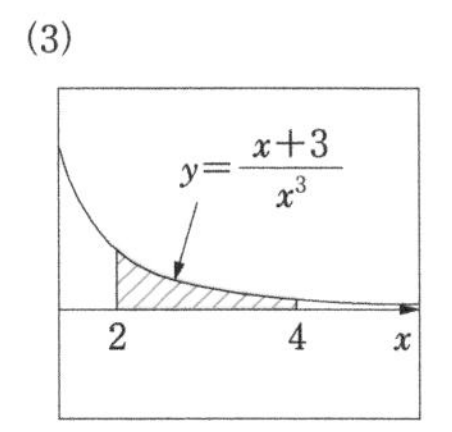

(4)

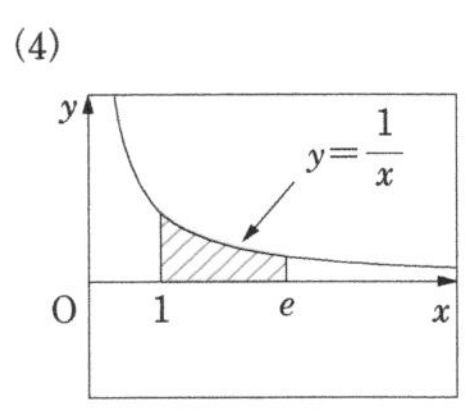

(5)

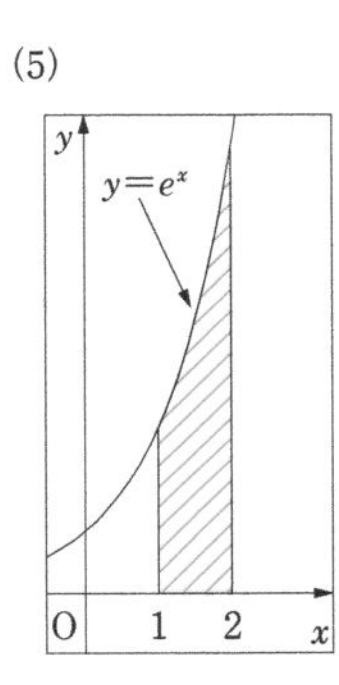

(6)

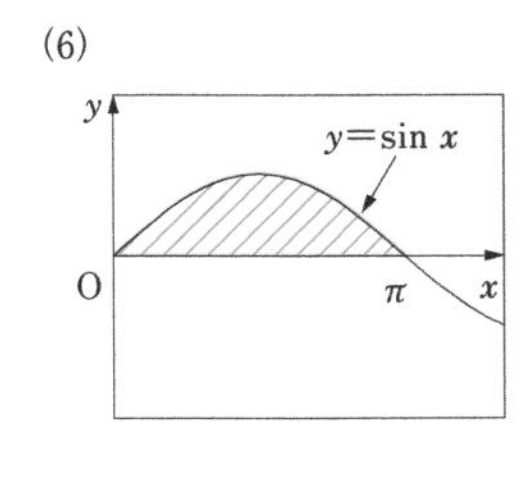

問7-6

次の定積分を求めなさい。

(1) $\displaystyle\int_{-2}^{-1} (-3x^2+4x+2)\,dx$　　(2) $\displaystyle\int_1^{8} \left(2\sqrt[3]{x} - \frac{1}{3\sqrt[3]{x^2}}\right) dx$　　(3) $\displaystyle\int_1^{e} \frac{x-1}{x}\,dx$

(4) $\displaystyle\int_{-1}^{0} 2^x \ln 2\,dx$　　(5) $\displaystyle\int_0^{\pi} (3\sin x + 4\cos x)\,dx$　　(6) $\displaystyle\int_0^{\frac{\pi}{4}} \frac{\sqrt{2}}{\cos^2 x}\,dx$

例題7-7

次の定積分を求めなさい。

(1) $\displaystyle\int_0^{2} (2x-1)^2 dx$　　(2) $\displaystyle\int_0^{3} \sqrt{4-x}\,dx$　　(3) $\displaystyle\int_{-\pi}^{\frac{1}{2}\pi} \cos(3x-\pi)\,dx$

(4) $\displaystyle\int_0^{2} 6x\sqrt{2x^2+1}\,dx$　　(5) $\displaystyle\int_2^{3} \frac{2x+1}{x^2+x}\,dx$　　(6) $\displaystyle\int_{-1}^{1} xe^{x^2} dx$

解説

(1)〜(3)は積分公式Ⅱを、(4)〜(6)は積分公式Ⅲを使います。

(1) $\displaystyle\int_0^2 (2x-1)^2 dx=\left[\frac{1}{2}\cdot\frac{1}{2+1}(2x-1)^{2+1}\right]_0^2=\left[\frac{1}{2}\cdot\frac{1}{3}(2x-1)^3\right]_0^2=\left[\frac{1}{6}(2x-1)^3\right]_0^2$

指数に1を加えます
xの係数2で割ります
逆数 $\left(a\to\frac{1}{a}\right)$ をかけます

$\displaystyle=\frac{1}{6}\{3^3-(-1)^3\}=\frac{1}{6}\cdot(27+1)=\frac{14}{3}$

(2) $\displaystyle\int_0^3 \sqrt{4-x}\,dx=\int_0^3 (4-1x)^{\frac{1}{2}}dx=\left[\frac{1}{-1}\cdot\frac{1}{\frac{1}{2}+1}(4-x)^{\frac{1}{2}+1}\right]_0^3=\left[\frac{1}{-1}\cdot\frac{2}{3}(4-x)^{\frac{3}{2}}\right]_0^3$

$\sqrt{x}=x^{\frac{1}{2}}$
指数に1を加えます
xの係数-1で割ります
逆数 $\left(a\to\frac{1}{a}\right)$ をかけます

$\displaystyle=\left[-\frac{2}{3}\sqrt{(4-x)^3}\right]_0^3=-\frac{2}{3}(\sqrt{1^3}-\sqrt{4^3})=-\frac{2}{3}(1-8)=\frac{14}{3}$

(3) $\displaystyle\int_{-\pi}^{\frac{1}{2}\pi}\cos(3x-\pi)\,dx=\left[\frac{1}{3}\sin(3x-\pi)\right]_{-\pi}^{\frac{1}{2}\pi}=\frac{1}{3}\left\{\sin\frac{1}{2}\pi-\sin(-4\pi)\right\}=\frac{1}{3}(1-0)=\frac{1}{3}$

(4) $\displaystyle\int_0^2 6x\sqrt{2x^2+1}\,dx=\int_0^2\frac{6}{4}\cdot 4x\,(2x^2+1)^{\frac{1}{2}}dx=\left[\frac{6}{4}\cdot\frac{1}{\frac{1}{2}+1}(2x^2+1)^{\frac{1}{2}+1}\right]_0^2$

$\sqrt{x}=x^{\frac{1}{2}}$
指数に1を加えます
微分
逆数 $\left(a\to\frac{1}{a}\right)$ をかけます

$\displaystyle=\left[\frac{6}{4}\cdot\frac{2}{3}(2x^2+1)^{\frac{3}{2}}\right]_0^2$

$\displaystyle=[\sqrt{(2x^2+1)^3}]_0^2=\sqrt{9^3}-\sqrt{1^3}=27-1=26$

$\ln a-\ln b=\ln\frac{a}{b}$

(5) $\displaystyle\int_2^3\frac{2x+1}{x^2+x}dx=[\ln|x^2+x|]_2^3=\ln 12-\ln 6=\ln\frac{12}{6}=\ln 2$

微分

(6) $\displaystyle\int_{-1}^1 xe^{x^2}dx=\int_{-1}^1\frac{1}{2}\cdot 2xe^{x^2}dx=\left[\frac{1}{2}e^{x^2}\right]_{-1}^1=\frac{1}{2}(e-e)=0$

微分

問7-7

次の定積分を求めなさい。

(1) $\displaystyle\int_0^3\frac{1}{(3x+1)^2}dx$　(2) $\displaystyle\int_1^3\sqrt[3]{13x-12}\,dx$　(3) $\displaystyle\int_0^2 e^{-2x}dx$

(4) $\displaystyle\int_0^{\frac{\pi}{2}}\sin(2x+\pi)\,dx$　(5) $\displaystyle\int_1^e\frac{(\ln x)^2}{x}dx$　(6) $\displaystyle\int_2^5\frac{2x-1}{x^2-x+1}dx$

7.2.2　定積分の置換積分法

関数$f(x)$の不定積分を求めるとき、$x=g(t)$と置き、置換積分法を用いると、

$$\int f(x)\,dx=\int f(g(t))\,g'(t)\,dt$$

となりました。

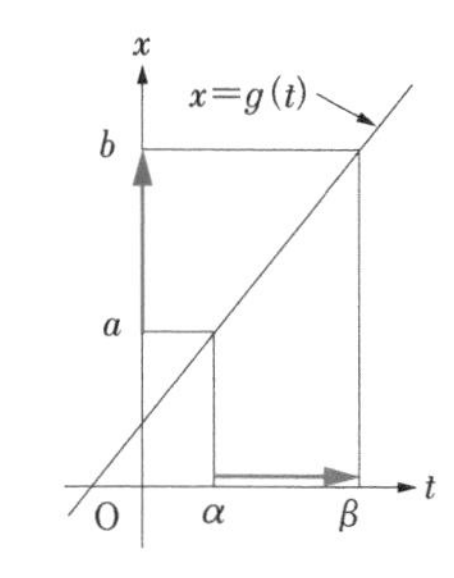

それでは、定積分の場合はどうなるでしょうか。

ここで、xがaからbまで変化すると、tがαからβまで変化するとき、

x	$a \to b$
t	$\alpha \to \beta$

と表します。

この対応によって、積分区間もxの区間「aからb」をtの区間「αからβ」に変換することができます。すなわち、次の定積分の置換積分法が成り立ちます。

定積分の置換積分法

$$\int_a^b f(x)\,dx=\int_\alpha^\beta f(g(t))\,g'(t)\,dt \qquad \text{ただし、}x=g(t)\text{、}a=g(\alpha)\text{、}b=g(\beta)$$

積分区間も変更されますので、置換積分で不定積分を求めてから、わざわざxの式に戻さないで定積分の値を求めることができます。

例題7-8

次の定積分を求めなさい。

(1) $\displaystyle\int_0^1 x\sqrt{1-x}\,dx$　　(2) $\displaystyle\int_0^1 \frac{dx}{x^2+1}$

解説

(1) $t=\sqrt{1-x}$、すなわち、$x=1-t^2$と置き、両辺を微分し、それぞれdx、dtをつけると、

$$dx=-2t\,dt$$

となります。積分区間は、$x=0$、1を$t=\sqrt{1-x}$に代入して、

x	0	→	1
t	1	→	0

と対応することがわかります。したがって、

$$\int_0^1 x\sqrt{1-x}\,dx=\int_1^0 (1-t^2)\,t\,(-2t)\,dt$$

xからtの区間へ

指数に1を加えます

$$=\int_1^0 (2t^4-2t^2)\,dt=\left[\frac{2}{4+1}t^{4+1}-\frac{2}{2+1}t^{2+1}\right]_1^0=\left[\frac{2}{5}t^5-\frac{2}{3}t^3\right]_1^0$$

逆数 $\left(a\to\frac{1}{a}\right)$ をかけます

$$=\frac{2}{5}[t^5]_1^0-\frac{2}{3}[t^3]_1^0=\frac{2}{5}(\overset{上端}{0^5}-\overset{下端}{1^5})-\frac{2}{3}(\overset{上端}{0^3}-\overset{下端}{1^3})=-\frac{2}{5}+\frac{2}{3}$$

$$=\frac{-6+10}{15}=\frac{4}{15}$$

(2)　$x=\tan t$と置き、両辺を微分し、それぞれdx、dtをつけると、

$$dx=\frac{1}{\cos^2 t}dt$$

となります。積分区間は、$x=0$、1を$x=\tan t$に代入して、

x	0	→	1
t	0	→	$\pi/4$

と対応することがわかります。したがって、

$$\int_0^1 \frac{dx}{x^2+1}=\int_0^{\frac{\pi}{4}}\frac{1}{\tan^2 t+1}\cdot\frac{1}{\cos^2 t}dt=\int_0^{\frac{\pi}{4}}\frac{1}{\frac{1}{\cos^2 t}}\cdot\frac{1}{\cos^2 t}dt=\int_0^{\frac{\pi}{4}}1\,dt=[t]_0^{\frac{\pi}{4}}$$

$$=\frac{\pi}{4}-0=\frac{\pi}{4}$$

三角関数の相互関係から $1+\tan^2 t=\frac{1}{\cos^2 t}$ を代入

問7-8

次の定積分を求めなさい。

(1) $\displaystyle\int_1^5 x\sqrt{x-1}\,dx$　　(2) $\displaystyle\int_0^1 \frac{dx}{\sqrt{1-x^2}}$

7.2.3 定積分の部分積分法

不定積分の部分積分法から、次の定積分の部分積分法が導かれます。

定積分の部分積分法

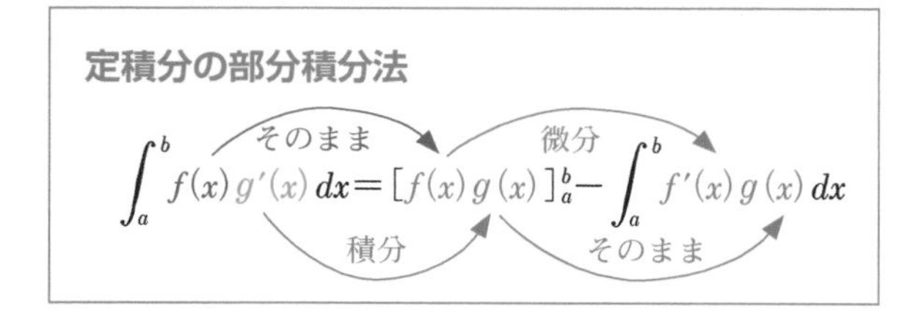

$$\int_a^b f(x)g'(x)\,dx=[f(x)g(x)]_a^b-\int_a^b f'(x)g(x)\,dx$$

e^x、$\sin x(\cos x)$ ⇒ **積分**
$\ln x$、$\log x$ ⇒ **微分**

例題7-9

次の定積分を求めなさい。

(1) $\displaystyle\int_0^{\frac{\pi}{2}} x\sin x\,dx$　　(2) $\displaystyle\int_1^e x\ln x\,dx$

解説

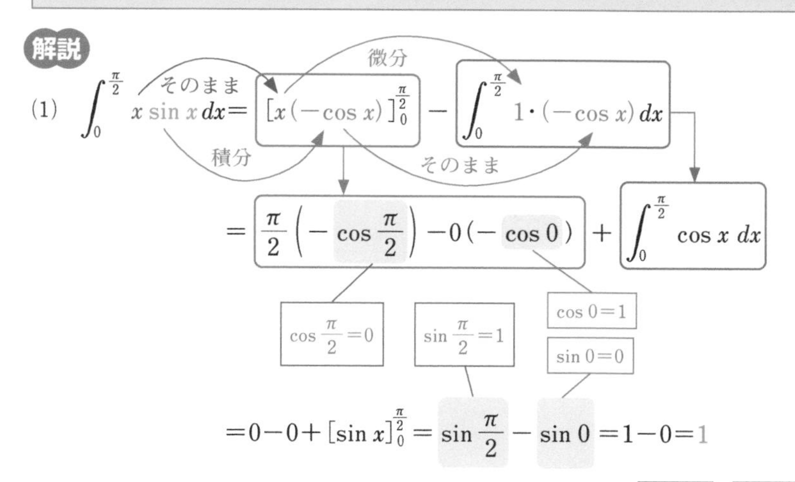

$\ln e=1$　$\ln 1=0$

そのまま　微分　積分　そのまま

(2) $\displaystyle\int_1^e x\ln x\,dx = \left[\frac{1}{2}x^2\ln x\right]_1^e - \int_1^e \frac{1}{2}x^2\cdot\frac{1}{x}\,dx = \frac{1}{2}(e^2\ln e - 1^2\ln 1) - \int_1^e \frac{1}{2}x\,dx$

$\displaystyle = \frac{1}{2}(e^2\cdot 1 - 1\cdot 0) - \left[\frac{1}{2}\cdot\frac{1}{2}x^2\right]_1^e = \frac{1}{2}e^2 - \frac{1}{4}(e^2-1^2) = \frac{1}{2}e^2 - \frac{1}{4}e^2 + \frac{1}{4}$

$\displaystyle = \frac{1}{4}e^2 + \frac{1}{4}$

問7-9

次の定積分を求めなさい。

(1) $\displaystyle\int_0^1 xe^x\,dx$　　(2) $\displaystyle\int_e^{e^2} \ln x\,dx$

7.2.4 偶関数と奇関数の定積分

偶関数と奇関数を利用すれば、定積分の計算が少しだけ楽になります。

関数$y=f(x)$は、

① $f(-x)=f(x)$が成り立つとき、**偶関数**といい、
$y=f(x)$のグラフがy軸に関して対称です。

② $f(-x)=-f(x)$が成り立つとき、**奇関数**といい、
$y=f(x)$のグラフが原点に関して対称です。

例　$y=f(x)=c, x^2, x^4$、と $\cos x$ などは偶関数

ただし、c は定数

x の偶数乗の項のみで構成された関数は偶関数です。

$y=f(x)=x, x^3, x^5$、と $\sin x$ などは奇関数

x の奇数乗の項のみで構成された関数は奇関数です。

偶関数の例

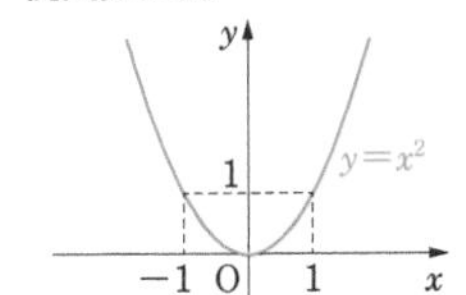

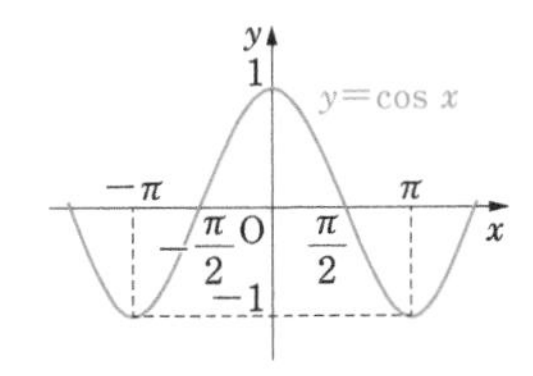

奇関数の例

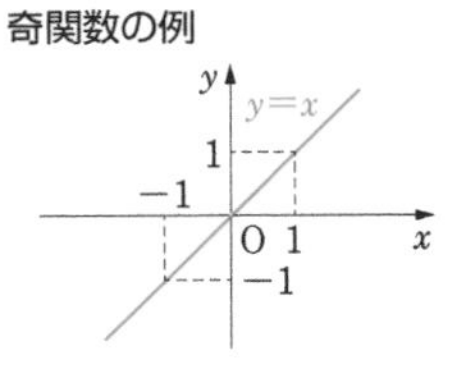

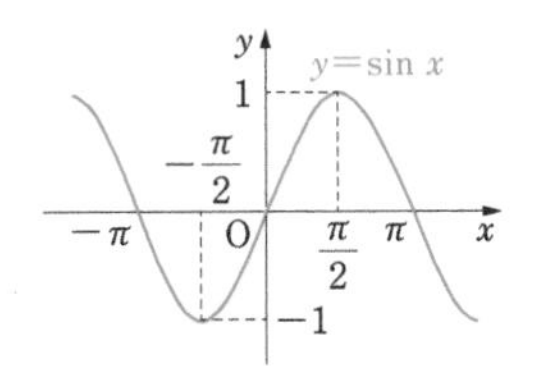

偶関数、奇関数について、次の公式が成り立ちます。

> $f(x)$ が**偶関数**ならば、
> $$\int_{-a}^{a} f(x)\,dx = 2\int_{0}^{a} f(x)\,dx$$
> $f(x)$ が**奇関数**ならば、
> $$\int_{-a}^{a} f(x)\,dx = 0$$

これは、次のように導かれます。

定積分の公式 I ⑥から、積分区間を正の部分と負の部分に分けます。

$$\int_{-a}^{a} f(x)\,dx = \int_{-a}^{0} f(x)\,dx + \int_{0}^{a} f(x)\,dx$$

右辺の前の定積分に置換積分法を用います。

$x=-t$ と置き、両辺を微分し、それぞれ dx、dt をつけると、

$$dx=-dt$$

となります。$x=-t$ に $x=a, 0$ を代入して

x	$-a \to 0$
t	$a \to 0$

したがって、$f(x)$ が偶関数であれば、$f(-t)=f(t)$ から、

$$\int_{-a}^{0} f(x)\,dx = \int_{a}^{0} f(-t)(-1)\,dt = \int_{0}^{a} f(t)\,dt = \int_{0}^{a} f(x)\,dx$$

（偶関数／積分区間を逆に／文字を x に）

したがって、

$$\int_{-a}^{a} f(x)\,dx = \int_{-a}^{0} f(x)\,dx + \int_{0}^{a} f(x)\,dx = \int_{0}^{a} f(x)\,dx + \int_{0}^{a} f(x)\,dx = 2\int_{0}^{a} f(x)\,dx$$

また、$f(x)$ が奇関数であれば、$f(-t)=-f(t)$ から、

$$\int_{-a}^{0} f(x)\,dx = \int_{a}^{0} f(-t)(-1)\,dt = \int_{0}^{a} \{-f(t)\}\,dt = -\int_{0}^{a} f(x)\,dx$$

（奇関数／積分区間を逆に／文字を x に）

したがって、

$$\int_{-a}^{a} f(x)\,dx=\int_{-a}^{0} f(x)\,dx+\int_{0}^{a} f(x)\,dx=-\int_{0}^{a} f(x)\,dx+\int_{0}^{a} f(x)\,dx=0$$

例題7-10

次の定積分を求めなさい。

(1) $\displaystyle\int_{-1}^{1}(6x^2-4x+1)\,dx$　　(2) $\displaystyle\int_{-\frac{\pi}{2}}^{\frac{\pi}{2}}\sin x\,dx$

解説

偶関数

(1) $\displaystyle\int_{-1}^{1}(6x^2-4x+1)\,dx=\int_{-1}^{1}6x^2\,dx-\int_{-1}^{1}4x\,dx+\int_{-1}^{1}1\,dx=2\int_{0}^{1}6x^2dx-0+2\int_{0}^{1}1dx$

奇関数

$$=2\left[6\cdot\frac{1}{3}x^3\right]_0^1+2\,[x]_0^1=4\,(1^3-0^3)+2\,(1-0)=4+2=6$$

(2) $\sin x$は奇関数ですから、

$\displaystyle\int_{-\frac{\pi}{2}}^{\frac{\pi}{2}}\sin x\,dx=0$ となります。

問7-10

次の定積分を求めなさい。

(1) $\displaystyle\int_{-2}^{2}(-x^3-3x^2)\,dx$　　(2) $\displaystyle\int_{-\frac{\pi}{2}}^{\frac{\pi}{2}}\cos x\,dx$

7.2.5　区分求積法

関数$y=f(x)$において、$f(x)\geqq 0$（$a\leqq x\leqq b$）のとき、この関数のグラフと直線$x=a$、$x=b$およびx軸で囲まれた右図の青い直線と曲線で囲まれた部分の面積Tは定積分$\displaystyle\int_a^b f(x)\,dx$で求められます。

ここでは、区分求積法といわれるもうひとつの面積の求め方を紹介します。

$x=a$から$x=b$の区間をn等分し、両端と分点を小さいほうから$a=x_0$、x_1、x_2、…、$x_n=b$と置き、$\Delta x=\dfrac{b-a}{n}$とします。

このとき、和$\displaystyle\sum_{k=0}^{n-1}f(x_k)\,\Delta x$は、右図の桃色斜線部の長方形の面積の合計です。

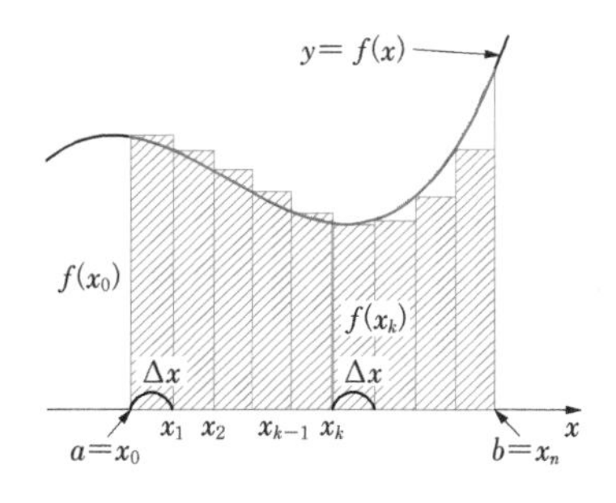

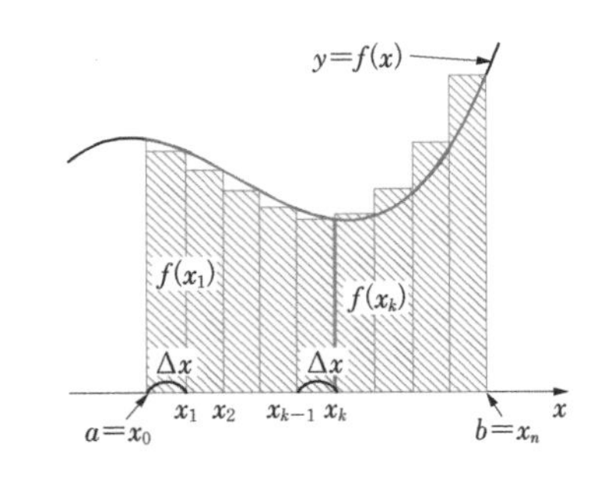

また、和 $\sum_{k=1}^{n} f(x_k)\,\Delta x$ は、右図の緑色斜線部の長方形の面積の合計です。

ここで、nが限りなく大きくなれば、どちらにおいても1つひとつの長方形の幅 Δx は限りなく小さくなり、階段状になっている長方形の集まりも次第に求める青い直線と曲線で囲まれた図形に近づいていきます。

したがって、2つの和は、どちらも求める面積Tに限りなく近づきます。すなわち、

$$T=\lim_{n\to\infty}\sum_{k=0}^{n-1} f(x_k)\,\Delta x=\lim_{n\to\infty}\sum_{k=1}^{n} f(x_k)\,\Delta x$$

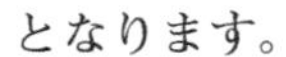

となります。

これが、曲線で囲まれた図形の面積のもうひとつの求め方で、**区分求積法**とよばれています。

関数$f(x)$の$x=a$から$x=b$までの定積分 $\int_a^b f(x)\,dx$ をこのTの値として定めていました。

つまり、次の式が成り立ちます。

$$\lim_{n\to\infty}\sum_{k=0}^{n-1} f(x_k)\,\Delta x=\lim_{n\to\infty}\sum_{k=1}^{n} f(x_k)\,\Delta x=\int_a^b f(x)\,dx$$

実は、これが微分を使わない**区分求積法による定積分の定義**です。

しかし、この定義では計算はやさしくありません。それが、**微積分学の基本定理**である、

$$\left(\int_a^x f(x)\,dx\right)'=f(x)$$

が証明され、

$$\int_a^b f(x)\,dx=\bigl[F(x)\bigr]_a^b=F(b)-F(a)$$

が導かれたことによって、容易に定積分の値を求められるようになりました。ここが微分と積分の関係で素晴らしいところです。

ここでぜひ感覚としてもっておきたいことは、関数の値$f(x)$に微小の Δx をかけて a〜b まで加え、$\Delta x\to 0$ とすれば定積分で面積が求まるということです。

$f(t)$が時間tの関数で速度を表すものであれば、

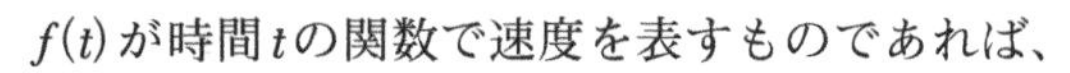

速度$f(t)$×時間 Δt=距離

を表しますから、定積分の値は$t=a$から$t=b$までに動いた距離を表します。

不定積分の名称の由来は、定積分

$$\int_a^x f(x)\,dx=F(x)-F(a)$$

において、下端のaをとると、定積分 $\int^x f(x)\,dx$ は定数項が定まりません。それをCと置いて、定数項が定まらない定積分として不定積分の言葉が生まれました。

7.2.6 広義積分

これまでは、関数$f(x)$が定義された$x=a$から$x=b$までの定積分を考えてきましたが、この節では、定義されていない区間での定積分を考えます。

例1 $\displaystyle\int_0^1 \frac{1}{\sqrt{x}}\,dx$

$f(x)=\dfrac{1}{\sqrt{x}}$ は、$x=0$では定義されていません。そこで、$0<h<1$とすると、

$$\int_h^1 \frac{1}{\sqrt{x}}\,dx=\int_h^1 x^{-\frac{1}{2}}\,dx=\left[\frac{1}{-\frac{1}{2}+1}x^{-\frac{1}{2}+1}\right]_h^1=\left[2\sqrt{x}\right]_h^1=2(\sqrt{1}-\sqrt{h})=2-2\sqrt{h}$$

となります。

ここで、$h\to 0$のとき、$\sqrt{h}\to 0$となりますから、

$$\lim_{h\to 0}\int_h^1 \frac{1}{\sqrt{x}}\,dx=\lim_{h\to 0}(2-2\sqrt{h})=2$$

となります。そこで、

$$\int_0^1 \frac{1}{\sqrt{x}}\,dx=\lim_{h\to 0}\int_h^1 \frac{1}{\sqrt{x}}\,dx=2$$

と定積分を定めています。

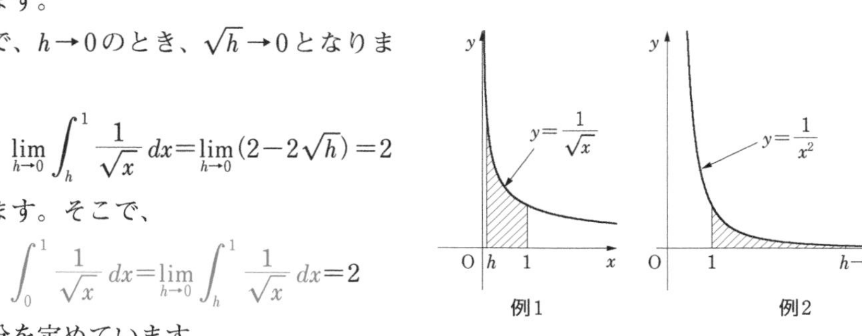

例1　　例2

この定積分の値は、曲線とx軸、y軸、直線$x=1$で囲まれた図形の面積となります。

例2 $\displaystyle\int_1^\infty \frac{1}{x^2}\,dx$

この積分は、$\displaystyle\lim_{h\to\infty}\int_1^h \frac{1}{x^2}\,dx$で定めます。$h\to\infty$ はhが限りなく大きくなることを示します。

$$\int_1^h \frac{1}{x^2}\,dx=\int_1^h x^{-2}\,dx=\left[\frac{1}{-2+1}x^{-2+1}\right]_1^h=-\left[\frac{1}{x}\right]_1^h=-\left(\frac{1}{h}-\frac{1}{1}\right)=1-\frac{1}{h}$$

したがって、

$$\int_1^\infty \frac{1}{x^2}\,dx=\lim_{h\to\infty}\int_1^h \frac{1}{x^2}\,dx=\lim_{h\to\infty}\left(1-\frac{1}{h}\right)=1$$

> $\dfrac{1}{h}$ は$h\to\infty$ のとき、分母が限りなく大きくなるので、0に収束します

となります。

この値は、曲線、x軸、直線$x=1$で囲まれた図形の面積となります。

このように、積分区間の上端、あるいは下端で関数$f(x)$が定義されていない場合、あるいは、無限の区間での定積分は極限を使って定義し、**広義積分**とよばれています。

問7-11

次の広義積分を求めなさい。

(1) $\displaystyle\int_0^1 \frac{1}{\sqrt[3]{x^2}}\,dx$　　(2) $\displaystyle\int_0^\infty e^{-x}\,dx$

7.3　薬学への応用

血中薬物濃度（Y軸）と経過時間（X軸）から描かれた薬物血中濃度—時間曲線下の面積を定積分で求めることで、静脈内の薬物量を量ることができます。薬物動態学では、さまざまなところで積分法が登場します。

7.3.1　AUC、AUMC、MRT

血中薬物濃度の時間経過を表したグラフで描かれる曲線（薬物血中濃度—時間曲線）と、横軸（時間軸）によって囲まれた部分の面積を**薬物血中濃度—時間曲線下面積**（area under the blood concentration time curve；AUC）といいます。体循環血液中に入った薬物量は直接測定することができないので、AUCで代替します。AUCは体循環血液中に入った薬物量に比例することから、AUCが、体内に取り込まれた薬の量を示す指標として用いられます。

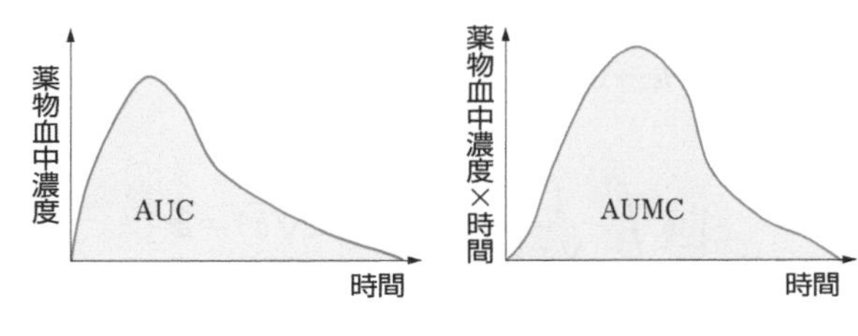

AUCとAUMCは、いずれも面積ですから、定積分で求めることができます。まず、AUCを求めてみましょう。

$$AUC=\int_0^{\infty} C\,dt$$

この定義式に血中薬物濃度を示す$C=C_0e^{-k_et}$（C：血中薬物濃度、C_0：初濃度（投与直後の血中薬物濃度）、k_e：消失速度定数、t：投与後経過時間）を代入します。

$$AUC=\int_0^{\infty} C_0e^{-k_et}dt=\lim_{h\to\infty}\int_0^{h} C_0e^{-k_et}dt=\lim_{h\to\infty} C_0\left[-\frac{1}{k_e}e^{-k_et}\right]_0^h$$

$$=\lim_{h\to\infty}\left\{-\frac{C_0}{k_e}(\underset{\text{上端}}{e^{-k_eh}}-\underset{\text{下端}}{e^0})\right\}=-\frac{C_0}{k_e}(\underset{\text{上端}}{0}-\underset{\text{下端}}{1})=\frac{C_0}{k_e}$$

> $\lim_{h\to\infty} e^{-k_eh}=0,\ e^0=1$です。
> 薬学の計算では、∞を通常の数値のように扱い、$\lim_{h\to\infty} e^{-k_eh}=0$を$e^{-k_e\infty}=0$としています。

$C_0=\dfrac{D_{iv}}{V_d}$から、$AUC=\dfrac{C_0}{k_e}=\dfrac{D_{iv}}{k_eV_d}$

（C_0：初濃度、D_{iv}：静脈内投与量、V_d：分布容積、k_e：消失速度定数）

と表すこともできます。

次に、AUMCを求めます。

$$AUMC=\int_0^{\infty} tC\,dt=\int_0^{\infty} tC_0e^{-k_et}dt$$

$$=C_0\int_0^{\infty} te^{-k_e t}dt=C_0\left[t\left(-\frac{1}{k_e}e^{-k_e t}\right)\right]_0^{\infty}-C_0\int_0^{\infty}1\cdot\left(-\frac{1}{k_e}e^{-k_e t}\right)dt$$

（t：そのまま→微分、$e^{-k_e t}$：積分、$-\frac{1}{k_e}e^{-k_e t}$：そのまま）

係数は前に出すとわかりやすいです

$$=-\frac{C_0}{k_e}\{\infty\cdot e^{-k_e\infty}-0\cdot e^0\}-C_0\int_0^{\infty}\left(-\frac{1}{k_e}e^{-k_e t}\right)dt$$

$\infty\cdot e^{-k_e\infty}$は、$\lim_{h\to\infty}he^{-k_e h}$のことです。$\lim_{h\to\infty}he^{-k_e h}$は$\infty\times 0$となって難しい極限ですが、0であることがわかっています

$$=-\frac{C_0}{k_e}(0-0)-C_0\left[\frac{e^{-k_e t}}{k_e{}^2}\right]_0^{\infty}=-\frac{C_0}{k_e{}^2}(e^{-k_e\infty}-e^0)=-\frac{C_0}{k_e{}^2}(0-1)=\frac{C_0}{k_e{}^2}$$

ここで計算したAUMCは、**1次モーメント時間曲線下面積**（area under the first moment curve）といい、測定時における血中薬物濃度と経過時間との積（縦軸）を投与後の時間（横軸）に対してプロットして描かれた曲線下の面積です。

投与された薬物が体内に滞留する平均時間を**平均滞留時間**（mean residence time；MRT）といいます。このMRTは、次の式で求められることが知られています。

$$MRT=\frac{\int_0^{\infty}tC\,dt}{\int_0^{\infty}C\,dt}=\frac{AUMC}{AUC}=\frac{\frac{C_0}{k_e{}^2}}{\frac{C_0}{k_e}}=\frac{C_0}{k_e{}^2}\cdot\frac{k_e}{C_0}=\frac{1}{k_e}$$

例題7-11

薬物A 50 mgを、粉末製剤あるいは液剤として経口投与した後の薬物血中濃度―時間曲線下面積（AUC）は等しく、1500 μg･h/Lであった。一方、血中濃度に関する1次モーメント時間曲線下面積（AUMC）は、粉末製剤の場合が9000 μg･h^2/L、液剤の場合が7500 μg･h^2/Lであった。それぞれの平均滞留時間（MRT）を求めなさい。
（第101回薬剤師国家試験　問172改変）

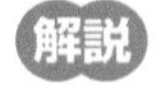

投与された薬物の体内の平均滞留時間（MRT）は、次の式で求められます。

$$MRT=\frac{AUMC}{AUC}$$

上の式にAUCとAUMCを代入して、粉末製剤と液剤のMRTを求めます。

$$MRT_{粉末}=\frac{AUMC_{粉末}}{AUC_{粉末}}=\frac{9000\ \mu g\cdot h^2/L}{1500\ \mu g\cdot h/L}=6.0\ 時間$$

$$MRT_{液剤}=\frac{AUMC_{液剤}}{AUC_{液剤}}=\frac{7500\ \mu g\cdot h^2/L}{1500\ \mu g\cdot h/L}=5.0\ 時間$$

第8章

微分方程式

物理学、化学、経済学、そして、薬学においても、微分方程式で表現されるさまざまな現象があります。この章では、簡単な微分方程式の解き方を紹介します。

8.1 変数分離形の微分方程式

> 〈第n次導関数〉
> 関数$y=f(x)$を微分した関数を導関数といい、y'、$f'(x)$、$\frac{dy}{dx}$などで表しました。この関数をさらに微分した関数を**第2次導関数**といい、y''、$f''(x)$、$\frac{d^2y}{dx^2}$などで表します。
> 一般に、関数$y=f(x)$をn回微分して得られる関数を**第n次導関数**といい、$y^{(n)}$、$f^{(n)}(x)$、$\frac{d^ny}{dx^n}$などで表します。
> このとき、nを次数といいます。

たとえば、2次の等式$x^2-5x+6=0$において、$x=2$、$x=3$を代入すると等式を満たします。このとき、この2次の等式を2次方程式といい、$x=2$、$x=3$を解といいます。同様に、導関数が入った等式、たとえば、$y''+2y'-3=0$（y'をさらにもう1回微分したものを第2次導関数といい、y''で表します。）を微分方程式といい、等式を満たす関数$y=f(x)$があれば、その関数を微分方程式の解といいます。微分方程式の場合、解は数値ではなく、関数ということになります。

一般に、yをxの未知の関数として、y'', y', $\frac{dy}{dx}$, … などの導関数を含む方程式を**微分方程式**といいます。また、方程式を満たす関数$y=f(x)$をその微分方程式の**解**といい、解を求めることを**微分方程式を解く**といいます。

たとえば、下の式について考えてみましょう。

$$y'=\frac{dy}{dx}=3x^2 \qquad \cdots\cdots 8\text{-}1$$

この微分方程式を満たす解は、

$$y=\int 3x^2\,dx=3\cdot\frac{1}{3}x^3+C=x^3+C \qquad \cdots\cdots 8\text{-}2$$

で与えられます。

Cに1つの数値を代入するごとに1つの解が得られ、解は無数に存在します。

このように、任意定数Cを含む解をその微分方程式の**一般解**、Cはそのまま**任意定数**といいます。これで微分方程式のすべての解を表します。

ここで、$x=1$のとき、$y=4$となる解は、8-2式に$x=1$、$y=4$を代入して、

$$4=1^3+C$$

となります。したがって、$C=3$となり、求める関数は、$y=x^3+3$となります。

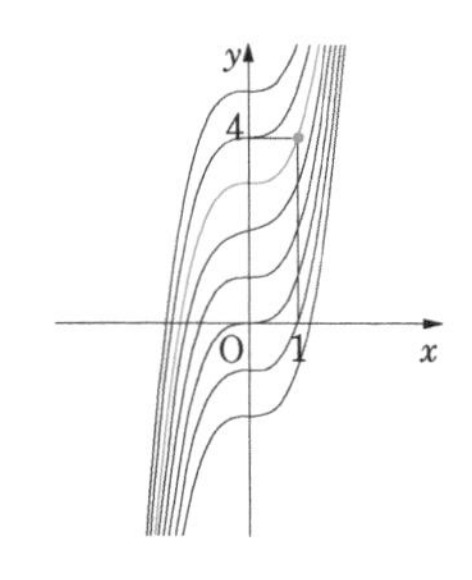

このように、一般解における任意定数が特定の数値をとった解を**特殊解**といい、$x=1$のとき、$y=4$を**初期条件**といいます。一般解が求まれば、与えられた初期条件を満たす特殊解も求められることになります。

右上の図は、Cに-2から5の整数値を代入した一般解のグラフと、そのうち、$x=1$のとき、$y=4$となる特殊解（赤線）のグラフを描いたものです。

最も簡単な微分方程式は、次の直接積分形です。

> 積分するだけで解ける微分方程式
>
> $$\frac{dy}{dx}=f(x)$$
>
> を**直接積分形**といいます。

解き方としては、(a)左辺がyの導関数だけ、右辺がxの項と定数項だけになるように式を変形します。(b)右辺の不定積分を求めることで一般解を求めます。

前ページの8-1式が直接積分形になります。

次は、変数分離形とよばれる微分方程式です。

> 微分方程式が
>
> $$g(y)\frac{dy}{dx}=f(x)$$
>
> の形に変形できるとき、その微分方程式を**変数分離形**といいます。

左辺はy、$\dfrac{dy}{dx}$の式、右辺はxの式に分離できればよいということです。

変数分離形の微分方程式は、

$$g(y)\frac{dy}{dx}=f(x) \qquad \cdots\cdots \text{8-3}$$

の両辺をxについて積分することで解くことができます。

すなわち、$\displaystyle\int g(y)\frac{dy}{dx}dx=\int f(x)\,dx$

となります。ここで、左辺は置換積分法によって、

$$\int g(y)\,dy=\int f(x)\,dx \qquad \cdots\cdots \text{8-4}$$

となります。

この両辺の不定積分を求めることができれば、xとyの関係式を得ることができます。

8-4式は、形式的に8-3式の両辺にdxをかけて$\int$をつけることで容易に導けます。

例題8-1

次の微分方程式を解きなさい。また、初期条件$x=0$のとき、$y=3$から、特殊解を求めなさい。

(1) $\dfrac{dy}{dx}=ky$ （kは定数）　(2) $\dfrac{dy}{dx}=\dfrac{y+1}{x-1}$

解説

(1) 両辺をyで割ると、

$$\frac{dy}{y\,dx}=k$$

(a) ×÷を使いxの式は右辺、yの式は左辺へ移動します。

両辺にdxをかけます。

$$\frac{dy}{y}=k\,dx$$

(b) 形式的にdxをかけます。

両辺を積分して、

$$\int\frac{dy}{y}=\int k\,dx$$

(c) 形式的に$\int$をつけます。左辺はyについての積分です。

不定積分を求めると、

$$\ln|y|=kx+C$$

(d) 両辺の不定積分を求めます。Cは1つにします。

対数の性質を利用して式を変形すると、

$$e^{\ln|y|}=e^{kx+C}$$

(e) $e^{\ln|y|}=|y|$は指数対数の公式です。覚えましょう。

$$|y|=e^{kx+C}=e^{C}e^{kx}$$

(f) (d)の式から直接この式に変形できるといいでしょう。

$$y=\pm e^{C}e^{kx}$$

(g) 絶対値をとり、$\pm e^{C}$を改めてCと置き直します。

ここで、$\pm e^{C}$を改めてCと置きなおすと、一般解には、

$y=Ce^{kx}$ （Cは任意定数） となります。

この微分方程式$\dfrac{dy}{dx}=ky$に対する解として、$y=Ce^{kx}$を覚えておくことをお勧めします。

化学物質の分解過程にこの微分方程式がよく登場します。

また、一般解に初期条件の$x=0$、$y=3$を代入すると、

$$3=Ce^{k\cdot 0}=C\cdot 1=C$$

したがって、特殊解は、$y=3e^{kx}$ となります。

(2) 両辺を$y+1$で割り、dxをかけると、

$$\frac{dy}{y+1}=\frac{dx}{x-1}$$

$\int$をつけて、両辺を積分します。

$$\int \frac{dy}{y+1} = \int \frac{dx}{x-1}$$

$$\ln|y+1| = \ln|x-1| + C$$

ln は移項して、ひとまとめにすると、扱いやすくなります。

$$\ln|y+1| - \ln|x-1| = C$$

↓ $\ln a - \ln b = \ln\frac{a}{b}$

$\ln\frac{|y+1|}{|x-1|} = C$ から、

↓ $\ln a = b \Leftrightarrow e^{\ln a} = e^b \Leftrightarrow a = e^b$ 対数の形を指数の形になおします。

$\frac{|y+1|}{|x-1|} = e^C$ 絶対値をはずし、

$$\frac{y+1}{x-1} = \pm e^C$$

$\pm e^C$ を改めて C に置きなおすと、

$$y+1 = C(x-1)$$

したがって、求める一般解は、

$y = C(x-1)-1$ （C は任意定数） となります。

また、一般解に初期条件の $x=0$、$y=3$ を代入すると、

$$3 = C(0-1)-1$$

すなわち、$C=-4$

したがって、特殊解は、$y=-4(x-1)-1$ から、

$y=-4x+3$ となります。

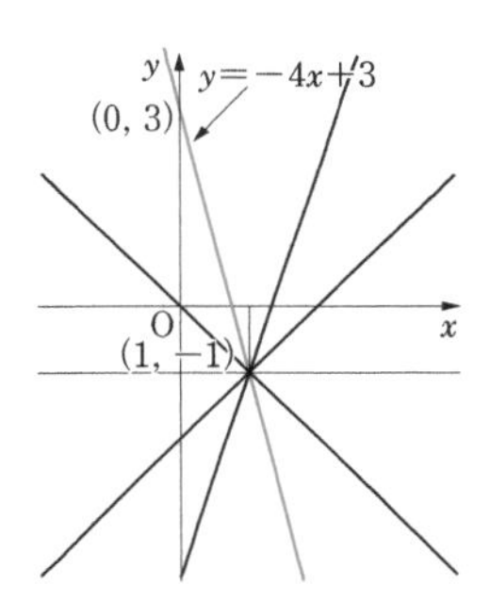

一般解は、右図で示した点 $(1, -1)$ を通る、$x=1$ を除くすべての直線を表します。そのうち、点 $(0, 3)$ を通る赤い直線が特殊解が表す直線です。

問8-1

次の微分方程式を解きなさい。また、(4)(5)はカッコ内で示された初期条件で特殊解を求めなさい。

(1) $\frac{dy}{dx} = -2x$ (2) $\frac{dy}{dx} = y$ (3) $\frac{dy}{dx} = -xy$

(4) $x\frac{dy}{dx} = y+1$ （$x=2$ のとき、$y=1$） (5) $\frac{dy}{dx} = -\frac{x}{y}$ （$x=3$ のとき、$y=4$）

8.2 1階線形微分方程式と身近な微分方程式

微分方程式の解が1変数関数 $y=f(x)$ となる微分方程式を**常微分方程式**とよびます。一方、2変数の関数 $u=u(x, y)$、あるいはそれ以上の多変数関数となる微分方程式は、**偏微分方程式**といいます。

微分方程式が、yや導関数$\dfrac{dy}{dx}$、$\dfrac{d^2y}{dx^2}$などについての1次式となっているとき、すなわち、yや導関数どうしの掛け算を含まないとき、**線形微分方程式**といいます。

一方、$y\cdot\dfrac{dy}{dx}$、$y^2\cdot\dfrac{dy}{dx}$、$\dfrac{dy}{dx}\cdot\dfrac{d^2y}{dx^2}$などのように、$y$や導関数どうしの掛け算を含む微分方程式は**非線形微分方程式**とよばれます。

含まれる導関数の最高次数を微分方程式の**階数**といい、階数がnである微分方程式をn階微分方程式といいます。一般に、n階微分方程式の一般解はn個の任意定数を含みます。

薬学で扱うのは、1階線形微分方程式だけですので、この教科書でも1階線形微分方程式についてのみ説明をしていきます。

8.2.1　1階線形微分方程式

次の微分方程式を考えてみましょう。

$$xy'+y=2x$$

この微分方程式は変数分離形ではありません。次のように解くことができます。

$(f(x)g(x))'=f'(x)g(x)+f(x)g'(x)$ （積の微分公式）

$$左辺=xy'+1\cdot y=xy'+(x)'y=(x)'y+xy'=(xy)'$$ となります。

最後の等号は、積の微分公式$(fg)'=f'g+fg'$ の左辺と右辺を逆にしたものです。

したがって、微分方程式は、

$$(xy)'=2x$$

となります。両辺をxについて積分すると、

$$\int(xy)'dx=\int 2x\,dx$$

となります。左辺は微分して積分しますので、もとに戻ります。すなわち、

$$xy=\int 2x\,dx=x^2+C$$

となります。両辺をxで割ると、一般解は、

$$y=x+\frac{C}{x}$$ （Cは任意定数）　となります。

この解法の要は、積の微分公式を使って、左辺をxとyの積の微分で表したところにあります。この解法は、ときどき使いますので、覚えておくとよいでしょう。

それでは、もっと一般的な次の微分方程式を考えます。

> 与えられた微分方程式を
>
> $$y'+P(x)y=Q(x)$$
>
> の形に変形できるとき、この微分方程式を**1階線形微分方程式**といいます。

この微分方程式の一般解は、次の式で与えられます。

$$y=e^{-\int P(x)dx}\left\{\int Q(x)e^{\int P(x)dx}dx+C\right\} \qquad \cdots\cdots 8\text{–}5$$

実際に、この公式を導いてみましょう。方針は積の微分公式の左辺と右辺を逆にした方法と同じです。

$$y'+P(x)y=Q(x) \qquad \cdots\cdots \text{8-6}$$

この式の左辺で積の微分公式は使えません。そこで、両辺に適当な式をかけます。

$F(x)=\int P(x)\,dx$　として、$e^{F(x)}$を考えます。

$F(x)$は$P(x)$の不定積分ですから、$F'(x)=P(x)$となります。

したがって、指数関数の微分公式から、

$$(e^{F(x)})'=F'(x)e^{F(x)}=P(x)e^{F(x)} \qquad \cdots\cdots \text{8-7}$$

となります。

そこで、8-6式の両辺に$e^{F(x)}$をかけます。

$$e^{F(x)}y'+P(x)e^{F(x)}y=e^{F(x)}Q(x)$$

左辺の$P(x)e^{F(x)}$に8-7式の$P(x)e^{F(x)}=(e^{F(x)})'$を当てはめると、

$$e^{F(x)}y'+(e^{F(x)})'y=e^{F(x)}Q(x)$$

$(f(x)g(x))'=f'(x)g(x)+f(x)g'(x)$（積の微分公式）

となります。左辺は積の微分公式から、

$$(e^{F(x)}y)'=e^{F(x)}Q(x)$$

となります。そして、両辺をxについて積分すると、

$$\int (e^{F(x)}y)'dx=\int e^{F(x)}Q(x)\,dx$$

となります。左辺は微分して積分しますので、もとに戻ります。すなわち、

$$e^{F(x)}y=\int e^{F(x)}Q(x)\,dx$$

となります。両辺を$e^{F(x)}$で割れば、

$$y=\frac{1}{e^{F(x)}}\left\{\int e^{F(x)}Q(x)\,dx+C\right\}=e^{-F(x)}\left\{\int e^{F(x)}Q(x)\,dx+C\right\}$$

となります。最後に、$F(x)=\int P(x)\,dx$でしたから、それを代入し、

$$y=e^{-\int P(x)\,dx}\left\{\int e^{\int P(x)\,dx}Q(x)\,dx+C\right\} \quad (C\text{は任意定数})$$

となり、一般解を得ます。

この一般解は、指数部に不定積分があるので、難しく感じますが、$F(x)=\int P(x)\,dx$から、$e^{F(x)}$を求め、$e^{-F(x)}=\dfrac{1}{e^{F(x)}}$とあわせて代入します。積分定数$C$はつけません。

例題8-2

次の微分方程式を解きなさい。また、カッコ内に示したそれぞれの初期条件で特殊解を求めなさい。

(1)　$xy'+y=x^2-2x$　($x=3$のとき、$y=1$)

(2)　$y'+xy=x$　($x=2$のとき、$y=2$)

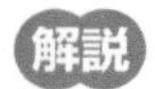

(1)　この節の最初の微分方程式の形式です。

$$左辺=xy'+1\cdot y=xy'+(x)'y=(x)'y+xy'=(xy)'$$

となることを覚えて利用しましょう。

したがって、

$$(xy)'=x^2-2x$$

両辺をxについて積分して、

$$xy=\int(x^2-2x)\,dx=\frac{1}{3}x^3-2\cdot\frac{1}{2}x^2+C=\frac{1}{3}x^3-x^2+C$$

両辺をxで割ると、一般解は、$y=\frac{1}{3}x^2-x+\frac{C}{x}$　（Cは任意定数）となります。

また、一般解に初期条件$x=3$、$y=1$を代入すると、$1=\frac{1}{3}\cdot 3^2-3+\frac{C}{3}$

したがって、$C=3$

特殊解は、$y=\frac{1}{3}x^2-x+\frac{3}{x}$　となります。

(2)　8-6式に、$y'+xy=x$を当てはめて、$P(x)=x$、$Q(x)=x$から、$F(x)=\int P(x)\,dx=\int x\,dx$

$=\frac{1}{2}x^2$

積分定数Cはつけません

したがって、$e^{F(x)}=e^{\frac{1}{2}x^2}$, $e^{-F(x)}=e^{-\frac{1}{2}x^2}$

ゆえに

$$y=e^{-\frac{1}{2}x^2}\left\{\int e^{\frac{1}{2}x^2}x\,dx+C\right\}=e^{-\frac{1}{2}x^2}(e^{\frac{1}{2}x^2}+C)=1+Ce^{-\frac{1}{2}x^2}$$

微分

$\frac{1}{2}x^2$を微分すると、xですから、積分公式Ⅲの②が使えます

求める一般解は、$y=Ce^{-\frac{1}{2}x^2}+1$　（Cは任意定数）　となります。

また、$x=2$、$y=2$を代入すると、

$$2=Ce^{-\frac{1}{2}2^2}+1$$

$$Ce^{-2}=2-1=1$$

となります。したがって、$C=e^2$

ゆえに、特殊解は、$y=e^2e^{-\frac{1}{2}x^2}+1=e^{-\frac{1}{2}x^2+2}+1$　となります。

問8-2

次の微分方程式を解きなさい。また、カッコ内に示したそれぞれの初期条件で特殊解を求めなさい。

(1)　$xy'+y=3x^2+1$　　（$x=2$のとき、$y=6$）

(2)　$y'+y=e^x$　　$\left(x=0のとき、y=\frac{3}{2}\right)$

(3)　$y'+2xy=-x$　　$\left(x=1のとき、y=\frac{1}{2}\right)$

8.2.2　身近な微分方程式

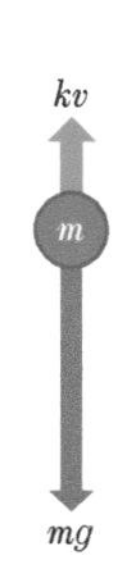

ここでは、身近な微分方程式として、落下する物体の速度がどのように変化するのかみていきます。

粘性抵抗を受けて落下する質量mの物体の運動方程式は、

$$F=ma=mg-kv$$

で与えられます。

ただし、aは物体の加速度、gは重力加速度、vは落下速度、kは比例定数です。

ここで、$a=\dfrac{dv}{dt}$を代入すると、

$$m\frac{dv}{dt}=mg-kv$$

$$\frac{dv}{dt}=g-\frac{k}{m}v$$

$$\frac{dv}{dt}=-\frac{k}{m}\left(v-\frac{mg}{k}\right) \qquad \cdots\cdots \text{8-8}$$

となります。この微分方程式は、変数分離形としても、1階線形微分方程式として公式を使っても解くことができます。

ここでは、変数分離形として解きます。

8-8式に、$\dfrac{dt}{v-\dfrac{mg}{k}}$をかけると、

$$\frac{dv}{dt}\times\frac{dt}{v-\dfrac{mg}{k}}=-\frac{k}{m}\left(v-\frac{mg}{k}\right)\times\frac{dt}{v-\dfrac{mg}{k}}$$

$$\frac{dv}{v-\dfrac{mg}{k}}=-\frac{k}{m}dt$$

となります。両辺を積分すると、

$$\int\frac{dv}{v-\dfrac{mg}{k}}=\int\left(-\frac{k}{m}\right)dt=-\int\left(\frac{k}{m}\right)dt$$

$$\int\frac{1}{x}dx=\ln|x|+C$$

$$\ln\left|v-\frac{mg}{k}\right|=-\frac{k}{m}t+C$$

対数の形を指数の形になおします。

$$\ln a=b \quad \Leftrightarrow \quad e^{\ln a}=e^{b} \quad \Leftrightarrow \quad a=e^{b}$$

$$\left|v-\frac{mg}{k}\right|=e^{-\frac{k}{m}t+C}=e^{C}e^{-\frac{k}{m}t}$$

$$v-\frac{mg}{k}=\pm e^{C}e^{-\frac{k}{m}t}$$

ここで$C=\pm e^{C}$と置きなおすと、一般解は、

$$v=\frac{mg}{k}+Ce^{-\frac{k}{m}t}\quad (C\text{は任意定数})$$ となります。

ここで、初期条件として、$t=0$のとき、$v=0$を代入すると、

$0=\frac{mg}{k}+Ce^{0}$より、$C=-\frac{mg}{k}$　したがって、

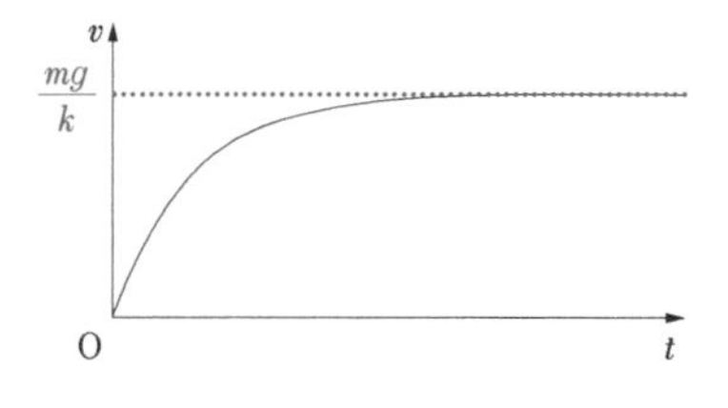

$$v=\frac{mg}{k}-\frac{mg}{k}e^{-\frac{k}{m}t}=\frac{mg}{k}(1-e^{-\frac{k}{m}t})$$

となり、グラフは右図のようになります。

$$\lim_{t\to\infty}v=\lim_{t\to\infty}\frac{mg}{k}(1-e^{-\frac{k}{m}t})=\frac{mg}{k}(1-0)=\frac{mg}{k}$$

となるので、抵抗を受けて落下する物体の速度は、極限として、$\frac{mg}{k}$となります。この速度を終端速度といいます。

8.3 薬学への応用

化学反応は、一瞬にして終わるのではなく、結合を切ったり、つけたりしながら反応が進んでいきますので、ある程度の時間がかかります。医薬品では、分解する速さを知ることができれば、医薬品の有効性を保つことができる時間（十分な薬物濃度を維持できる時間）を知ることができます。

反応速度とは、単位時間あたりの反応物のモル濃度の減少量をいいます。ここでは、反応速度の計算式を求めてみます。

薬物Aが反応して、Pに変化するときの速度は、次のように表すことができます。

$$v=-\frac{d[A]}{dt}=k[A]^{\alpha}$$

これを**微分型速度式**といい、kを**反応速度定数**といいます。

速度式においてαを反応次数といいます。反応次数$\alpha=0$、1、2の微分型速度式から積分型速度式の計算式と半減期を求めてみましょう。薬物の濃度$[A]=C$とします。

8.3.1 0次反応

微分型速度式$\frac{dC}{dt}=-k$　この微分方程式を解きます。

両辺にdtをかけて、$dC=-k\,dt$

両辺を積分して、$\int dC=-\int k\,dt$

$$C=-kt+c\quad (c\text{は任意定数})$$

$t=0$のとき、$C=C_0$（初濃度）ですから、$C_0=-k\times 0+c=c$
すなわち、$c=C_0$
したがって、$C=-kt+C_0$　となります。

次に、半減期を求めてみます。$C=\dfrac{C_0}{2}$、$t=t_{1/2}$を$C=-kt+C_0$に代入すると、

$$\frac{C_0}{2}=-kt_{1/2}+C_0$$

$$kt_{1/2}=C_0-\frac{C_0}{2}=\frac{C_0}{2}$$　となります。したがって、

$$t_{1/2}=\frac{C_0}{2k}$$　となります。

8.3.2　1次反応

微分型速度式$\dfrac{dC}{dt}=-kC$
両辺にdtをかけて、Cで割ると、$\dfrac{1}{C}dC=-k\,dt$
両辺を積分して、$\displaystyle\int\frac{1}{C}dC=-\int k\,dt$
したがって、$\ln C=-kt+c$（cは任意定数）
$t=0$のとき、$C=C_0$（初濃度）ですから、$\ln C_0=-k\cdot 0+c$
すなわち、$c=\ln C_0$
したがって、$\ln C=-kt+\ln C_0$となります。

次に、半減期を求めてみます。$C=\dfrac{C_0}{2}$、$t=t_{1/2}$を$\ln C=-kt+\ln C_0$に代入すると、

$$\ln\frac{C_0}{2}=-kt_{1/2}+\ln C_0$$

$$kt_{1/2}=\ln C_0-\ln\frac{C_0}{2}=\ln\frac{C_0}{\frac{C_0}{2}}=\ln C_0\times\frac{2}{C_0}=\ln 2$$

となります。したがって、

$$t_{1/2}=\frac{\ln 2}{k}=\frac{0.693}{k}$$　となります。

8.3.3　2次反応

微分型速度式$\dfrac{dC}{dt}=-kC^2$
両辺にdtをかけて、C^2で割ると、$\dfrac{1}{C^2}dC=-k\,dt$
両辺を積分して、$\displaystyle\int\frac{1}{C^2}dC=\int C^{-2}\,dC=-\int k\,dt$

$$\frac{1}{-2+1}C^{-2+1}=-kt+c$$　（cは任意定数）

$$-\frac{1}{C}=-kt+c$$

$t=0$のとき、$C=C_0$（初濃度）ですから、$-\dfrac{1}{C_0}=-k\times 0+c$

すなわち、$-\dfrac{1}{C_0}=c$

したがって、$-\dfrac{1}{C}=-kt-\dfrac{1}{C_0}$

ゆえに、$\dfrac{1}{C}=kt+\dfrac{1}{C_0}$ となります。

次に、半減期を求めてみます。$C=\dfrac{C_0}{2}$、$t=t_{1/2}$を$\dfrac{1}{C}=kt+\dfrac{1}{C_0}$に代入すると、

$$\frac{1}{\frac{C_0}{2}}=kt_{1/2}+\frac{1}{C_0}$$

$$kt_{1/2}=\frac{1}{\frac{C_0}{2}}-\frac{1}{C_0}=\frac{2}{C_0}-\frac{1}{C_0}=\frac{1}{C_0}$$

となります。したがって、

$t_{1/2}=\dfrac{1}{kC_0}$　となります。

	0次反応	1次反応	2次反応
微分型速度式	$-\dfrac{dC}{dt}=k$	$-\dfrac{dC}{dt}=kC$	$-\dfrac{dC}{dt}=kC^2$
積分型速度式	$C=-kt+C_0$	自然対数型　$\ln C=-kt+\ln C_0$ 常用対数型　$\log C=-\dfrac{kt}{2.303}+\log C_0$ 指数型　$C=C_0e^{-kt}$	$\dfrac{1}{C}=kt+\dfrac{1}{C_0}$ $C=\dfrac{C_0}{ktC_0+1}$
グラフ	C、C_0、傾き $-k$（反応速度定数）、t	$\ln C$、$\ln C_0$、傾き $-k$（反応速度定数）、t	$\dfrac{1}{C}$、$\dfrac{1}{C_0}$、傾き $+k$（反応速度定数）、t
半減期	$t_{1/2}=\dfrac{C_0}{2k}$	$t_{1/2}=\dfrac{\ln 2}{k}=\dfrac{0.693}{k}$	$t_{1/2}=\dfrac{1}{kC_0}$

問8-3

化合物A、BおよびCの分解過程は見かけ上、0次反応、1次反応、または2次反応のいずれかで起こっている。図は3つの化合物の初濃度が10 mg/mLのときの、化合物濃度の経時変化を示しており、いずれの場合も半減期は4 hであった。この初濃度を20 mg/mLに変えたときのA、BおよびCの半減期を求めなさい。
（第95回薬剤師国家試験　問23改変）

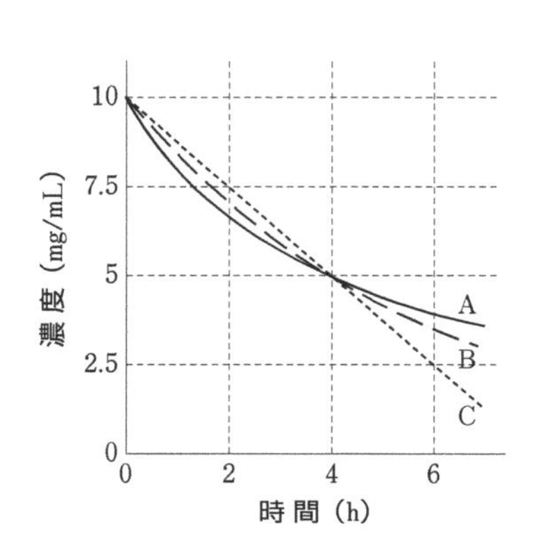

問8-4

25 ℃の水溶液中における薬物Aおよび薬物Bの濃度を経時的に測定したところ、下図のような結果を得た。次に、両薬物について同一濃度（C_0）の水溶液を調製し、25 ℃で保存したとき、薬物濃度が$C_0/2$になるまでに要する時間が等しくなった。C_0 [mg/mL] を求めなさい。

(第102回薬剤師国家試験　問174改変)

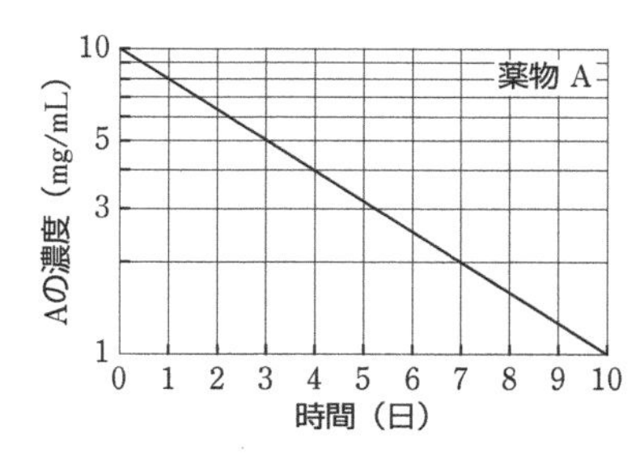

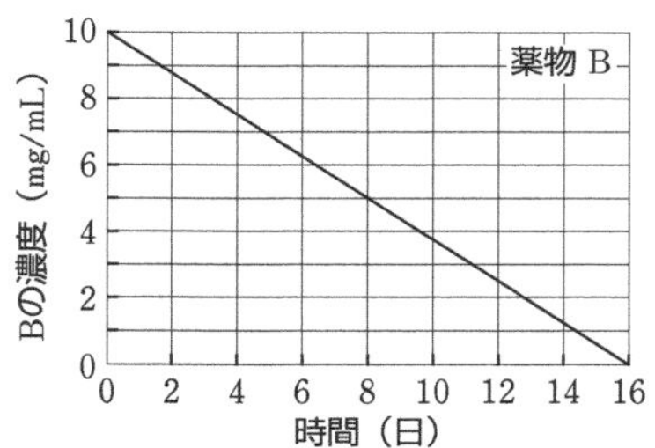

第9章

行列

この章では、線形代数学とよばれる数学の一分野の初歩的な内容を学びます。今日では、微分積分学とともに数学の基盤をなすもので、自然科学、工学、経済学など幅広い分野で利用され、欠くことができない知識です。

9.1 平面ベクトルと空間ベクトル

気象庁が台風の位置情報として、千葉県犬吠岬沖東南東100 kmなどと発表します。要素になるのは、起点、方向、そして、距離です。また、風の状態を表すものとして、南南西の風、風力3などといいます。この場合は、要素として方向と風力になります。その他に物理で扱う力は、力点、向き、大きさの三要素で構成されます。これから扱うベクトルは、向きと大きさで規定される量です。この章では、平面上と空間内のベクトルを扱いますが、特にことわりがある場合を除き、平面、空間のいずれの場合でも通用する内容です。

9.1.1 ベクトルの定義

A ベクトルの定義

向きと大きさだけで定まる量を**ベクトル**といい、右図のような有向線分ABで表します。このとき、点Aを**始点**、点Bを**終点**といい、ベクトルを$\overrightarrow{\mathrm{AB}}$（ベクトル エービーと読みます）と書き表します。また、単に小文字のアルファベットを用いて、$\vec{a}$（ベクトルエーと読みます）で表すこともあります。あるいは、$\boldsymbol{a}$や$\boldsymbol{x}$など、太字の小文字アルファベットで表します。

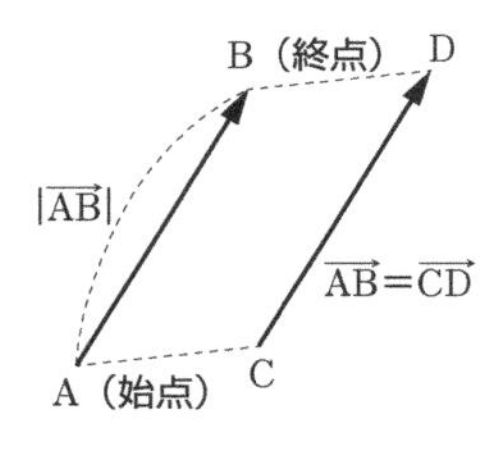

B ベクトルの大きさ

ベクトルの大きさは、有向線分の長さで表し、記号で、$|\overrightarrow{\mathrm{AB}}|$、$|\vec{a}|$と書き表します。あるいは、$\|\boldsymbol{a}\|$と表し、ノルムとよぶことがあります。

C ベクトルの相等

ベクトルは、位置を考えに入れませんので、有向線分ABの向きと大きさが同じ有向線分CDは、ベクトルとしては、同じものとみなします（右上図）。このように、互いのベクトルの大きさと向きが等しいときを**ベクトルの相等**（そうとう）といいます。このとき、$\overrightarrow{\mathrm{AB}}$**と**$\overrightarrow{\mathrm{CD}}$**は等**

しいといい、

$\overrightarrow{AB}=\overrightarrow{CD}$　で表します。

D　零ベクトル

始点と終点が同じベクトルを**零**(ゼロ)**ベクトル**といい、$\vec{0}$（ゼロベクトルと読みます）で表します。

E　単位ベクトル

大きさが1のベクトルを**単位ベクトル**といいます。

F　逆ベクトル

$\vec{a}$に対して、向きが逆のベクトルを$\vec{a}$の**逆ベクトル**といい、$-\vec{a}$で表します。

$\vec{a}=\overrightarrow{AB}$とすると、$-\vec{a}=\overrightarrow{BA}$であり、$\overrightarrow{BA}=-\overrightarrow{AB}$となります。

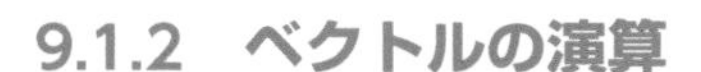

9.1.2　ベクトルの演算

A　ベクトルの加法

2つのベクトル$\vec{a}$と$\vec{b}$において、まず、点Aをとり、$\vec{a}=\overrightarrow{AB}$となるように、点Bを取ります。次に、$\vec{b}=\overrightarrow{BC}$となるように、点Cをとったとき、$\vec{c}=\overrightarrow{AC}$を$\vec{a}$（$\overrightarrow{AB}$）と$\vec{b}$（$\overrightarrow{BC}$）の**和**といい、

$\vec{c}=\vec{a}+\vec{b}$（または、$\overrightarrow{AC}=\overrightarrow{AB}+\overrightarrow{BC}$）

で表します。

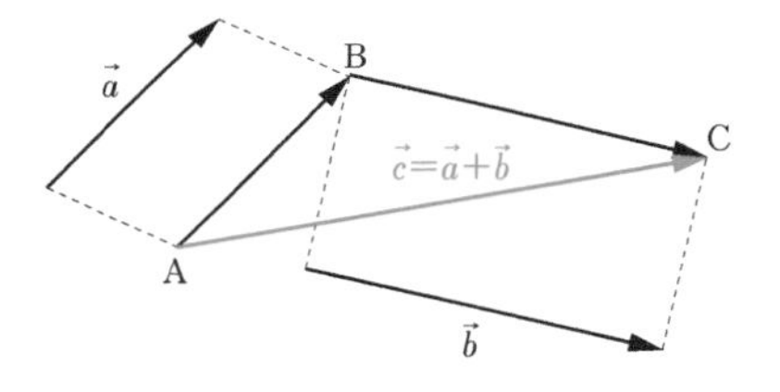

ベクトルの加法の法則

① $\vec{a}+\vec{b}=\vec{b}+\vec{a}$　（交換法則）

② $(\vec{a}+\vec{b})+\vec{c}=\vec{a}+(\vec{b}+\vec{c})$　（結合法則）

③ $\vec{a}+\vec{0}=\vec{0}+\vec{a}=\vec{a}$　（零ベクトルの性質）

④ $\vec{a}+(-\vec{a})=(-\vec{a})+\vec{a}=\vec{0}$　（逆ベクトルの性質）

①と②は下図から明らかです。また、(a)の図において、同じ始点から$\vec{a}$と$\vec{b}$を描くと、和$\vec{a}+\vec{b}$は$\vec{a}$と$\vec{b}$でつくる平行四辺形の対角線上の同じ始点から出るベクトルになることがわかります。

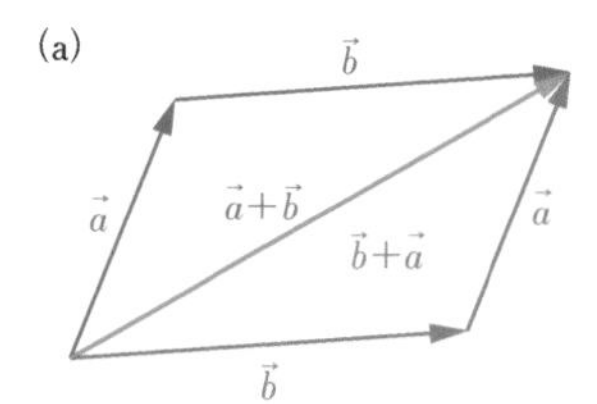

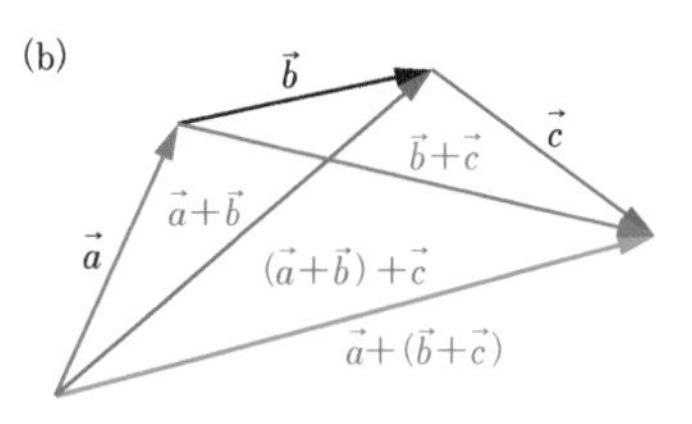

③と④は自分で作図して考えてみてください。

B　ベクトルの減法

2つのベクトル$\vec{a}$と$\vec{b}$について、等式$\vec{b}+\vec{x}=\vec{a}$を満たす$\vec{x}$を**$\vec{a}$から$\vec{b}$を引いた差**といい、$\vec{a}-\vec{b}$で表します。

(a)図のように、同じ始点から$\vec{a}$と$\vec{b}$を描くと、$\vec{b}$の終点から$\vec{a}$の終点に向かったベクトルが$\vec{a}-\vec{b}$となります。

このとき、次の式が成り立ちます。

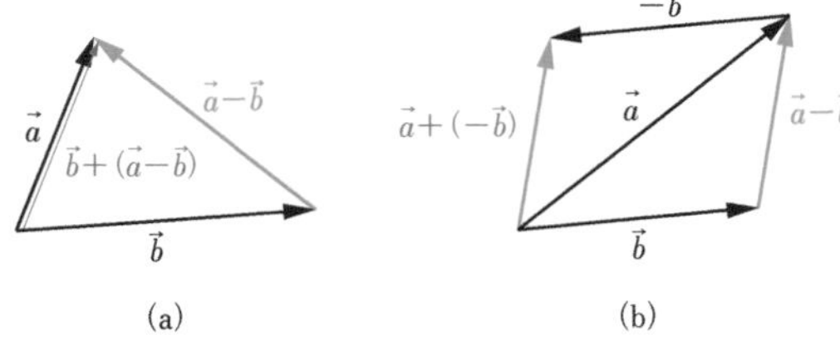

(a)　(b)

ベクトルの減法の法則

$\vec{a}-\vec{b}=\vec{a}+(-\vec{b})$

このことから、$\vec{a}-\vec{b}$を求める場合、$\vec{a}$に$\vec{b}$の逆ベクトルを加えて求めることができることがわかります（(b)図）。

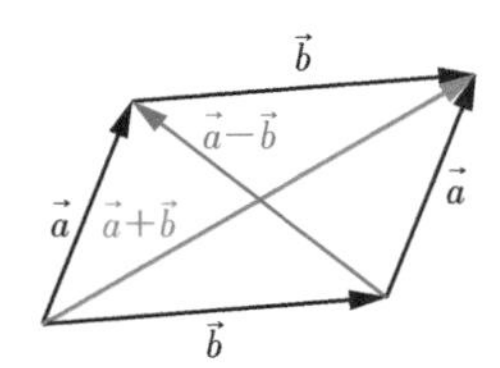

右図から、次の不等式が成り立つことがわかります。

$$|\vec{a}+\vec{b}|\leqq|\vec{a}|+|\vec{b}|$$
$$|\vec{a}-\vec{b}|\leqq|\vec{a}|+|\vec{b}|$$

C　ベクトルの実数倍

ベクトル$\vec{a}$と実数mに対して、$\vec{a}$のm倍のベクトル$m\vec{a}$を次のように定義します。

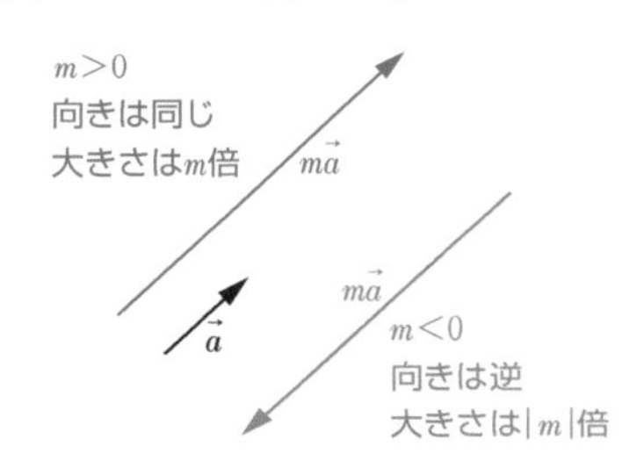

$\vec{a}\neq\vec{0}$のとき、

$m>0$ならば、

　$m\vec{a}$は$\vec{a}$と同じ向きで、大きさがm倍のベクトル

$m<0$ならば、

　$m\vec{a}$は$\vec{a}$と逆の向きで、大きさが$|m|$倍のベクトル

$m=0$ならば、

　$m\vec{a}$は零ベクトル$\vec{0}$

$\vec{a}=\vec{0}$のとき、

　任意の実数mに対して、$m\vec{a}$は零ベクトル$\vec{0}$

大きさと向きをもつ量であるベクトルに対して、大きさだけからなる量を**スカラー**といいます。溶液の容量、濃度、物質の質量、温度、時間、長さなどはスカラーです。

任意の零ベクトルではない$\vec{a}$について、

$$\frac{1}{|\vec{a}|}\vec{a}\text{は、}\vec{a}\text{と同じ向きの単位ベクトル}$$

$$-\frac{1}{|\vec{a}|}\vec{a}\text{は、}\vec{a}\text{と逆向きの単位ベクトル}$$

となります。

大きさが2のベクトルを$\dfrac{1}{2}$倍すれば、大きさ1の単位ベクトルになるということです。

ベクトルの実数倍について、次の法則が成り立ちます。

ベクトルの実数倍の法則

m、nは実数

① $m(n\vec{a})=(mn)\vec{a}$ （結合法則）

② $(m+n)\vec{a}=m\vec{a}+n\vec{a}$ （分配法則）

③ $m(\vec{a}+\vec{b})=m\vec{a}+m\vec{b}$ （分配法則）

mとnに具体的な数値を当てはめて作図をしてみれば、①と②は容易に理解できます。

たとえば、$m=2$、$n=3$とすると、①は$\vec{a}$を3倍してから、さらに2倍すれば、$\vec{a}$の6倍になることを示します。

また、②は$\vec{a}$を2倍したものに、3倍したものを加えれば、$\vec{a}$を5倍したものになるということです。（右図(a)）

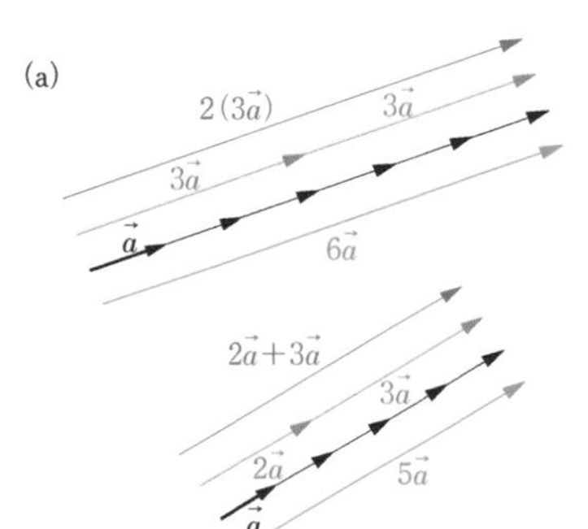

③は下図(b)の相似関係から示されます。

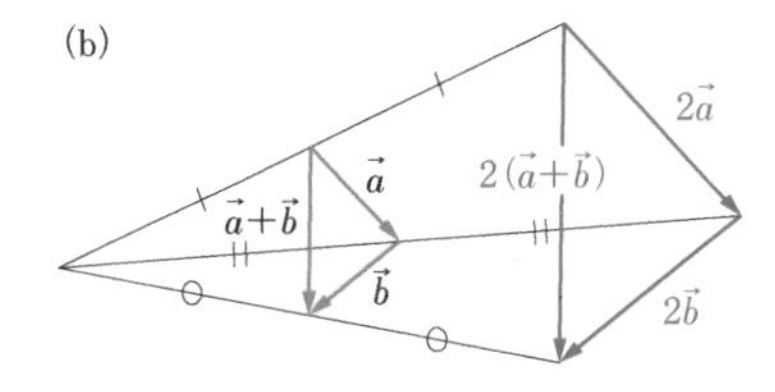

これらの法則が成り立つことから、ベクトルの演算では、数式と同じような計算ができます。

例題 9-1

次のベクトルの式を簡単にしなさい。

(1) $(\vec{a}-3\vec{b})+(-2\vec{a}+4\vec{b})$ (2) $2(2\vec{a}-\vec{b}-2\vec{c})-3(\vec{a}-\vec{b}-\vec{c})$

解説

(1) $(\vec{a}-3\vec{b})+(-2\vec{a}+4\vec{b})=\vec{a}-2\vec{a}-3\vec{b}+4\vec{b}=-\vec{a}+\vec{b}$

もし、最初に与えられた2つのベクトルで作図をすることになれば、そのままでは作図は難しくなります。それを計算結果の右辺をもとにすれば、容易に作図ができます。このように、ベクトルは幾何的な内容を代数的な処理で簡単にする利点があります。

分配法則　分配法則

(2) $2(2\vec{a}-\vec{b}-2\vec{c})-3(\vec{a}-\vec{b}-\vec{c})=4\vec{a}-2\vec{b}-4\vec{c}-3\vec{a}+3\vec{b}+3\vec{c}=\vec{a}+\vec{b}-\vec{c}$

計算は、文字式と同様に行えます。

問9-1

次のベクトルの式を簡単にしなさい。

(1)　$(2\vec{a}+5\vec{b})-2(\vec{a}+2\vec{b})$　　(2)　$3(2\vec{a}-2\vec{b}-3\vec{c})+5(-\vec{a}+\vec{b}+2\vec{c})$

9.1.3　ベクトルの平行

2つのベクトルが平行であれば、同じ向きであるか、まったく逆の向きであるかのどちらかになります。したがって、大きさを考えることで次のベクトルの平行条件が成り立ちます。

ベクトルの平行条件

2つの零ベクトルでない$\vec{a}$、$\vec{b}$について、

$\vec{a}$と$\vec{b}$が平行（$\vec{a} /\!/ \vec{b}$）（"//"は平行を表す記号です）

$\leftrightarrows$

$\vec{b}=k\vec{a}$を満たす実数kが存在します。

「$\leftrightarrows$」は必要十分条件であることを表します。

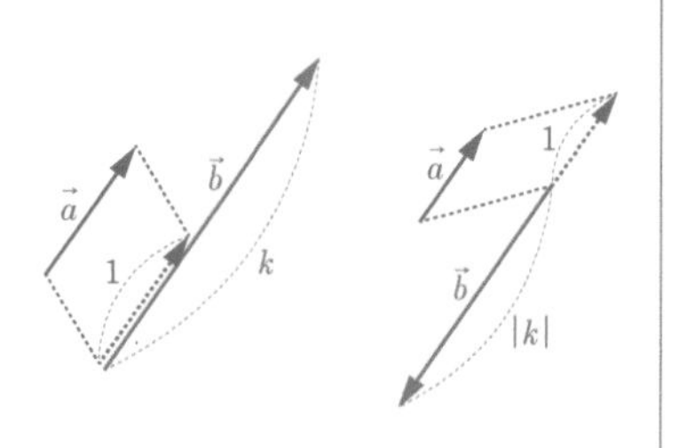

また、異なる3点A、B、C、について、

3点A、B、Cが同一直線上にあります。

$\leftrightarrows$

$\overrightarrow{AC}=k\overrightarrow{AB}$を満たす実数$k$が存在します。

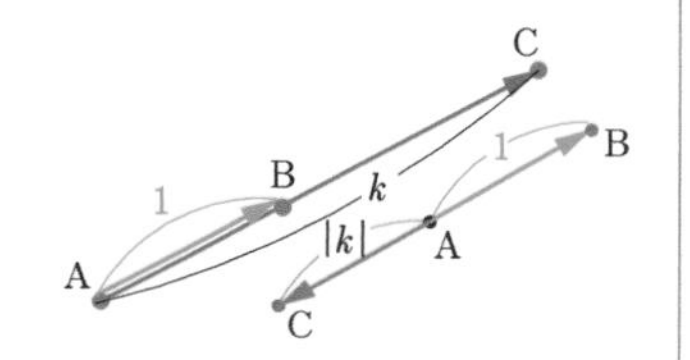

9.1.4　ベクトルの1次結合

A　平面のベクトル

ここでは、平面上のベクトルについて話を進めます。

平面上の零ベクトルでも平行でもない2つのベクトルを$\vec{a}$、$\vec{b}$とします。

このとき、任意のベクトル$\vec{p}$に対して、

$\vec{p}=s\vec{a}+t\vec{b}$

となる実数s、tの組がただ1通りあります。

この形式を$\vec{a}$、$\vec{b}$の**1次結合**といいます。

実際、右図のように、平面上に点Oをとり、$\vec{a}=\overrightarrow{OA}$、$\vec{b}=\overrightarrow{OB}$、$\vec{p}=\overrightarrow{OP}$となるように、3点A、B、Pを定めます。さらに、点Pを通り、直線OAに平行な直線と直線OBに平行な直線を引き、直線OB、OAとの交点をそれぞれB′、A′とすると、

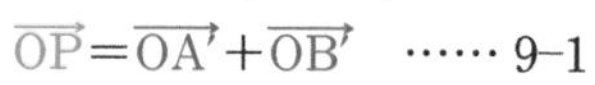

$$\overrightarrow{OP}=\overrightarrow{OA'}+\overrightarrow{OB'}\quad\cdots\cdots\ 9\text{-}1$$

となります。

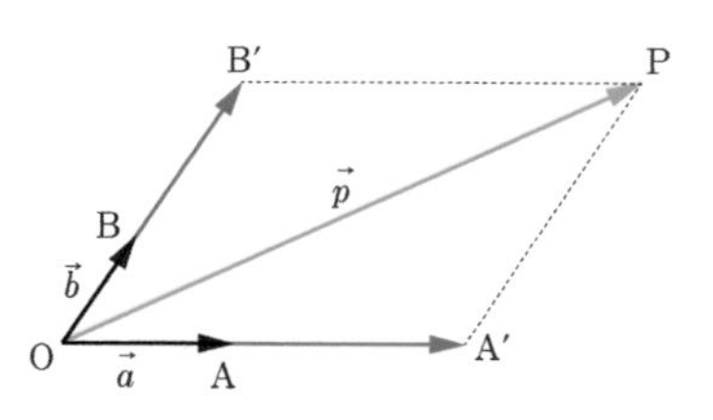

3点O、A、A′と、3点O、B、B′は、それぞれ同一直線上の点ですから、$\overrightarrow{OA'}=s\overrightarrow{OA}$、$\overrightarrow{OB'}=t\overrightarrow{OB}$を満たす実数$s$、$t$がただ一組存在します。これを9-1式に代入し、

$$\overrightarrow{OP}=s\overrightarrow{OA}+t\overrightarrow{OB}$$

を得ます。

例題9-2

右の図は正六角形ABCDEFにおいて、対角線の交点をOとしたものです。$\overrightarrow{AB}=\vec{a}$、$\overrightarrow{AO}=\vec{b}$とするとき、次のベクトルを$\vec{a}$、$\vec{b}$で表しなさい。

(1) $\overrightarrow{AC}$　(2) $\overrightarrow{AE}$　(3) $\overrightarrow{BF}$

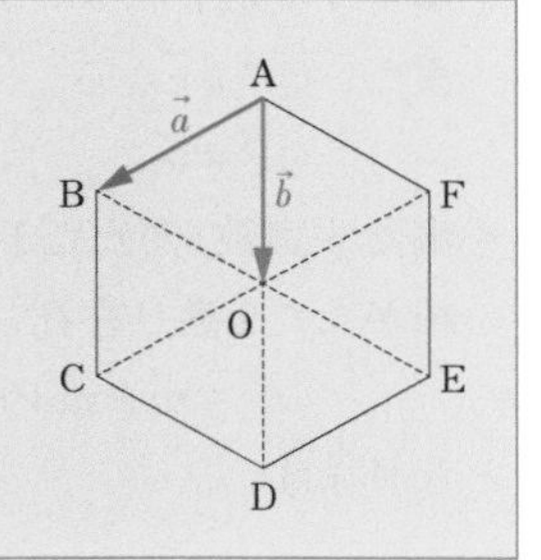

解説

(1) $\overrightarrow{AC}=\overrightarrow{AB}+\overrightarrow{BC}=\vec{a}+\vec{b}$（$\overrightarrow{BC}$は$\overrightarrow{AO}$と大きさ、向きとも同じです。$\overrightarrow{BC}=\overrightarrow{AO}$）

(2) $\overrightarrow{AE}=\overrightarrow{AD}+\overrightarrow{DE}=2\vec{b}+(-\vec{a})=-\vec{a}+2\vec{b}$（$\overrightarrow{DE}$は$\overrightarrow{AB}$と大きさは同じですが、向きが逆ですから、$\overrightarrow{AB}$の逆ベクトルです。）

(3) $\overrightarrow{BF}=\overrightarrow{BO}+\overrightarrow{OF}=(\vec{b}-\vec{a})+(-\vec{a})=-2\vec{a}+\vec{b}$（$\overrightarrow{OF}$は、$\overrightarrow{AB}$の逆ベクトルです。）

減法の定義

問9-2

右の図は、平行四辺形OABCの4辺OA、AB、BC、COの中点を、それぞれP、Q、R、Sとしたものです。$\overrightarrow{OP}=\vec{a}$、$\overrightarrow{OS}=\vec{b}$としたとき、次のベクトルを$\vec{a}$、$\vec{b}$で表しなさい。

(1) $\overrightarrow{OC}$　(2) $\overrightarrow{CA}$　(3) $\overrightarrow{AR}$

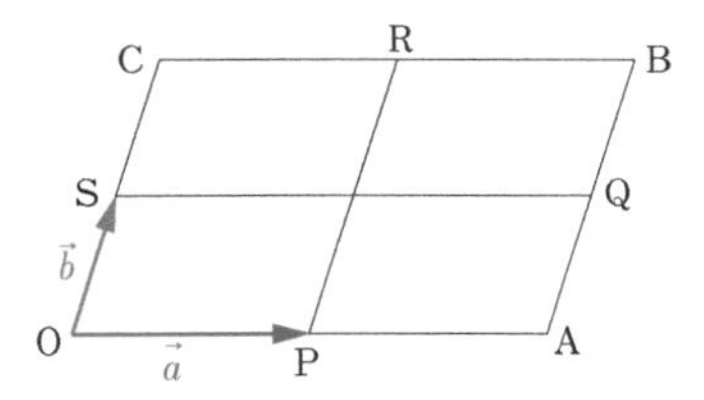

B　空間のベクトル

ここでは、空間内のベクトルについて話を進めますが、平面ベクトルと同様のことが成り立ちます。

空間内に同一平面上にない異なる4点O、A、B、Cをとります。
$\overrightarrow{OA}=\vec{a}$、$\overrightarrow{OB}=\vec{b}$、$\overrightarrow{OC}=\vec{c}$とするとき、任意のベクトル$\vec{p}$に対して、

$$\vec{p}=r\vec{a}+s\vec{b}+t\vec{c}$$

となる実数r、s、tの組がただ1通りあります。
この形式も平面のときと同様、$\vec{a}$、$\vec{b}$、$\vec{c}$の**1次結合**といいます。

平面では任意のベクトルが2つのベクトルの、空間では3つのベクトルの1次結合で表すことができます。そのことで、平面は2次元、空間は3次元といわれます。

実際、次ページの図のように$\vec{p}=\overrightarrow{OP}$となるように、点Pを定めます。点Pを通り、直線OCに平行な直線を引き、3点O、A、Bでつくられる平面αとの交点をQとします。このとき、

$$\overrightarrow{OP}=\overrightarrow{OQ}+\overrightarrow{QP} \quad \cdots\cdots \text{9-2}$$

となります。

$\overrightarrow{OA}$、$\overrightarrow{OB}$、$\overrightarrow{OQ}$は、同一平面上のベクトルで、$\vec{a}$、$\vec{b}$は平行でないので、

$$\overrightarrow{OQ}=r\vec{a}+s\vec{b} \quad \cdots\cdots \text{9-3}$$

を満たす実数r、sがただ1通り存在します。

また、$\overrightarrow{QP} /\!/ \vec{c}$から、

$$\overrightarrow{QP}=t\vec{c} \quad \cdots\cdots \text{9-4}$$

を満たす実数tがただ1つ存在します。9-2式に9-3式と9-4式を代入すれば、実数r、s、tの組がただ1通り存在し、

$$\overrightarrow{OP}=r\vec{a}+s\vec{b}+t\vec{c}$$

となります。

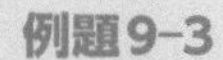

例題9-3

右図の平行六面体OABC-DEFGにおいて、辺OA、OC、ODの中点をそれぞれP、Q、Rとします。$\overrightarrow{OP}=\vec{a}$、$\overrightarrow{OQ}=\vec{b}$、$\overrightarrow{OR}=\vec{c}$とするとき、次のベクトルを$\vec{a}$、$\vec{b}$、$\vec{c}$を用いて表しなさい。

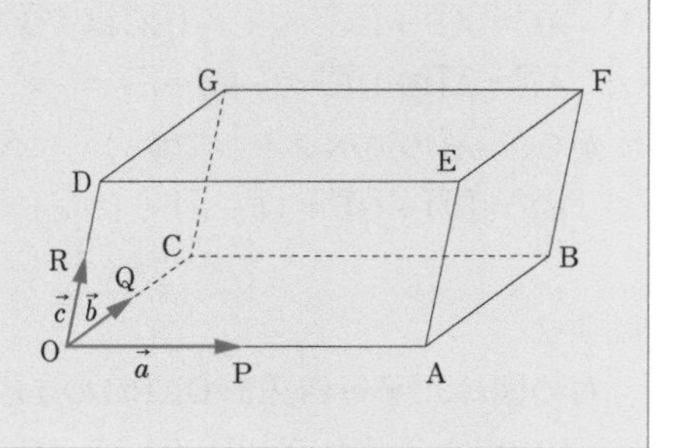

(1) $\overrightarrow{OF}$　(2) $\overrightarrow{GP}$

解説

(1) $\overrightarrow{OF}=\overrightarrow{OA}+\overrightarrow{AB}+\overrightarrow{BF}=2\vec{a}+2\vec{b}+2\vec{c}$

(2) $\overrightarrow{GP}=\overrightarrow{GD}+\overrightarrow{DO}+\overrightarrow{OP}=-2\vec{b}-2\vec{c}+\vec{a}=\vec{a}-2\vec{b}-2\vec{c}$

問9-3

正四面体OABCの各辺OA、OB、OC、AB、BC、CAの中点をそれぞれP、Q、R、S、T、Uとし、$\overrightarrow{OP}=\vec{a}$、$\overrightarrow{OQ}=\vec{b}$、$\overrightarrow{OR}=\vec{c}$とするとき、次のベクトルを$\vec{a}$、$\vec{b}$、$\vec{c}$を用いて表しなさい。

(1) $\overrightarrow{AR}$　(2) $\overrightarrow{TS}$　(3) $\overrightarrow{QU}$

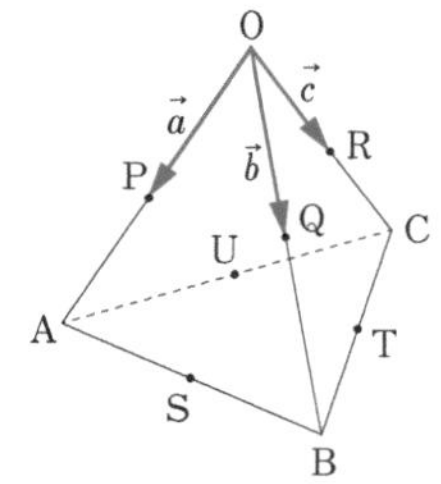

9.1.5 ベクトルの成分表示

A 平面のベクトル

ここでは、平面上のベクトルについて話を進めます。

今、平面上に1つの座標軸が与えられたとき、原点をOとし、(1, 0)をE_1、(0, 1)をE_2とします。

このとき、$\vec{e_1}=\overrightarrow{OE_1}$、$\vec{e_2}=\overrightarrow{OE_2}$をそれぞれ、$x$軸方向、$y$軸方向の**基本ベクトル**といいます。もちろん、大きさが1ですから、単位ベクトルです。

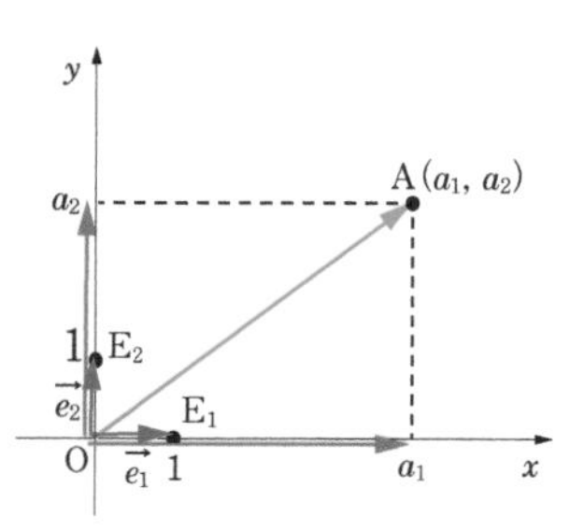

$\vec{a}$をこの座標平面上の任意のベクトルとし、$\vec{a}=\overrightarrow{OA}$となる点Aをとります。点Aの座標を$(a_1, a_2)$とすると、$\vec{a}$は基本ベクトル$\vec{e_1}$、$\vec{e_2}$の1次結合として、

$$\vec{a}=a_1\vec{e_1}+a_2\vec{e_2}$$

と表されます。

たとえば、点Aの座標が$(3, 2)$であれば、明らかに、$\vec{a}=3\vec{e_1}+2\vec{e_2}$となります。

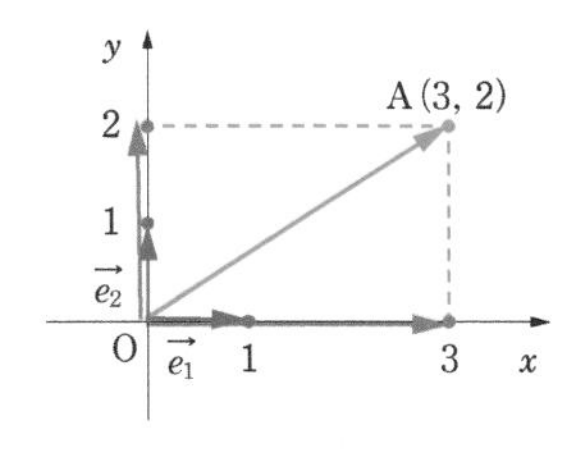

このときa_1、a_2をそれぞれ$\vec{a}$のx成分、y成分といい、$\vec{a}$を簡単に、

$$\vec{a}=a_1\vec{e_1}+a_2\vec{e_2}=(a_1, a_2)$$

と書き表します。これを**$\vec{a}$の成分表示**といいます。このとき、成分表示はただ1通りで、

> $\vec{a}=(a_1, a_2)$、$\vec{b}=(b_1, b_2)$において、
>
> $$\vec{a}=\vec{b} \iff a_1=b_1,\ a_2=b_2$$
>
> となります。

特に、$\vec{e_1}=(1, 0)$、$\vec{e_2}=(0, 1)$、$\vec{O}=(0, 0)$となります。

$\overrightarrow{OA}$の成分表示は、点Aの座標の表示と同じですが、前後の文脈から、どちらであるかの判断はつきます。

ここで覚えて欲しいことは、$\overrightarrow{OA}$の成分表示は終点Aの座標と同じであることですが、いちいち原点Oに始点が来るように平行移動するより、ベクトルの始点からx軸方向、y軸方向にそれぞれいくつ進んだところに終点があるかを数えたものがx成分、y成分であることを理解しましょう。

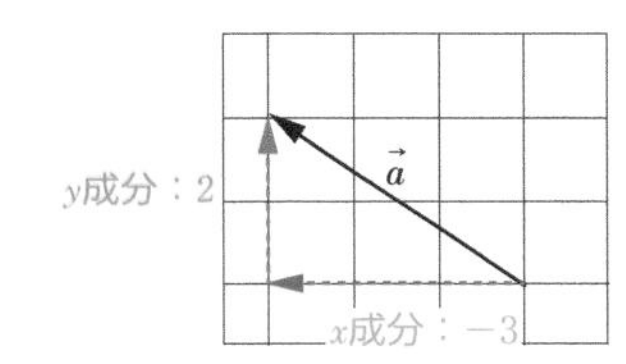

成分表示は$\vec{a}=(-3, 2)$

以上のことから、$\vec{a}$を基本ベクトル$\vec{e_1}$、$\vec{e_2}$の1次結合と成分表示の2つの方法で表すことができるようになりました。

> $\vec{a}=(a_1, a_2)$であるとき、ピタゴラスの定理から、
>
> $$|\vec{a}|=\sqrt{a_1{}^2+a_2{}^2}$$
>
> となります。

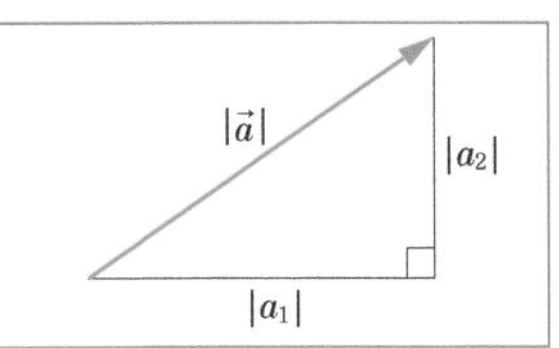

例題 9-4

右図の$\vec{a}$、$\vec{b}$、$\vec{c}$の成分表示と大きさを求めなさい。

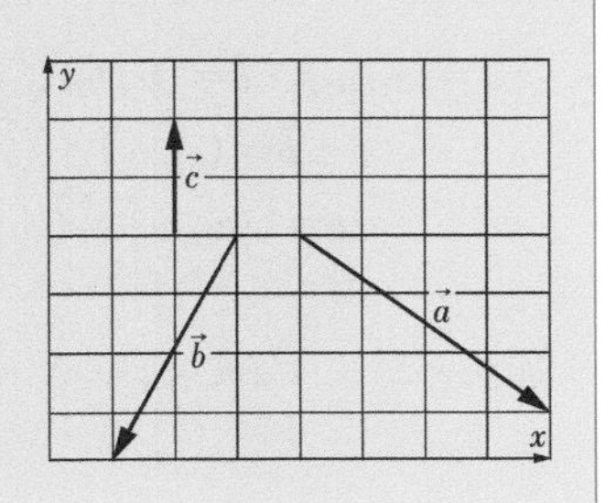

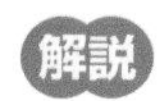

$\vec{a}$は、始点からx軸方向、y軸方向にそれぞれ4、-3進むと、終点になるので、

x軸方向は、右は正、左は負
y軸方向は、上は正、下は負

$\vec{a}=(4, -3)$

大きさは、$|\vec{a}|=\sqrt{4^2+(-3)^2}=\sqrt{16+9}=\sqrt{25}=5$となります。

$\vec{b}$は、始点からx軸方向、y軸方向にそれぞれ-2、-4進むと、終点になるので、

$\vec{b}=(-2, -4)$

大きさは、$|\vec{b}|=\sqrt{(-2)^2+(-4)^2}=\sqrt{4+16}=\sqrt{20}=2\sqrt{5}$となります。

$\vec{c}$は、始点からx軸方向、y軸方向にそれぞれ0、2進むと、終点になるので、

$\vec{c}=(0, 2)$

大きさは、$|\vec{c}|=\sqrt{0^2+2^2}=\sqrt{0+4}=\sqrt{4}=2$となります。

問9-4

右図の$\vec{a}$、$\vec{b}$、$\vec{c}$、$\vec{d}$の成分表示と大きさを求めなさい。

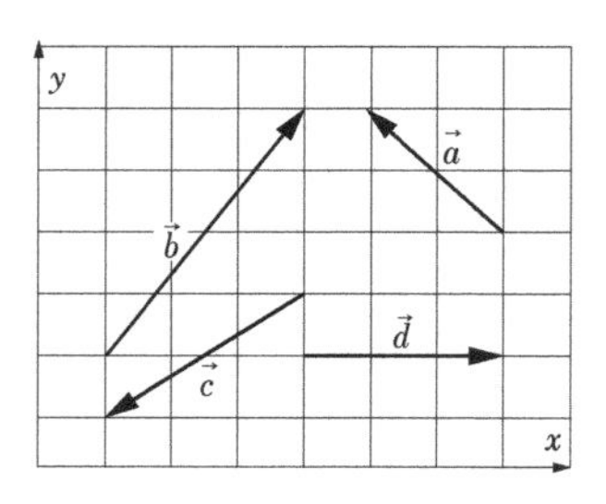

a　成分表示された平面ベクトルの加法・減法・実数倍

次に、ベクトルの成分表示における加法、減法、実数倍について考えましょう。

$\vec{a}=(a_1, a_2)$、$\vec{b}=(b_1, b_2)$、kは実数とします。

このとき、$\vec{a}=(a_1, a_2)=a_1\vec{e_1}+a_2\vec{e_2}$、$\vec{b}=(b_1, b_2)=b_1\vec{e_1}+b_2\vec{e_2}$ですから、

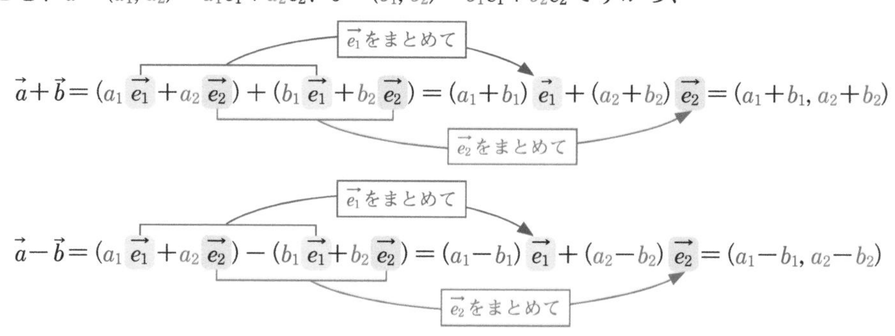

$$\vec{a}+\vec{b}=(a_1\vec{e_1}+a_2\vec{e_2})+(b_1\vec{e_1}+b_2\vec{e_2})=(a_1+b_1)\vec{e_1}+(a_2+b_2)\vec{e_2}=(a_1+b_1, a_2+b_2)$$

$$\vec{a}-\vec{b}=(a_1\vec{e_1}+a_2\vec{e_2})-(b_1\vec{e_1}+b_2\vec{e_2})=(a_1-b_1)\vec{e_1}+(a_2-b_2)\vec{e_2}=(a_1-b_1, a_2-b_2)$$

$$k\vec{a}=k(a_1\vec{e_1}+a_2\vec{e_2})=k(a_1\vec{e_1})+k(a_2\vec{e_2})=(ka_1)\vec{e_1}+(ka_2)\vec{e_2}=(ka_1, ka_2)$$

したがって、成分表示での加法、減法、実数倍は次のようになります。

$\vec{a}=(a_1, a_2)$、$\vec{b}=(b_1, b_2)$、kは実数とすると、

$\vec{a}\pm\vec{b}=(a_1, a_2)\pm(b_1, b_2)=(a_1\pm b_1, a_2\pm b_2)$　　（加法・減法）

$k\vec{a}=k(a_1, a_2)=(ka_1, ka_2)$　　（実数倍）

加法と減法はx成分、y成分をそれぞれで計算し、実数倍はx成分、y成分をそれぞれk倍します。

例題9-5

$\vec{a}=(4,-3)$、$\vec{b}=(-1,2)$ のとき、次のベクトルを成分で表しなさい。

(1) $\vec{a}+\vec{b}$　(2) $\vec{a}-\vec{b}$　(3) $-2\vec{a}$

(4) $3\vec{a}+5\vec{b}$　(5) $-2(2\vec{a}-3\vec{b})-(\vec{a}+2\vec{b})$

解説

(1) $\vec{a}+\vec{b}=(4,-3)+(-1,2)=(4-1,-3+2)=(3,-1)$

x成分、y成分ごとに計算します。

(2) $\vec{a}-\vec{b}=(4,-3)-(-1,2)=(4-(-1),-3-2)=(5,-5)$

x成分、y成分ごとに計算します。

(3) $-2\vec{a}=(-2\cdot 4,-2\cdot(-3))=(-8,6)$

各成分をすべて−2倍します。

(4) $3\vec{a}+5\vec{b}=3(4,-3)+5(-1,2)=(3\cdot 4,3\cdot(-3))+(5\cdot(-1),5\cdot 2)$

$=(12,-9)+(-5,10)=(12-5,-9+10)=(7,1)$

実数倍の計算が先です。そのあと、x成分、y成分ごとに足し算、引き算を行います。

(5) $-2(2\vec{a}-3\vec{b})-(\vec{a}+2\vec{b})=-4\vec{a}+6\vec{b}-\vec{a}-2\vec{b}=-5\vec{a}+4\vec{b}=-5(4,-3)+4(-1,2)$

最初から成分表示を当てはめてはいけません。ベクトルの計算がすんでからです。

$=(-5\cdot 4,-5\cdot(-3))+(4\cdot(-1),4\cdot 2)$

$=(-20,15)+(-4,8)=(-20-4,15+8)=(-24,23)$

問9-5

$\vec{a}=(-2,-5)$、$\vec{b}=(3,-1)$ のとき、次のベクトルを成分で表しなさい。

(1) $\vec{a}+\vec{b}$　(2) $\vec{a}-\vec{b}$　(3) $-5\vec{a}$

(4) $-2\vec{a}+4\vec{b}$　(5) $3(\vec{a}-2\vec{b})+4(-\vec{a}+3\vec{b})$

b　ベクトルの成分表示と大きさ

原点をOとする座標平面上の2点 $A(a_1,a_2)$、$B(b_1,b_2)$ について、

$$\overrightarrow{AB}=\overrightarrow{OB}-\overrightarrow{OA}=(b_1,b_2)-(a_1,a_2)=(b_1-a_1,b_2-a_2)$$

終点−始点

また、

$$|\overrightarrow{AB}|=\sqrt{(b_1-a_1)^2+(b_2-a_2)^2}$$

となります。

これは、2点間の距離と同じ公式です。

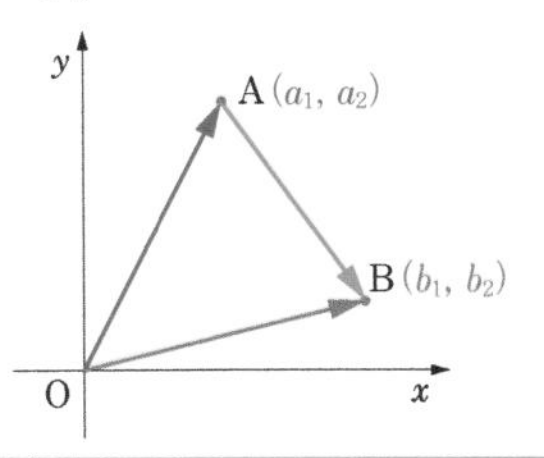

例題9-6

原点をOとする座標平面上の2点 $A(-2,5)$、$B(1,1)$ について、ベクトル $\overrightarrow{AB}$ の成分表示と大きさを求めなさい。

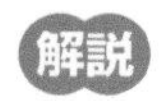

$$\overrightarrow{\mathrm{AB}}=(1,1)-(-2,5)=(1-(-2),1-5)=(3,-4)$$
$$|\overrightarrow{\mathrm{AB}}|=\sqrt{3^2+(-4)^2}=\sqrt{9+16}=\sqrt{25}=5$$

問9–6

原点をOとする座標平面上の3点A$(4,-2)$、B$(2,1)$、C$(-1,3)$について、次のベクトルの成分表示と大きさを求めなさい。

(1) $\overrightarrow{\mathrm{AB}}$　　(2) $\overrightarrow{\mathrm{BC}}$

例題9–7

$\vec{a}=(-1,2)$、$\vec{b}=(1,1)$のとき、ベクトル$\vec{c}=(1,4)$を$s\vec{a}+t\vec{b}$の形に表しなさい。

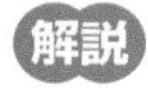

sとtを求めればよいわけです。

$$s\vec{a}+t\vec{b}=s(-1,2)+t(1,1)=(-s,2s)+(t,t)$$
$$=(-s+t,2s+t)$$

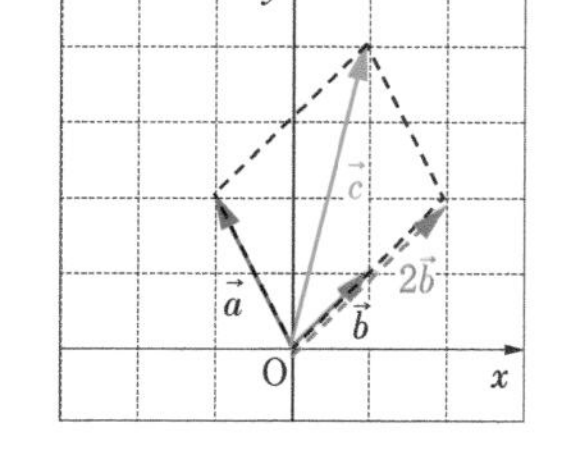

これが$\vec{c}=(1,4)$と等しい。

したがって、x成分、y成分がそれぞれ等しいので、次の連立方程式が成り立ちます。

$$\begin{cases}-s+t=1\\2s+t=4\end{cases}$$

これを解いて、$s=1$、$t=2$が得られます。

したがって、$\vec{c}=1\vec{a}+2\vec{b}=\vec{a}+2\vec{b}$となります。

問9–7

$\vec{a}=(1,3)$、$\vec{b}=(-1,2)$のとき、ベクトル$\vec{c}=(-1,7)$を$s\vec{a}+t\vec{b}$の形に表しなさい。

B　空間のベクトル

ここでは、空間内のベクトルについて話を進めますが、次元が1つ増えるだけで、平面の場合と同様のことが成り立ちます。

座標空間の原点をOとし、$(1,0,0)$を$\mathrm{E_1}$、$(0,1,0)$を$\mathrm{E_2}$、$(0,0,1)$を$\mathrm{E_3}$とします。

このとき、$\vec{e_1}=\overrightarrow{\mathrm{OE_1}}$、$\vec{e_2}=\overrightarrow{\mathrm{OE_2}}$、$\vec{e_3}=\overrightarrow{\mathrm{OE_3}}$をそれぞれ、$x$軸方向、$y$軸方向、$z$軸方向の基本ベクトルといいます。もちろん、大きさが1ですから、単位ベクトルです。

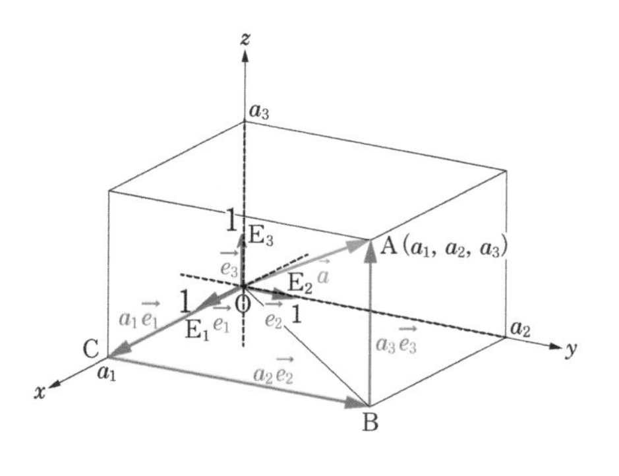

$\vec{a}$をこの座標空間内の任意のベクトルとし、$\vec{a}=\overrightarrow{\mathrm{OA}}$となる点Aをとります。点Aの座標を$(a_1,a_2,a_3)$とすると、$\vec{a}$は基本ベクトル$\vec{e_1}$、$\vec{e_2}$、$\vec{e_3}$の1次結合として、

$$\vec{a}=a_1\vec{e_1}+a_2\vec{e_2}+a_3\vec{e_3}$$

$\vec{a}=\overrightarrow{OC}+\overrightarrow{CB}+\overrightarrow{BA}$
$\overrightarrow{OC}\parallel\vec{e_1}$から、$\overrightarrow{OC}=a_1\vec{e_1}$　$\overrightarrow{CB}$と$\overrightarrow{BA}$も同様です

と表されます。

このときa_1、a_2、a_3をそれぞれ$\vec{a}$のx成分、y成分、z成分といい、$\vec{a}$を簡単に、

$$\vec{a}=(a_1, a_2, a_3)$$

と書き表します。これを$\vec{a}$の成分表示といいます。

すなわち、

$$\vec{a}=a_1\vec{e_1}+a_2\vec{e_2}+a_3\vec{e_3}=(a_1, a_2, a_3)$$

となります。このとき、成分表示はただ1通りで、

> $\vec{a}=(a_1, a_2, a_3)$、$\vec{b}=(b_1, b_2, b_3)$において、
> $$\vec{a}=\vec{b} \iff a_1=b_1, a_2=b_2, a_3=b_3$$
> となります。

特に、$\vec{e_1}=(1, 0, 0)$、$\vec{e_2}=(0, 1, 0)$、$\vec{e_3}=(0, 0, 1)$、$\vec{0}=(0, 0, 0)$と表されます。

平面のときと同様に、

> $\vec{a}=(a_1, a_2, a_3)$であるとき、
> $$|\vec{a}|=\sqrt{a_1{}^2+a_2{}^2+a_3{}^2}$$
> となります。

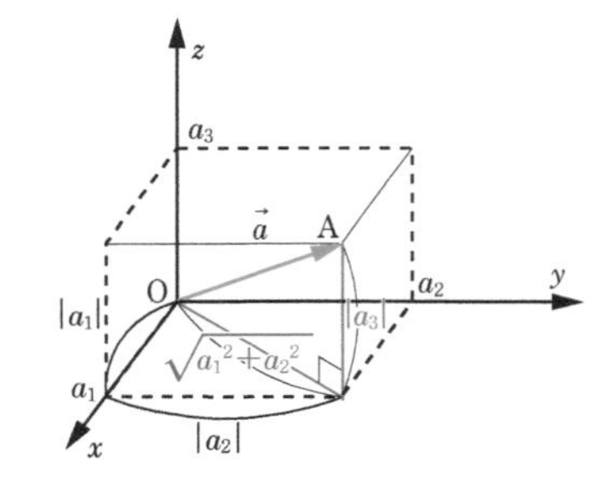

a　成分表示された空間ベクトルの加法・減法・実数倍

ベクトルの成分表示での加法、減法、実数倍も平面での計算と同じです。

> $\vec{a}=(a_1, a_2, a_3)$、$\vec{b}=(b_1, b_2, b_3)$、kは実数とすると、
> $\vec{a}\pm\vec{b}=(a_1, a_2, a_3)\pm(b_1, b_2, b_3)=(a_1\pm b_1, a_2\pm b_2, a_3\pm b_3)$　（加法・減法）
> $k\vec{a}=k(a_1, a_2, a_3)=(ka_1, ka_2, ka_3)$　（実数倍）

例題 9-8

$\vec{a}=(2, 3, -1)$、$\vec{b}=(-3, -1, 1)$のとき、次のベクトルを成分で表しなさい。

(1)　$2\vec{a}+5\vec{b}$　　(2)　$3(\vec{a}-2\vec{b})-2(2\vec{a}-3\vec{b})$

解説

(1)　$2\vec{a}+5\vec{b}=2(2, 3, -1)+5(-3, -1, 1)$

$=(2\cdot 2, 2\cdot 3, 2\cdot(-1))+(5\cdot(-3), 5\cdot(-1), 5\cdot 1)$

$=(4, 6, -2)+(-15, -5, 5)=(4-15, 6-5, -2+5)=(-11, 1, 3)$

実数倍の計算が先です。そのあと、x成分、y成分、z成分ごとに足し算、引き算を行います。

(2)　$3(\vec{a}-2\vec{b})-2(2\vec{a}-3\vec{b})=3\vec{a}-6\vec{b}-4\vec{a}+6\vec{b}=-\vec{a}=(-2, -3, 1)$

最初から成分表示を当てはめてはいけません。ベクトルの計算がすんでからです。

問9-8

$\vec{a}=(-1, 4, 3)$、$\vec{b}=(2, 5, -3)$のとき、次のベクトルを成分で表しなさい。

(1)　$3\vec{a}-4\vec{b}$　　(2)　$-2(3\vec{a}-\vec{b})+2(\vec{a}-2\vec{b})$

b　ベクトルの成分表示と大きさ

原点をOとする座標空間内の2点$A(a_1, a_2, a_3)$、$B(b_1, b_2, b_3)$について、

$$\overrightarrow{AB}=\overrightarrow{OB}-\overrightarrow{OA}=(b_1, b_2, b_3)-(a_1, a_2, a_3)=(b_1-a_1, b_2-a_2, b_3-a_3)$$

終点－始点

また、

$$|\overrightarrow{AB}|=\sqrt{(b_1-a_1)^2+(b_2-a_2)^2+(b_3-a_3)^2}$$

となります。

これは、2点間の距離と同じ公式です。

例題9-9

原点をOとする座標空間内の2点$A(-1, 3, 1)$、$B(1, 2, -1)$について、ベクトル$\overrightarrow{AB}$の成分表示と大きさを求めなさい。

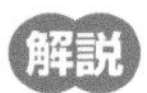

$$\overrightarrow{AB}=(1, 2, -1)-(-1, 3, 1)=(1-(-1), 2-3, -1-1)=(2, -1, -2)$$

$$|\overrightarrow{AB}|=\sqrt{2^2+(-1)^2+(-2)^2}=\sqrt{4+1+4}=\sqrt{9}=3$$

問9-9

原点をOとする座標空間内の3点$A(3, -1, -3)$、$B(-1, 2, 4)$、$C(2, -2, 2)$について、次のベクトルの成分表示と大きさを求めなさい。

(1)　$\overrightarrow{AB}$　　(2)　$\overrightarrow{BC}$　　(3)　$\overrightarrow{CA}$

例題9-10

$\vec{a}=(3, -1, -1)$、$\vec{b}=(1, 1, -1)$、$\vec{c}=(-1, 1, 2)$のとき、ベクトル$\vec{d}=(8, -2, -5)$を$r\vec{a}+s\vec{b}+t\vec{c}$の形に表しなさい。

解説

$$\begin{aligned} r\vec{a}+s\vec{b}+t\vec{c}&=r(3, -1, -1)+s(1, 1, -1)+t(-1, 1, 2)\\ &=(3r, -r, -r)+(s, s, -s)+(-t, t, 2t)\\ &=(3r+s-t, -r+s+t, -r-s+2t) \quad \cdots\cdots 9\text{-}5 \end{aligned}$$

これが

$\vec{d}=(8, -2, -5)$ …… 9-6

と等しい。

したがって、9-5式と9-6式のx成分、y成分、z成分がそれぞれ等しいので、次のr、s、tについての3元連立方程式が成り立ちます。

$$\begin{cases} 3r+s-t=8 & \cdots\cdots \text{9-7} \\ -r+s+t=-2 & \cdots\cdots \text{9-8} \\ -r-s+2t=-5 & \cdots\cdots \text{9-9} \end{cases}$$

未知数が3つの3元連立方程式です。解き方は、未知数を1つ消して未知数を2つにした式を2式用意することです。そのようにすれば、見慣れた2元連立方程式になります。

sを消去するのがやさしそうです。

9-7式+9-9式から、$2r+t=3$ …… 9-10

9-8式+9-9式から、$-2r+3t=-7$ …… 9-11

9-10式と9-11式による連立方程式を解いて、$t=-1$、$r=2$を得ます。

これを9-7式に代入して、$s=1$が得られます。

したがって、

$\vec{d}=2\vec{a}+1\vec{b}-1\vec{c}=2\vec{a}+\vec{b}-\vec{c}$

となります。

問9-10

$\vec{a}=(-1, 2, 1)$、$\vec{b}=(0, -3, 2)$、$\vec{c}=(4, -2, -1)$のとき、ベクトル$\vec{d}=(10, 4, -5)$を$r\vec{a}+s\vec{b}+t\vec{c}$の形に表しなさい。

9.1.6 ベクトルの内積

零ベクトルではない任意の2つのベクトル$\vec{a}$、$\vec{b}$について、右図のように$\overrightarrow{OA}=\vec{a}$、$\overrightarrow{OB}=\vec{b}$となるように、3点O、A、Bをとります。

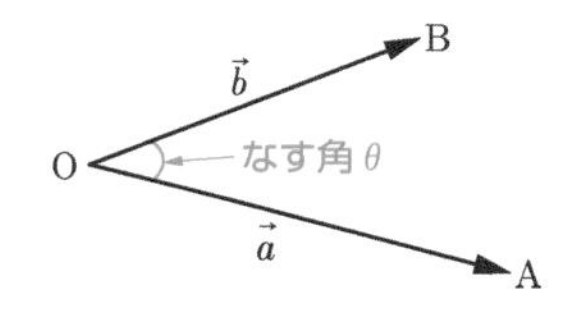

このとき、$\angle AOB=\theta$をベクトル**$\vec{a}$と$\vec{b}$がなす角**といいます。

ただし、$0 \leqq \theta \leqq \pi$とします。特に、$\vec{a}$と$\vec{b}$が同じ向きのときは$\theta=0$、逆向きのときは$\theta=\pi$です。

ここで、$|\vec{a}||\vec{b}|\cos\theta$の値をベクトル$\vec{a}$と$\vec{b}$の**内積**といい、$\vec{a}\cdot\vec{b}$で表します。「・」を省略してはいけません($\vec{a}\vec{b}$としてはいけません)。

> $\vec{a}\cdot\vec{b}=|\vec{a}||\vec{b}|\cos\theta$ (ただし、θはベクトル$\vec{a}$と$\vec{b}$がなす角)
> $\vec{a}=\vec{0}$または$\vec{b}=\vec{0}$のとき、$\vec{a}\cdot\vec{b}=0$と定めます。

内積の定義は、平面上でも空間内でも同じです。どちらも内積はベクトルの加法や減法、実数倍と違って、計算結果はベクトルではなく、実数であることに注意が必要です。

例題9-11

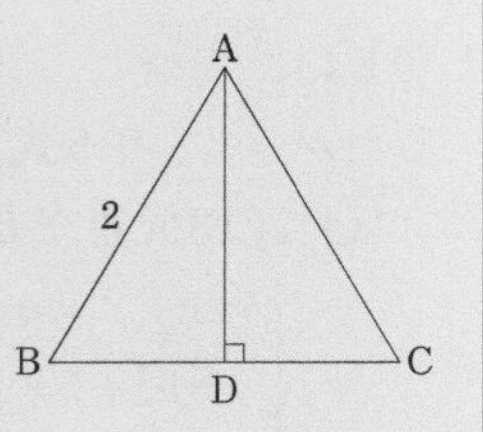

右図は1辺の長さが2の正三角形ABCにおいて、頂点Aから辺BCに垂線ADを下ろしたものです。次の内積を求めなさい。

(1) $\overrightarrow{AB}\cdot\overrightarrow{AC}$　(2) $\overrightarrow{AB}\cdot\overrightarrow{BC}$

(3) $\overrightarrow{AD}\cdot\overrightarrow{BC}$

解説

(1) $\overrightarrow{AB}\cdot\overrightarrow{AC}=2\cdot2\cos\frac{\pi}{3}=4\cdot\frac{1}{2}=2$

(2) $\overrightarrow{AB}\cdot\overrightarrow{BC}=2\cdot2\cos\frac{2}{3}\pi=4\cdot\left(-\frac{1}{2}\right)=-2$

$\overrightarrow{AB}$と$\overrightarrow{BC}$のなす角は$\frac{\pi}{3}$ではありません。$\overrightarrow{AB}$の始点をBにとってみましょう。

(3) $\overrightarrow{AD}\cdot\overrightarrow{BC}=\sqrt{3}\cdot2\cos\frac{\pi}{2}=2\sqrt{3}\cdot0=0$

問9-11

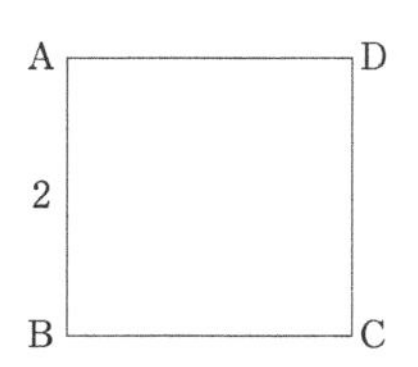

右図の1辺の長さが2の正方形ABCDにおいて、次の内積を求めなさい。

(1) $\overrightarrow{AB}\cdot\overrightarrow{AC}$　(2) $\overrightarrow{AB}\cdot\overrightarrow{BD}$

(3) $\overrightarrow{AB}\cdot\overrightarrow{BC}$　(4) $\overrightarrow{AD}\cdot\overrightarrow{CB}$

零ベクトルではない2つのベクトル$\vec{a}$と$\vec{b}$において、なす角をθと置くと、

$\cos\theta>0 \rightleftarrows 0<\theta<\frac{\pi}{2}$から、$\vec{a}\cdot\vec{b}>0 \rightleftarrows 0<\theta<\frac{\pi}{2}$ （θが鋭角）

$\cos\theta<0 \rightleftarrows \frac{\pi}{2}<\theta<\pi$から、$\vec{a}\cdot\vec{b}<0 \rightleftarrows \frac{\pi}{2}<\theta<\pi$ （θが鈍角）

特に、$\cos\theta=0 \rightleftarrows \theta=\frac{\pi}{2}$から、

ベクトルの垂直条件

$\vec{a}\perp\vec{b} \rightleftarrows \vec{a}\cdot\vec{b}=0$

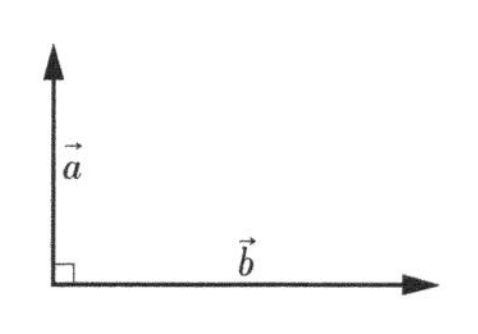

これで平行条件と垂直条件が揃いました。この条件はとても大事な条件なのでよく覚えてください。

9.1.7 内積と成分

成分表示で表されたベクトルでは、内積を次のように計算します。

平面ベクトル$\vec{a}=(a_1, a_2)$、$\vec{b}=(b_1, b_2)$とすると、

$\vec{a}\cdot\vec{b}=a_1b_1+a_2b_2$

空間ベクトル$\vec{a}=(a_1, a_2, a_3)$、$\vec{b}=(b_1, b_2, b_3)$とすると、

$\vec{a}\cdot\vec{b}=a_1b_1+a_2b_2+a_3b_3$

x成分どうし、y成分どうし、z成分どうしをそれぞれかけ、それらの和が内積となります

上記の式は、次のように導かれます。

$\vec{a}\neq\vec{0}$、$\vec{b}\neq\vec{0}$とし、右図のように$\overrightarrow{OA}=\vec{a}$、$\overrightarrow{OB}=\vec{b}$となるように3点O、A、Bをとり、$\vec{a}$と$\vec{b}$のなす角を$\theta$とします。

ここで、△OABにおいて、$0°<\theta<180°$ のとき、余弦定理から、

$$AB^2=OA^2+OB^2-2OA\cdot OB\cos\theta \quad \cdots\cdots 9\text{–}12$$

が成り立ちます。

O　θ　$\vec{b}$　B　$\vec{b}-\vec{a}$　$\vec{a}$　A

この式をベクトルを用いて表すと、

$$|\overrightarrow{AB}|^2=|\vec{a}|^2+|\vec{b}|^2-2\vec{a}\cdot\vec{b}$$

$AB=|\overrightarrow{AB}|$、$OA=|\overrightarrow{OA}|=|\vec{a}|$、$OB=|\overrightarrow{OB}|=|\vec{b}|$
$OA\cdot OB\cos\theta=|\vec{a}||\vec{b}|\cos\theta=\vec{a}\cdot\vec{b}$（内積の定義）
以上を9–12式に代入します

したがって、

$$2\vec{a}\cdot\vec{b}=|\vec{a}|^2+|\vec{b}|^2-|\overrightarrow{AB}|^2 \quad \cdots\cdots 9\text{–}13$$

$|\vec{a}|=\sqrt{a_1{}^2+a_2{}^2}$、$|\vec{b}|=\sqrt{b_1{}^2+b_2{}^2}$
$|\overrightarrow{AB}|=\sqrt{(b_1-a_1)^2+(b_2-a_2)^2}$
を9–13式に代入します。
空間の場合も同様です。

$\vec{a}=(a_1, a_2)$、$\vec{b}=(b_1, b_2)$とすると、

$$=(\sqrt{a_1{}^2+a_2{}^2})^2+(\sqrt{b_1{}^2+b_2{}^2})^2-(\sqrt{(b_1-a_1)^2+(b_2-a_2)^2})^2$$
$$=a_1{}^2+a_2{}^2+b_1{}^2+b_2{}^2-(b_1-a_1)^2-(b_2-a_2)^2$$
$$=a_1{}^2+a_2{}^2+b_1{}^2+b_2{}^2-b_1{}^2+2a_1b_1-a_1{}^2-b_2{}^2+2a_2b_2-a_2{}^2$$
$$=2a_1b_1+2a_2b_2$$

ゆえに、

$$\vec{a}\cdot\vec{b}=a_1b_1+a_2b_2$$

となります。

空間の場合も9–13式から同様にして導かれます。

例題9–12

次の2つのベクトルの内積を求めなさい。

(1) $\vec{a}=(2, -3)$、$\vec{b}=(-1, -2)$　　(2) $\vec{a}=(1, 2, -4)$、$\vec{b}=(-2, 3, 1)$

解説

(1) $\vec{a}\cdot\vec{b}=2\cdot(-1)+(-3)\cdot(-2)=-2+6=4$

(2) $\vec{a}\cdot\vec{b}=1\cdot(-2)+2\cdot3+(-4)\cdot1=-2+6-4=0$

$\vec{a}\cdot\vec{b}=0$から、2つのベクトル$\vec{a}$と$\vec{b}$は直交していることがわかります。

問9–12

次の2つのベクトルの内積を求めなさい。

(1) $\vec{a}=(2, 3)$、$\vec{b}=(-6, 4)$　　(2) $\vec{a}=(3, -3, -1)$、$\vec{b}=(2, -1, 2)$

例題9–13

次の2つのベクトルのなす角θを求めなさい。ただし$0\leqq\theta\leqq\pi$とする。

(1) $\vec{a}=(-2, 4)$、$\vec{b}=(1, 3)$　　(2) $\vec{a}=(1, 2, 1)$、$\vec{b}=(-1, 1, 2)$

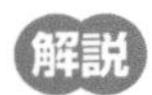

(1)　内積の定義$\vec{a}\cdot\vec{b}=|\vec{a}||\vec{b}|\cos\theta$から、

$$\cos\theta=\frac{\vec{a}\cdot\vec{b}}{|\vec{a}||\vec{b}|}=\frac{-2\cdot1+4\cdot3}{\sqrt{(-2)^2+4^2}\sqrt{1^2+3^2}}=\frac{10}{\sqrt{20}\sqrt{10}}=\frac{10}{10\sqrt{2}}=\frac{1}{\sqrt{2}}$$

覚えよう
$\cos\theta=\frac{\vec{a}\cdot\vec{b}}{|\vec{a}||\vec{b}|}$

となります。したがって、$\theta=\frac{\pi}{4}$ です。

(2)　$$\cos\theta=\frac{\vec{a}\cdot\vec{b}}{|\vec{a}||\vec{b}|}=\frac{1\cdot(-1)+2\cdot1+1\cdot2}{\sqrt{1^2+2^2+1^2}\sqrt{(-1)^2+1^2+2^2}}=\frac{3}{\sqrt{6}\sqrt{6}}=\frac{3}{6}=\frac{1}{2}$$

となります。したがって、$\theta=\frac{\pi}{3}$ です。

問9–13

次の2つのベクトルのなす角を求めなさい。

(1)　$\vec{a}=(-1,\sqrt{3})$、$\vec{b}=(\sqrt{3},-1)$　　(2)　$\vec{a}=(1,-1,0)$、$\vec{b}=(-1,2,2)$

9.1.8　内積の性質

ベクトルの内積について、次のことが成り立ちます。

内積の性質

① $\vec{a}\cdot\vec{b}=\vec{b}\cdot\vec{a}$　（交換法則）
② $(\vec{a}+\vec{b})\cdot\vec{c}=\vec{a}\cdot\vec{c}+\vec{b}\cdot\vec{c}$　（分配法則）
③ $\vec{a}\cdot(\vec{b}+\vec{c})=\vec{a}\cdot\vec{b}+\vec{a}\cdot\vec{c}$　（分配法則）
④ $(k\vec{a})\cdot\vec{b}=\vec{a}\cdot(k\vec{b})=k(\vec{a}\cdot\vec{b})$　kは実数　（実数倍）
⑤ $\vec{a}\cdot\vec{a}=|\vec{a}|^2$　$\vec{a}\cdot\vec{a}$を$\vec{a}^2$とは書きません。　（同じベクトルどうしの内積）

ベクトルを成分表示で表せば、容易に証明することができます。④の式は覚えましょう。

この公式から、次のことが導かれます。

$$|\vec{a}+\vec{b}|^2+|\vec{a}-\vec{b}|^2=2(|\vec{a}|^2+|\vec{b}|^2)$$

この式の意味するところは、右図の平行四辺形の2つの対角線の長さの平方の和は、4辺の長さの平方の和に等しいということです。

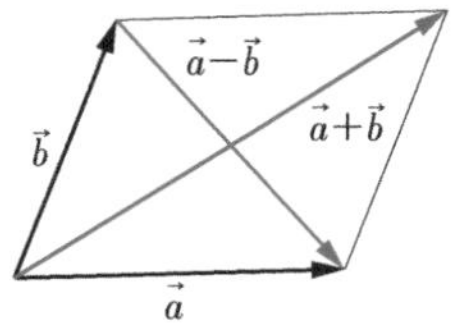

9.2　行列

9.2.1　行列の定義

数を長方形状に並べ、(　) で囲んだものを**行列**といい、個々の数を**成分**（**要素**ともいいます）といいます。また、行列の横の成分の並びを**行**、縦の成分の並びを**列**といい、上から1行目、2行目、…、左から1列目、2列目、…といいます。

m行、n列からなる行列を$m\times n$行列（エムエヌ行列と読みます）、または、m行n列の行列、あるいは、(m, n)型行列といいます。特に、$n \times n$行列は正方形の並びになりますのでn次の正方行列といいます。また、$1 \times n$行列をn次の行ベクトル、$n \times 1$行列をn次の列ベクトルということがあります。このとき、$m \times n$は行列の**型**、n次とあるときは**次数**といいます。

そして、i行目とj列目が交差するところにある成分を(i, j)成分（アイジェイ成分と読みます）といいます。

以上、行列を学ぶにあたって必要とする基本的な名称を示しました。具体的には、次のようになります。

$$\begin{pmatrix} 2 & 1 & -3 \\ 0 & -2 & 4 \end{pmatrix} \qquad \begin{pmatrix} -1 & 2 \\ \sqrt{2} & -3 \\ 5 & -1 \end{pmatrix} \qquad \begin{pmatrix} 4 & 3 \\ 2 & 1 \end{pmatrix} \qquad \begin{pmatrix} 9 & 8 & 7 \\ 6 & 5 & 4 \\ 3 & 2 & 1 \end{pmatrix}$$

2×3行列　　3×2行列　　2次の正方行列　　3次の正方行列

$$\begin{pmatrix} \frac{1}{2} & -1 \end{pmatrix} \qquad \begin{pmatrix} 0 & 1 & 0 \end{pmatrix} \qquad \begin{pmatrix} -3 \\ -2 \end{pmatrix} \qquad \begin{pmatrix} -1 \\ 1 \\ -1 \end{pmatrix}$$

2次の行ベクトル　　3次の行ベクトル　　2次の列ベクトル　　3次の列ベクトル

1行目、2行目、3行目　$\begin{pmatrix} a & b & c \\ d & e & f \\ g & h & i \end{pmatrix}$　　1列目、2列目、3列目　$\begin{pmatrix} a & b & c \\ d & e & f \\ g & h & i \end{pmatrix}$　　1行、2行、3行／1列、2列、3列　$\begin{pmatrix} a & b & c \\ d & e & f \\ g & h & i \end{pmatrix}$

(2, 1)成分　(1, 3)成分　(3, 2)成分

行列を一文字で表すときは、アルファベットの大文字を使います。

たとえば、

$$A = \begin{pmatrix} 4 & 3 \\ 2 & 1 \end{pmatrix} \qquad B = \begin{pmatrix} 1 & -1 & 2 \\ -2 & 3 & -3 \end{pmatrix}$$ などと書きます。

2つの行列A、Bの型が同じですべての対応する成分が等しいとき、A、Bは等しいといい、

$$A = B$$

で表します。

例題9-14

次の2つの行列A、Bについて、次の問に答えなさい。

$$A = \begin{pmatrix} 3 & x & 1 \\ -2 & 0 & 2z \end{pmatrix} \qquad B = \begin{pmatrix} 3 & 5 & 1 \\ y & 0 & -6 \end{pmatrix}$$

(1)　行列Aの型を答えなさい。

(2)　行列Bにおいて、$(2, 3)$成分を答えなさい。

(3)　$A = B$であるとき、x、y、zを求めなさい。

解説

(1)　2行で、3列からなる行列なので、2×3行列です。

(2)　(2, 3)成分は、2行目で3列目の成分ですから、-6です。

(3)　対応するすべての成分が等しいので、

(1, 2)成分から、$x=5$

(2, 1)成分から、$y=-2$

(2, 3)成分から、$2z=-6$

したがって、$z=-3$

問9-14

次の2つの行列A、Bについて次の問に答えなさい。

$$A=\begin{pmatrix} -7 & 0 & -2 \\ 4 & -2 & 1 \\ x & -3 & 5 \end{pmatrix} \qquad B=\begin{pmatrix} -7 & 0 & 2y \\ 4 & -2 & 1 \\ 3 & -3 & 3z-1 \end{pmatrix}$$

(1)　行列Bの型を答えなさい。

(2)　行列Aにおいて、(3, 2)成分を答えなさい。

(3)　$A=B$であるときx、y、zを求めなさい。

9.2.2　行列の演算

行列の加法・減法・実数倍の定義

行列の加法、減法は同じ型の行列の間で行い、対応する成分どうしで行います。
また、kを実数とするとき、行列Aのk倍はすべての成分をk倍します。

行列の和

$$\begin{pmatrix} a & b \\ c & d \end{pmatrix}+\begin{pmatrix} p & q \\ r & s \end{pmatrix}=\begin{pmatrix} a+p & b+q \\ c+r & d+s \end{pmatrix}$$

行列の差

$$\begin{pmatrix} a & b \\ c & d \\ e & f \end{pmatrix}-\begin{pmatrix} p & q \\ r & s \\ t & u \end{pmatrix}=\begin{pmatrix} a-p & b-q \\ c-r & d-s \\ e-t & f-u \end{pmatrix}$$

行列のスカラー倍

$$k\begin{pmatrix} a & b & c \\ d & e & f \\ g & h & i \end{pmatrix}=\begin{pmatrix} ka & kb & kc \\ kd & ke & kf \\ kg & kh & ki \end{pmatrix}$$

すべての成分が0である行列を**零行列**といい、Oで表します。
このとき、次の法則が成り立ちます。
ただし、行列A、B、Oは同じ型の行列、k、lは実数とします。

3次の正方行列の場合

$$O=\begin{pmatrix} 0 & 0 & 0 \\ 0 & 0 & 0 \\ 0 & 0 & 0 \end{pmatrix}$$

①　$A+B=B+A$　　（交換法則）

②　$A-B=A+(-B)$

③　$(A+B)+C=A+(B+C)$　　（結合法則）

④ $A+O=O+A=A \qquad 0A=O$

⑤ $k(lA)=(kl)A$ （結合法則）

⑥ $0A=O \qquad kO=O$

例題9-15

$A=\begin{pmatrix}-2 & -3\\ 5 & 1\end{pmatrix}$、$B=\begin{pmatrix}1 & -1\\ -4 & 2\end{pmatrix}$とするとき、次の行列の計算をしなさい。

(1) $A+B$ (2) $A-B$ (3) $3A$ (4) $3A+2B$

解説

(1) $A+B=\begin{pmatrix}-2 & -3\\ 5 & 1\end{pmatrix}+\begin{pmatrix}1 & -1\\ -4 & 2\end{pmatrix}=\begin{pmatrix}-2+1 & -3-1\\ 5-4 & 1+2\end{pmatrix}=\begin{pmatrix}-1 & -4\\ 1 & 3\end{pmatrix}$

(2) $A-B=\begin{pmatrix}-2 & -3\\ 5 & 1\end{pmatrix}-\begin{pmatrix}1 & -1\\ -4 & 2\end{pmatrix}=\begin{pmatrix}-2-1 & -3-(-1)\\ 5-(-4) & 1-2\end{pmatrix}=\begin{pmatrix}-3 & -2\\ 9 & -1\end{pmatrix}$

(3) $3A=3\begin{pmatrix}-2 & -3\\ 5 & 1\end{pmatrix}=\begin{pmatrix}3\cdot(-2) & 3\cdot(-3)\\ 3\cdot 5 & 3\cdot 1\end{pmatrix}=\begin{pmatrix}-6 & -9\\ 15 & 3\end{pmatrix}$

(4) $3A+2B=3\begin{pmatrix}-2 & -3\\ 5 & 1\end{pmatrix}+2\begin{pmatrix}1 & -1\\ -4 & 2\end{pmatrix}=\begin{pmatrix}3\cdot(-2) & 3\cdot(-3)\\ 3\cdot 5 & 3\cdot 1\end{pmatrix}+\begin{pmatrix}2\cdot 1 & 2\cdot(-1)\\ 2\cdot(-4) & 2\cdot 2\end{pmatrix}$

$=\begin{pmatrix}-6 & -9\\ 15 & 3\end{pmatrix}+\begin{pmatrix}2 & -2\\ -8 & 4\end{pmatrix}=\begin{pmatrix}-6+2 & -9-2\\ 15-8 & 3+4\end{pmatrix}=\begin{pmatrix}-4 & -11\\ 7 & 7\end{pmatrix}$

問9-15

$A=\begin{pmatrix}1 & -3 & 0\\ -2 & 5 & 2\\ 4 & 0 & -3\end{pmatrix}$、$B=\begin{pmatrix}0 & 2 & -7\\ 1 & 0 & -3\\ -2 & 4 & 3\end{pmatrix}$のとき、次の行列の計算をしなさい。

(1) $A+B$ (2) $A-B$ (3) $2A$ (4) $-2A+3B$

同じ次数の行ベクトルと列ベクトルの積を次のように定めます。

$$(3 \quad 4)\begin{pmatrix}5\\ -2\end{pmatrix}=3\cdot 5+4\cdot(-2)=15-8=7$$

$$(1 \quad 4 \quad 9)\begin{pmatrix}7\\ 5\\ 3\end{pmatrix}=1\cdot 7+4\cdot 5+9\cdot 3=7+20+27=54$$

つまり、それぞれの成分のi番目どうしをかけ合わせた和を積とします。これは、次数が同じ行ベクトルと列ベクトルで定義し、4次以上の積でも同じです。

この行ベクトルと列ベクトルの積を使い、行列どうしの積を次のように定めます。

A：$m \times n$行列　　B：$n \times l$行列　において、

行列の積ABの(i, j)成分＝Aの第i行目の行ベクトルとBの第j列目の列ベクトルの積

$$AB=\begin{pmatrix} \cdots \\ \boxed{i\text{行目}} \\ \cdots \end{pmatrix}\begin{pmatrix} \vdots & \boxed{j\text{列目}} & \vdots \end{pmatrix}=\begin{pmatrix} & \cdots & \\ \vdots & \odot & \vdots \\ & \cdots & \end{pmatrix}$$

この行列は行　この行列は列　j列　i行

このとき、ABは$m \times l$行列となります。

また、Aの列数とBの行数が異なる場合の積は定義されません。

例題9-16

次の行列の積を求めなさい。

(1) $\begin{pmatrix} 2 & 1 \\ -1 & 3 \end{pmatrix}\begin{pmatrix} 4 & 2 \\ 3 & 1 \end{pmatrix}$　(2) $\begin{pmatrix} -1 & 1 \\ 3 & -2 \end{pmatrix}\begin{pmatrix} 2 \\ -3 \end{pmatrix}$　(3) $\begin{pmatrix} 1 & 0 & -2 \\ -1 & 2 & 0 \\ 3 & 1 & 2 \end{pmatrix}\begin{pmatrix} 0 & 3 & 2 \\ 1 & -2 & 1 \\ 4 & 2 & 0 \end{pmatrix}$

解説

(1) $\begin{pmatrix} 2 & 1 \\ -1 & 3 \end{pmatrix}\begin{pmatrix} 4 & 2 \\ 3 & 1 \end{pmatrix}=\begin{pmatrix} 2\cdot4+1\cdot3 & 2\cdot2+1\cdot1 \\ -1\cdot4+3\cdot3 & -1\cdot2+3\cdot1 \end{pmatrix}=\begin{pmatrix} 11 & 5 \\ 5 & 1 \end{pmatrix}$

最初に1行目×1列目　次に1行目×2列目　そして2行目×1列目　最後に2行目×2列目

前の行数が2なので、積も2行
後の列数が2なので、積も2列

(2) $\begin{pmatrix} -1 & 1 \\ 3 & -2 \end{pmatrix}\begin{pmatrix} 2 \\ -3 \end{pmatrix}=\begin{pmatrix} -1\cdot2+1\cdot(-3) \\ 3\cdot2+(-2)\cdot(-3) \end{pmatrix}=\begin{pmatrix} -5 \\ 12 \end{pmatrix}$

前の行数が2なので、積も2行
後の列数が1なので、積も1列

(3) $\begin{pmatrix} 1 & 0 & -2 \\ -1 & 2 & 0 \\ 3 & 1 & 2 \end{pmatrix}\begin{pmatrix} 0 & 3 & 2 \\ 1 & -2 & 1 \\ 4 & 2 & 0 \end{pmatrix}$

3次の正方行列どうしの積は、同じ
3次の正方行列になります

$$=\begin{pmatrix} 1\cdot0+0\cdot1-2\cdot4 & 1\cdot3+0\cdot(-2)-2\cdot2 & 1\cdot2+0\cdot1-2\cdot0 \\ -1\cdot0+2\cdot1+0\cdot4 & -1\cdot3+2\cdot(-2)+0\cdot2 & -1\cdot2+2\cdot1+0\cdot0 \\ 3\cdot0+1\cdot1+2\cdot4 & 3\cdot3+1\cdot(-2)+2\cdot2 & 3\cdot2+1\cdot1+2\cdot0 \end{pmatrix}$$

$$=\begin{pmatrix} -8 & -1 & 2 \\ 2 & -7 & 0 \\ 9 & 11 & 7 \end{pmatrix}$$

※次のような行列の積は定義されません。

$$\begin{pmatrix} 1 \\ -1 \end{pmatrix}\begin{pmatrix} 3 & 1 \\ -1 & 0 \end{pmatrix}$$

前の行列は1列、後ろの行列は2行からなります。
この場合は積の計算が成り立ちません

問9–16

次の行列の積を求めなさい。

(1) $\begin{pmatrix} 2 & -2 \\ 1 & 3 \end{pmatrix}\begin{pmatrix} -1 \\ 1 \end{pmatrix}$　(2) $\begin{pmatrix} -3 & 2 \\ -1 & 3 \end{pmatrix}\begin{pmatrix} 4 & -2 \\ 3 & 1 \end{pmatrix}$　(3) $\begin{pmatrix} 4 & -2 & -1 \\ 2 & 1 & 3 \\ -2 & -1 & 3 \end{pmatrix}\begin{pmatrix} 1 & 0 & 1 \\ 2 & -1 & 3 \\ 0 & 4 & -2 \end{pmatrix}$

特に証明はしませんが、行列の積では、次の法則が成り立ちます。ただし、積が定義されるときに限ります。

行列の乗法の性質

① $(AB)C=A(BC)$　（結合法則）

② $A(B+C)=AB+AC$　（分配法則）

③ $(A+B)C=AC+BC$　（分配法則）

行列の積では、一般的に$AB=BA$が成り立ちません。

中には、等式が成り立つときもありますが、大方の積では成り立ちませんので、注意が必要です。

左上から右下に向かう対角線上のすべての成分が1で、他のすべての成分が0である正方行列を**単位行列**といいます。

$E=\begin{pmatrix} 1 & 0 \\ 0 & 1 \end{pmatrix}$は2次の単位行列　$E=\begin{pmatrix} 1 & 0 & 0 \\ 0 & 1 & 0 \\ 0 & 0 & 1 \end{pmatrix}$は3次の単位行列

すべて同じアルファベットのEで表します。

このとき、Eと同じ次数の任意の正方行列Aに対して、次の等式が成り立ちます。

$$AE=EA=A$$

実際、$\begin{pmatrix} a & b \\ c & d \end{pmatrix}\begin{pmatrix} 1 & 0 \\ 0 & 1 \end{pmatrix}=\begin{pmatrix} a\cdot1+b\cdot0 & a\cdot0+b\cdot1 \\ c\cdot1+d\cdot0 & c\cdot0+d\cdot1 \end{pmatrix}=\begin{pmatrix} a & b \\ c & d \end{pmatrix}$

$$\begin{pmatrix} 1 & 0 \\ 0 & 1 \end{pmatrix}\begin{pmatrix} a & b \\ c & d \end{pmatrix}=\begin{pmatrix} 1\cdot a+0\cdot c & 1\cdot b+0\cdot d \\ 0\cdot a+1\cdot c & 0\cdot b+1\cdot d \end{pmatrix}=\begin{pmatrix} a & b \\ c & d \end{pmatrix}$$

となります。

9.2.3　逆行列と連立方程式

正方行列Aに対して、

$$AB=BA=E$$

を満たす行列Bがあるとき、Bを**Aの逆行列**といい、A^{-1}で表します。

したがって、

$$AA^{-1}=A^{-1}A=E$$

となります。

2次の正方行列$A=\begin{pmatrix} a & b \\ c & d \end{pmatrix}$に対して、$ad-bc\neq 0$のときだけ$A$の逆行列が存在し、次のように表します。

$$A^{-1}=\frac{1}{ad-bc}\begin{pmatrix} d & -b \\ -c & a \end{pmatrix}$$

2次の正方行列A　2次の正方行列Aの逆行列

$$A=\begin{pmatrix} a & b \\ c & d \end{pmatrix} \Rightarrow A^{-1}=\frac{1}{ad-bc}\begin{pmatrix} d & -b \\ -c & a \end{pmatrix}$$

入れ替える　符号を変える　忘れない

例題9-17

次の行列の逆行列が存在するか調べなさい。また、存在する場合は、逆行列を求めなさい。

(1) $A=\begin{pmatrix} 3 & 7 \\ 2 & 5 \end{pmatrix}$　(2) $B=\begin{pmatrix} 3 & -6 \\ 2 & -4 \end{pmatrix}$　(3) $C=\begin{pmatrix} 6 & 2 \\ 5 & 2 \end{pmatrix}$

解説

(1) $A=\begin{pmatrix} 3 & 7 \\ 2 & 5 \end{pmatrix}$について、$3\cdot 5-7\cdot 2=1\neq 0$

したがって、逆行列は存在します。

逆行列は、$A^{-1}=\frac{1}{1}\begin{pmatrix} 5 & -7 \\ -2 & 3 \end{pmatrix}=\begin{pmatrix} 5 & -7 \\ -2 & 3 \end{pmatrix}$

となります。

$$A=\begin{pmatrix} a & b \\ c & d \end{pmatrix} \Rightarrow A^{-1}=\frac{1}{\Delta}\begin{pmatrix} d & -b \\ -c & a \end{pmatrix}$$

入れ替える　符号を変える　$(\Delta=ad-bc)$

(2) $B=\begin{pmatrix} 3 & -6 \\ 2 & -4 \end{pmatrix}$について、$3\cdot(-4)-(-6)\cdot 2=-12-(-12)=0$

したがって、逆行列は存在しません。

(3) $C=\begin{pmatrix} 6 & 2 \\ 5 & 2 \end{pmatrix}$について、$6\cdot 2-2\cdot 5=12-10=2\neq 0$

したがって、逆行列は存在します。

逆行列は、$C^{-1}=\frac{1}{2}\begin{pmatrix} 2 & -2 \\ -5 & 6 \end{pmatrix}=\begin{pmatrix} 1 & -1 \\ -\frac{5}{2} & 3 \end{pmatrix}$となります。

問9-17

次の行列の逆行列が存在するか調べなさい。また、存在する場合は、逆行列を求めなさい。

(1) $A=\begin{pmatrix} 3 & 5 \\ -1 & -2 \end{pmatrix}$　(2) $B=\begin{pmatrix} -2 & 3 \\ 2 & -4 \end{pmatrix}$　(3) $C=\begin{pmatrix} 3 & -2 \\ -9 & 6 \end{pmatrix}$

次に、逆行列を利用して2元連立1次方式を解いてみましょう。

$$\begin{cases} 5x+7y=3 \\ 2x+3y=1 \end{cases}$$

という方程式について、解いてみます。

係数行列Aは、$A=\begin{pmatrix}5 & 7\\2 & 3\end{pmatrix}$となります。

そして、連立方程式を行列の積で表します。

$$\begin{pmatrix}5 & 7\\2 & 3\end{pmatrix}\begin{pmatrix}x\\y\end{pmatrix}=\begin{pmatrix}3\\1\end{pmatrix}$$

次に、逆行列を求めます。

$5\times3-7\times2=15-14\neq0$なので、逆行列は存在します。逆行列$A^{-1}$は、

$$A^{-1}=\frac{1}{5\times3-7\times2}\begin{pmatrix}3 & -7\\-2 & 5\end{pmatrix}=\frac{1}{1}\begin{pmatrix}3 & -7\\-2 & 5\end{pmatrix}=\begin{pmatrix}3 & -7\\-2 & 5\end{pmatrix}$$

となります。行列の積について、両辺に左側から逆行列をかけます。

$$\begin{pmatrix}3 & -7\\-2 & 5\end{pmatrix}\begin{pmatrix}5 & 7\\2 & 3\end{pmatrix}\begin{pmatrix}x\\y\end{pmatrix}=\begin{pmatrix}3 & -7\\-2 & 5\end{pmatrix}\begin{pmatrix}3\\1\end{pmatrix}$$

元の行列に、その逆行列をかけると単位行列になりますから、

$$\begin{pmatrix}x\\y\end{pmatrix}=\begin{pmatrix}3 & -7\\-2 & 5\end{pmatrix}\begin{pmatrix}3\\1\end{pmatrix}=\begin{pmatrix}3\cdot3+(-7)\cdot1\\(-2)\cdot3+5\cdot1\end{pmatrix}=\begin{pmatrix}2\\-1\end{pmatrix}$$

答：$x=2$、$y=-1$

逆行列がない場合は、解がない、あるいは解が不定（無数にある）となりますが、ここでは取り扱いません。

例題9-18

次の連立方程式を解きなさい。

$$\begin{cases}2x+3y=1\\3x+4y=2\end{cases}$$

解説

係数行列は$A=\begin{pmatrix}2 & 3\\3 & 4\end{pmatrix}$ ← $\begin{cases}2x+3y=1\\3x+4y=2\end{cases}$ の係数行列は、$\begin{pmatrix}2 & 3\\3 & 4\end{pmatrix}$

したがって、連立方程式を行列の積で表すと、

$$\begin{pmatrix}2 & 3\\3 & 4\end{pmatrix}\begin{pmatrix}x\\y\end{pmatrix}=\begin{pmatrix}1\\2\end{pmatrix}$$

となります。

$2\cdot4-3\cdot3=8-9=-1\neq0$　したがって、逆行列が存在して、

$$\begin{pmatrix}x\\y\end{pmatrix}=\underbrace{\begin{pmatrix}2 & 3\\3 & 4\end{pmatrix}^{-1}\begin{pmatrix}1\\2\end{pmatrix}}_{X=A^{-1}\begin{pmatrix}1\\2\end{pmatrix}}=\frac{1}{-1}\begin{pmatrix}4 & -3\\-3 & 2\end{pmatrix}\begin{pmatrix}1\\2\end{pmatrix}=\begin{pmatrix}-4 & 3\\3 & -2\end{pmatrix}\begin{pmatrix}1\\2\end{pmatrix}=\begin{pmatrix}-4\cdot1+3\cdot2\\3\cdot1+(-2)\cdot2\end{pmatrix}$$

$$=\begin{pmatrix}2\\-1\end{pmatrix}$$

答：$x=2$、$y=-1$

問9-18

次の連立方程式を解きなさい。

(1) $\begin{cases} x-2y=1 \\ 3x-y=8 \end{cases}$　(2) $\begin{cases} 3x+4y=-2 \\ -x+2y=-6 \end{cases}$

9.3 行列式

9.3.1 行列式の定義

n次の正方行列$A=\begin{pmatrix} a_{11} & \cdots & a_{1n} \\ \vdots & \ddots & \vdots \\ a_{n1} & \cdots & a_{nn} \end{pmatrix}$に対し、

$$|A|=\sum_{\sigma\in S_n}\mathrm{sgn}(\sigma)\,a_{1_{\sigma(1)}}a_{2_{\sigma(2)}}\cdots a_{n_{\sigma(n)}}$$

を行列式といいます。Aの行列式は、$|A|$や$\det A$などと書きます。

「det」は、行列式の英語にあたるdeterminantに由来します。

ここで、σは1からnの置換（順列）を表します。S_nは置換全体を集めた対称群であり、$\sum_{\sigma\in S_n}$は、「n次のすべての置換に関して和をとる」ことを表しています。また、$\mathrm{sgn}(\sigma)$は置換の符号を表しています。これら記号などは行列式を具体的に計算するうえで知らなくても大丈夫です。

上の式を言葉で表すと、n次の正方行列Aに対して、ある規則に従って計算を行って、ある数値を対応させます。この数値を行列式といいます。

一般に、n次の正方行列Aの行列式$|A|$が$|A|\neq 0$を満たすとき、Aを**正則行列**といい、このときは必ず逆行列A^{-1}が存在します。

この節では、$n=1$～3次の正方行列について説明します。

(a) $n=1$のとき、

行列$A=(a)$の行列式は、$|A|=a$です。

(b) $n=2$のとき、

(i)＋成分 (ii)－成分

行列$A=\begin{pmatrix} a & b \\ c & d \end{pmatrix}$の行列式は、$|A|=\overbrace{ad}^{\text{(i)＋成分}}-\underbrace{bc}_{\text{(ii)－成分}}$です。

(c)　$n=3$のとき、

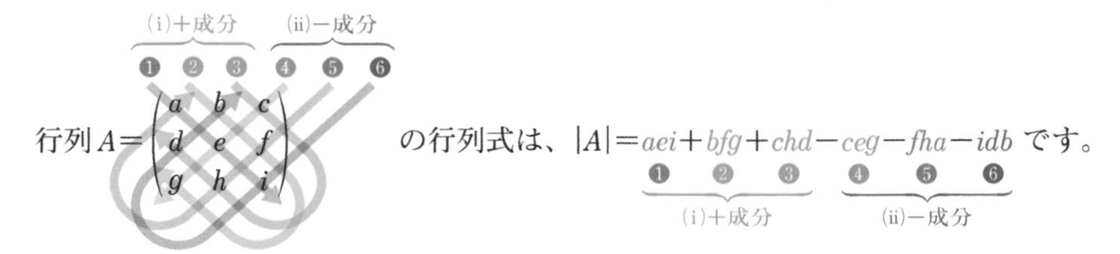

赤線部の成分の積は＋符号、青線部の成分の積は－符号として、その和をとれば求まります。この公式を**サラスの公式**といいます。しかし、この公式は3次の正方行列にしか対応しません。3次を含む、より高次な正方行列については、**余因子展開**を利用すると求まります。行列式の1つの行（または列）に注目して、一回り小さな行列式の足し合わせに展開する方法です。3次の正方行列であれば、一回り小さな行列式は2次の正方行列の行列式になります。

計算式は下記に示すとおりです。

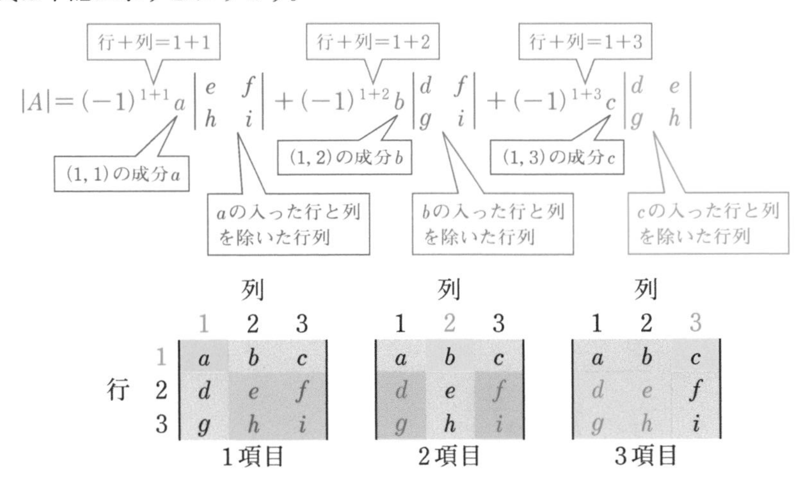

ⓐ　適当な行または列を1つ選びます。ここでは、1行目の行列を選択することにします。次に、1行目のa、b、cの順に展開していきます。

ⓑ　1項目は、(1, 1) 成分aに、行列Aから1行目と1列目を取り去った行列の行列式 $\begin{vmatrix} e & f \\ h & i \end{vmatrix}$ をかけます。一般的に第i行と第j列を除いた行列式に$(-1)^{i+j}$をかけたものを行列Aの(i, j)**余因子**といい、A_{ij}と表します。

$$A_{11}=(-1)^{1+1}\begin{vmatrix} e & f \\ h & i \end{vmatrix}=\begin{vmatrix} e & f \\ h & i \end{vmatrix}$$ となります。

ⓒ　2項目は、(1, 2) 成分bに、行列Aから1行目と2列目を取り去った行列の行列式を式 $\begin{vmatrix} d & f \\ g & i \end{vmatrix}$ をかけます。

$$A_{12}=(-1)^{1+2}\begin{vmatrix} d & f \\ g & i \end{vmatrix}=-\begin{vmatrix} d & f \\ g & i \end{vmatrix}$$ となります。

ⓓ　3項目は、(1, 3) 成分cに行列Aから1行目と3列目を取り去った行列の行列式を

$\begin{vmatrix} d & e \\ g & h \end{vmatrix}$ をかけます。

$$A_{13}=(-1)^{1+3}\begin{vmatrix} d & e \\ g & h \end{vmatrix}=\begin{vmatrix} d & e \\ g & h \end{vmatrix}$$ となります。

ⓔ 余因子展開で求められた行列式を展開していきます。

$$|A|=aA_{11}+bA_{12}+cA_{13}=(-1)^{1+1}a\begin{vmatrix} e & f \\ h & i \end{vmatrix}+(-1)^{1+2}b\begin{vmatrix} d & f \\ g & i \end{vmatrix}+(-1)^{1+3}c\begin{vmatrix} d & e \\ g & h \end{vmatrix}$$

$$=(-1)^2a\begin{vmatrix} e & f \\ h & i \end{vmatrix}+(-1)^3b\begin{vmatrix} d & f \\ g & i \end{vmatrix}+(-1)^4c\begin{vmatrix} d & e \\ g & h \end{vmatrix}$$

$$=a(ei-fh)-b(di-fg)+c(dh-eg)$$

この式をさらに展開すれば、サラスの公式と同じになります。

> **余因子展開**
>
> n次の正方行列Aの行列式$|A|$は、次のように余因子で展開できます。
>
> ① i行による展開
>
> $$|A|=a_{i1}A_{i1}+a_{i2}A_{i2}+\cdots+a_{in}A_{in} \qquad (i=1, 2, \cdots, n)$$
>
> ② j列による展開
>
> $$|A|=a_{1j}A_{1j}+a_{2j}A_{2j}+\cdots+a_{nj}A_{nj} \qquad (j=1, 2, \cdots, n)$$

例 次の行列Aの行列式$|A|$をサラスの公式を利用して求めてみましょう。

$$A=\begin{pmatrix} 2 & 1 & -1 \\ 1 & 3 & 1 \\ 3 & -1 & 1 \end{pmatrix}$$ の行列式は、$$|A|=\begin{vmatrix} 2 & 1 & -1 \\ 1 & 3 & 1 \\ 3 & -1 & 1 \end{vmatrix}$$

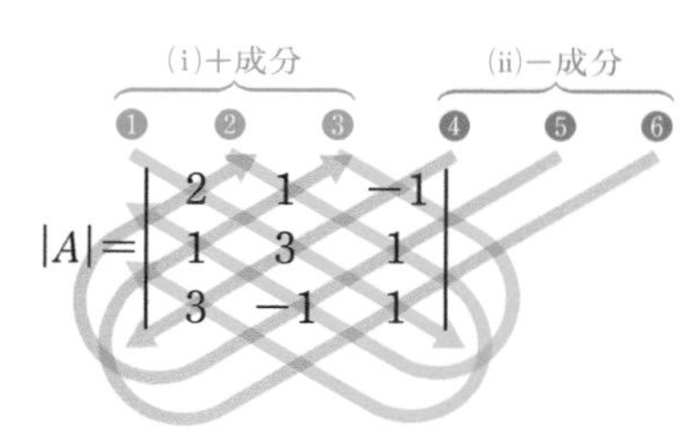

$$=2\cdot3\cdot1+1\cdot1\cdot3+(-1)\cdot(-1)\cdot1-(-1)\cdot3\cdot3-1\cdot(-1)\cdot2-1\cdot1\cdot1$$

$$=6+3+1+9+2-1=20$$

次に、余因子展開を利用して求めてみましょう。第1行と第3列で展開して、$|A|$を求めてみます。まず、第1行で展開して、$|A|$を求めてみます。

$$\begin{vmatrix} 2 & 1 & -1 \\ 1 & 3 & 1 \\ 3 & -1 & 1 \end{vmatrix} \qquad \begin{vmatrix} 2 & 1 & -1 \\ 1 & 3 & 1 \\ 3 & -1 & 1 \end{vmatrix} \qquad \begin{vmatrix} 2 & 1 & -1 \\ 1 & 3 & 1 \\ 3 & -1 & 1 \end{vmatrix}$$

$$|A|=(-1)^{1+1}\cdot2\begin{vmatrix} 3 & 1 \\ -1 & 1 \end{vmatrix}+(-1)^{1+2}\cdot1\begin{vmatrix} 1 & 1 \\ 3 & 1 \end{vmatrix}+(-1)^{1+3}\cdot(-1)\begin{vmatrix} 1 & 3 \\ 3 & -1 \end{vmatrix}$$

$$=2\cdot\{3-(-1)\}-(1-3)+(-1)(-1-9)=8+2+10=20$$

最後に、第3列で展開して、$|A|$ を求めてみます。

$$\begin{vmatrix} 2 & 1 & -1 \\ 1 & 3 & 1 \\ 3 & -1 & 1 \end{vmatrix} \quad \begin{vmatrix} 2 & 1 & -1 \\ 1 & 3 & 1 \\ 3 & -1 & 1 \end{vmatrix} \quad \begin{vmatrix} 2 & 1 & -1 \\ 1 & 3 & 1 \\ 3 & -1 & 1 \end{vmatrix}$$

$$|A| = (-1)^{1+3}\cdot(-1)\begin{vmatrix} 1 & 3 \\ 3 & -1 \end{vmatrix} + (-1)^{2+3}\cdot 1\begin{vmatrix} 2 & 1 \\ 3 & -1 \end{vmatrix} + (-1)^{3+3}\cdot 1\begin{vmatrix} 2 & 1 \\ 1 & 3 \end{vmatrix}$$

$$= -1\cdot(-1-9) - (-2-3) + (6-1) = 10+5+5 = 20$$

すべてで同じ答えになりました。余因子展開をするときは、どの行または列で展開しても同じになります。

例題9-19

次の行列式の値を求めなさい。

(1) $|A| = \begin{vmatrix} 2 & 1 \\ 3 & 4 \end{vmatrix}$ (2) $|B| = \begin{vmatrix} 2 & 4 & -2 \\ 1 & -3 & 1 \\ 2 & -1 & 3 \end{vmatrix}$

解答

(1) $|A| = \begin{vmatrix} 2 & 1 \\ 3 & 4 \end{vmatrix} = 2\cdot 4 - 1\cdot 3 = 8-3 = 5$

(2)-ⓐ サラスの公式を用いると、次のようになります。

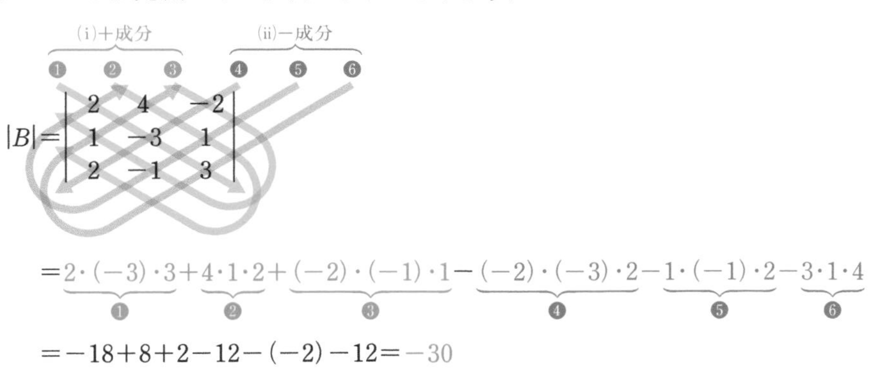

$$= \underbrace{2\cdot(-3)\cdot 3}_{❶} + \underbrace{4\cdot 1\cdot 2}_{❷} + \underbrace{(-2)\cdot(-1)\cdot 1}_{❸} - \underbrace{(-2)\cdot(-3)\cdot 2}_{❹} - \underbrace{1\cdot(-1)\cdot 2}_{❺} - \underbrace{3\cdot 1\cdot 4}_{❻}$$

$$= -18+8+2-12-(-2)-12 = -30$$

(2)-ⓑ 第1行に関して余因子展開を用いると、次のようになります。

$$|B| = \begin{vmatrix} 2 & 4 & -2 \\ 1 & -3 & 1 \\ 2 & -1 & 3 \end{vmatrix}$$

1行目と1列目を除いた行列　1行目と2列目を除いた行列　1行目と3列目を除いた行列

$$= (-1)^{1+1}\cdot 2\begin{vmatrix} -3 & 1 \\ -1 & 3 \end{vmatrix} + (-1)^{1+2}\cdot 4\begin{vmatrix} 1 & 1 \\ 2 & 3 \end{vmatrix} + (-1)^{1+3}\cdot(-2)\begin{vmatrix} 1 & -3 \\ 2 & -1 \end{vmatrix}$$

$$= (-1)^2\cdot 2\{(-3)\cdot 3 - 1\cdot(-1)\} + (-1)^3\cdot 4\{1\cdot 3 - 1\cdot 2\}$$
$$+ (-1)^4\cdot(-2)\{1\cdot(-1) - (-3)\cdot 2\}$$

$=2(-9+1)-4(3-2)-2(-1+6)=-16-4-10=-30$

(2)-ⓒ　行列式の性質を利用した解き方について説明します。余因子展開しやすいように、(1, 1)の成分を1にし、それ以外の1列目の成分を0にすることを目標とします。この行列式では、1行目と2行目を入れ替えると、(1, 1)成分が1になります。ここで、行または列を入れ替えると、行列式は−1倍される（符号が変わる）という性質がありますので、これを利用します。

1行目と2行目を入れ替えると、$|B|=-\begin{vmatrix}1 & -3 & 1\\ 2 & 4 & -2\\ 2 & -1 & 3\end{vmatrix}$と、行列式の符号が変わります。

次に、(2行目−1行目×2)すると、$|B|=-\begin{vmatrix}1 & -3 & 1\\ 0 & 10 & -4\\ 2 & -1 & 3\end{vmatrix}$となります。

2行目から1行目を2倍して引きます

そして、(3行目−1行目×2)を行うと、$|B|=-\begin{vmatrix}1 & -3 & 1\\ 0 & 10 & -4\\ 0 & 5 & 1\end{vmatrix}$となります。

3行目から1行目を2倍して引きます

最後に、第1列に関して余因子展開をします。

$$|B|=-(-1)^2\times1\begin{vmatrix}10 & -4\\ 5 & 1\end{vmatrix}+\{-(-1)^3\}\times0\begin{vmatrix}-3 & 1\\ 5 & 1\end{vmatrix}+\{-(-1)^4\}\times0\begin{vmatrix}-3 & 1\\ 10 & -4\end{vmatrix}$$

$$=-\begin{vmatrix}10 & -4\\ 5 & 1\end{vmatrix}=-\{10\times1-(-4)\times5\}=-(10+20)=-30$$

ⓐ、ⓑ、ⓒどの方法で計算しても値は同じになります。

問9-19

次の行列式の値を求めなさい。

(1)　$|A|=\begin{vmatrix}4 & -2\\ -5 & 3\end{vmatrix}$　　(2)　$|B|=\begin{vmatrix}1 & -2\\ 1 & -2\end{vmatrix}$　　(3)　$|C|=\begin{vmatrix}-4 & 2 & -1\\ 5 & -3 & 2\\ 6 & 4 & 1\end{vmatrix}$

(4)　$|D|=\begin{vmatrix}0 & 3 & -2\\ 1 & 2 & -3\\ 1 & 2 & -3\end{vmatrix}$

行列式の性質

行列式の定義から導かれる主な性質について、以下に示します。

①2つの行（列）を入れ替えると、行列式は−1倍になります。

$$\begin{vmatrix}2 & 4\\ 1 & 3\end{vmatrix}=-\begin{vmatrix}1 & 3\\ 2 & 4\end{vmatrix}=2$$

第1行と第2行を入れ替えます

$6-4=2$　　$-(4-6)=2$

②2つの行（列）が等しい行列の行列式は0となります。

$$\begin{vmatrix} 2 & 4 \\ 2 & 4 \end{vmatrix} = 0$$ 第1行と第2行の行列が同じです

8−8=0

③ある行（列）をk倍すると、行列式もk倍になります。

$$\begin{vmatrix} 2 & 4 \\ 1 & 3 \end{vmatrix} = \begin{vmatrix} 2\times1 & 2\times2 \\ 1 & 3 \end{vmatrix} = 2\begin{vmatrix} 1 & 2 \\ 1 & 3 \end{vmatrix} = 2$$ 第1行から2をくくり出します

2(3−2)=2

④ある行（列）のk倍を他の行（列）に加えても、行列式の値は変わりません。

$$\begin{vmatrix} 2 & 4 \\ 1 & 3 \end{vmatrix} = \begin{vmatrix} 2-1 & 4-3 \\ 1 & 3 \end{vmatrix} = \begin{vmatrix} 1 & 1 \\ 1 & 3 \end{vmatrix} = 2$$ 第1行に第2行の−1倍を加えます

3−1=2

⑤ある行（列）における各成分が2つの数の和になっている行列式は、それぞれの行列式の和と等しくなります。

$$\begin{vmatrix} 2 & 4 \\ 1 & 3 \end{vmatrix} = \begin{vmatrix} 1+1 & 2+2 \\ 1 & 3 \end{vmatrix} = \begin{vmatrix} 1 & 2 \\ 1 & 3 \end{vmatrix} + \begin{vmatrix} 1 & 2 \\ 1 & 3 \end{vmatrix} = 2$$ 第1行の成分を分割します

3−2=1　3−2=1

9.3.2 クラメルの公式

クラメルの公式とは、連立1次方程式について、係数を使って解を求めるための公式です。逆行列を利用して連立方程式を求める方法については、9.2.3で扱いました。連立方程式の解を求めるのに、行列式を用いる方法も存在します。ここでは、連立方程式の解を行列式で表すクラメルの公式について学びます。

A 2元連立1次方程式の場合

2元連立1次方程式の場合について考えてみましょう。

$$\begin{cases} a_1x+b_1y=c_1 \\ a_2x+b_2y=c_2 \end{cases}$$

という方程式について、行列を用いて表すと、

$$\begin{pmatrix} a_1 & b_1 \\ a_2 & b_2 \end{pmatrix}\begin{pmatrix} x \\ y \end{pmatrix} = \begin{pmatrix} c_1 \\ c_2 \end{pmatrix}$$

になることを9.2.3で学びました。

ここで、$A=\begin{pmatrix} a_1 & b_1 \\ a_2 & b_2 \end{pmatrix}$と置きます。$|A|=\begin{vmatrix} a_1 & b_1 \\ a_2 & b_2 \end{vmatrix}\neq0$のとき、連立方程式の解は、

$$x=\frac{1}{|A|}\begin{vmatrix} c_1 & b_1 \\ c_2 & b_2 \end{vmatrix}=\frac{\begin{vmatrix} c_1 & b_1 \\ c_2 & b_2 \end{vmatrix}}{\begin{vmatrix} a_1 & b_1 \\ a_2 & b_2 \end{vmatrix}}$$

$$y=\frac{1}{|A|}\begin{vmatrix} a_1 & c_1 \\ a_2 & c_2 \end{vmatrix}=\frac{\begin{vmatrix} a_1 & c_1 \\ a_2 & c_2 \end{vmatrix}}{\begin{vmatrix} a_1 & b_1 \\ a_2 & b_2 \end{vmatrix}}$$

で与えられます。この解法を**クラメルの公式**といいます。

例

次の2元1次方程式についてxとyの解を求めてみます。

$$\begin{cases} 5x+7y=3 \\ 2x+3y=1 \end{cases}$$

$|A|=\begin{vmatrix} 5 & 7 \\ 2 & 3 \end{vmatrix}=5\cdot3-7\cdot2=15-14=1\neq0$から、クラメルの公式を用いて、

$$x=\frac{\begin{vmatrix} 3 & 7 \\ 1 & 3 \end{vmatrix}}{1}=3\cdot3-7\cdot1=9-7=2 \qquad y=\frac{\begin{vmatrix} 5 & 3 \\ 2 & 1 \end{vmatrix}}{1}=5\cdot1-3\cdot2=5-6=-1$$

B　3元連立1次方程式の場合

次に3元連立1次方程式について考えてみましょう。

$$\begin{cases} a_1x+b_1y+c_1z=d_1 \\ a_2x+b_2y+c_2z=d_2 \\ a_3x+b_3y+c_3z=d_3 \end{cases}$$

という方程式について、行列を用いて表すと、次のようになります。

$$\begin{pmatrix} a_1 & b_1 & c_1 \\ a_2 & b_2 & c_2 \\ a_3 & b_3 & c_3 \end{pmatrix}\begin{pmatrix} x \\ y \\ z \end{pmatrix}=\begin{pmatrix} d_1 \\ d_2 \\ d_3 \end{pmatrix}$$

ここで、$A=\begin{pmatrix} a_1 & b_1 & c_1 \\ a_2 & b_2 & c_2 \\ a_3 & b_3 & c_3 \end{pmatrix}$と置きます。$|A|=\begin{vmatrix} a_1 & b_1 & c_1 \\ a_2 & b_2 & c_2 \\ a_3 & b_3 & c_3 \end{vmatrix}\neq0$のとき、連立方程式の解は、

$$x=\frac{1}{|A|}\begin{vmatrix} d_1 & b_1 & c_1 \\ d_2 & b_2 & c_2 \\ d_3 & b_3 & c_3 \end{vmatrix}=\frac{\begin{vmatrix} d_1 & b_1 & c_1 \\ d_2 & b_2 & c_2 \\ d_3 & b_3 & c_3 \end{vmatrix}}{\begin{vmatrix} a_1 & b_1 & c_1 \\ a_2 & b_2 & c_2 \\ a_3 & b_3 & c_3 \end{vmatrix}} \qquad y=\frac{1}{|A|}\begin{vmatrix} a_1 & d_1 & c_1 \\ a_2 & d_2 & c_2 \\ a_3 & d_3 & c_3 \end{vmatrix}=\frac{\begin{vmatrix} a_1 & d_1 & c_1 \\ a_2 & d_2 & c_2 \\ a_3 & d_3 & c_3 \end{vmatrix}}{\begin{vmatrix} a_1 & b_1 & c_1 \\ a_2 & b_2 & c_2 \\ a_3 & b_3 & c_3 \end{vmatrix}}$$

$$z=\frac{1}{|A|}\begin{vmatrix} a_1 & b_1 & d_1 \\ a_2 & b_2 & d_2 \\ a_3 & b_3 & d_3 \end{vmatrix}=\frac{\begin{vmatrix} a_1 & b_1 & d_1 \\ a_2 & b_2 & d_2 \\ a_3 & b_3 & d_3 \end{vmatrix}}{\begin{vmatrix} a_1 & b_1 & c_1 \\ a_2 & b_2 & c_2 \\ a_3 & b_3 & c_3 \end{vmatrix}}$$ で与えられます。

例

$$\begin{cases} x-y+z=-5 \\ 2x+y-3z=19 \\ 3x+2y-z=16 \end{cases}$$

$$|A|=\begin{vmatrix} 1 & -1 & 1 \\ 2 & 1 & -3 \\ 3 & 2 & -1 \end{vmatrix}$$

$=1\cdot1\cdot(-1)+(-1)\cdot(-3)\cdot3+1\cdot2\cdot2-1\cdot1\cdot3-(-3)\cdot2\cdot1-(-1)\cdot2\cdot(-1)$

$=-1+9+4-3+6-2=13\neq0$ から、クラメルの公式を用いて、

$$x=\frac{\begin{vmatrix} -5 & -1 & 1 \\ 19 & 1 & -3 \\ 16 & 2 & -1 \end{vmatrix}}{13}$$

$$=\frac{(-5)\cdot1\cdot(-1)+(-1)\cdot(-3)\cdot16+1\cdot2\cdot19-1\cdot1\cdot16-(-3)\cdot2\cdot(-5)-(-1)\cdot19\cdot(-1)}{13}$$

$$=\frac{5+48+38-16-30-19}{13}=\frac{26}{13}=2$$

$$y=\frac{\begin{vmatrix} 1 & -5 & 1 \\ 2 & 19 & -3 \\ 3 & 16 & -1 \end{vmatrix}}{13}$$

$$=\frac{1\cdot19\cdot(-1)+(-5)\cdot(-3)\cdot3+1\cdot16\cdot2-1\cdot19\cdot3-(-3)\cdot16\cdot1-(-1)\cdot2\cdot(-5)}{13}$$

$$=\frac{-19+45+32-57+48-10}{13}=\frac{39}{13}=3$$

$$z=\frac{\begin{vmatrix} 1 & -1 & -5 \\ 2 & 1 & 19 \\ 3 & 2 & 16 \end{vmatrix}}{13}$$

$$=\frac{1\cdot1\cdot16+(-1)\cdot19\cdot3+(-5)\cdot2\cdot2-(-5)\cdot1\cdot3-19\cdot2\cdot1-16\cdot2\cdot(-1)}{13}$$

$$=\frac{16-57-20+15-38+32}{13}=\frac{-52}{13}=-4$$

例題9-20

次の連立方程式をクラメルの公式を用いて解きなさい。

(1) $\begin{cases} 3x-2y=4 \\ x+y=3 \end{cases}$ (2) $\begin{cases} 4x-y+2z=4 \\ x+2y-2z=3 \\ -2x+y+3z=3 \end{cases}$

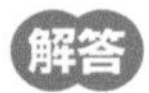

(1) 方程式を行列で表すと、$\begin{pmatrix} 3 & -2 \\ 1 & 1 \end{pmatrix}\begin{pmatrix} x \\ y \end{pmatrix}=\begin{pmatrix} 4 \\ 3 \end{pmatrix}$ となります。

ここで、$A=\begin{pmatrix} 3 & -2 \\ 1 & 1 \end{pmatrix}$ と置きます。

$|A|=\begin{vmatrix} 3 & -2 \\ 1 & 1 \end{vmatrix}=3\cdot 1-(-2)\cdot 1=3+2=5\neq 0$ から、クラメルの公式を用いて、

xの係数にあたる第1列を$\begin{pmatrix} 4 \\ 3 \end{pmatrix}$に変えた行列式

$$x=\frac{\begin{vmatrix} 4 & -2 \\ 3 & 1 \end{vmatrix}}{5}=\frac{4\cdot 1-(-2)\cdot 3}{5}=\frac{4+6}{5}=2$$

yの係数にあたる第2列を$\begin{pmatrix} 4 \\ 3 \end{pmatrix}$に変えた行列式

$$y=\frac{\begin{vmatrix} 3 & 4 \\ 1 & 3 \end{vmatrix}}{5}=\frac{3\cdot 3-4\cdot 1}{5}=\frac{9-4}{5}=1$$

答：$x=2$、$y=1$

(2) 方程式を行列で表すと、$\begin{pmatrix} 4 & -1 & 2 \\ 1 & 2 & -2 \\ -2 & 1 & 3 \end{pmatrix}\begin{pmatrix} x \\ y \\ z \end{pmatrix}=\begin{pmatrix} 4 \\ 3 \\ 3 \end{pmatrix}$ となります。

ここで、$B=\begin{pmatrix} 4 & -1 & 1 \\ 1 & 2 & -2 \\ -2 & 1 & 3 \end{pmatrix}$ と置きます。

$$|B|=\begin{vmatrix} 4 & -1 & 2 \\ 1 & 2 & -2 \\ -2 & 1 & 3 \end{vmatrix}$$

$$=4\cdot 2\cdot 3+(-1)(-2)(-2)+2\cdot 1\cdot 1-2\cdot 2\cdot(-2)-(-2)\cdot 1\cdot 4-3\cdot 1\cdot(-1)$$

$$=24-4+2+8+8+3=41\neq 0$$

から、クラメルの公式を用いて、

xの係数にあたる第1列を$\begin{pmatrix}4\\3\\3\end{pmatrix}$に変えた行列式

$$x=\frac{\begin{vmatrix}4 & -1 & 2\\ 3 & 2 & -2\\ 3 & 1 & 3\end{vmatrix}}{41}=\frac{4\cdot2\cdot3+(-1)(-2)\cdot3+2\cdot1\cdot3-2\cdot2\cdot3-(-2)\cdot1\cdot4-3\cdot3\cdot(-1)}{41}$$

$$=\frac{24+6+6-12+8+9}{41}=1$$

yの係数にあたる第2列を$\begin{pmatrix}4\\3\\3\end{pmatrix}$に変えた行列式

$$y=\frac{\begin{vmatrix}4 & 4 & 2\\ 1 & 3 & -2\\ -2 & 3 & 3\end{vmatrix}}{41}=\frac{4\cdot3\cdot3+4\cdot(-2)\cdot(-2)+2\cdot3\cdot1-2\cdot3\cdot(-2)-(-2)\cdot3\cdot4-3\cdot1\cdot4}{41}$$

$$=\frac{36+16+6+12+24-12}{41}=2$$

zの係数にあたる第3列を$\begin{pmatrix}4\\3\\3\end{pmatrix}$に変えた行列式

$$z=\frac{\begin{vmatrix}4 & -1 & 4\\ 1 & 2 & 3\\ -2 & 1 & 3\end{vmatrix}}{41}=\frac{4\cdot2\cdot3+(-1)\cdot3\cdot(-2)+4\cdot1\cdot1-4\cdot2\cdot(-2)-3\cdot1\cdot4-3\cdot1\cdot(-1)}{41}$$

$$=\frac{24+6+4+16-12+3}{41}=1$$

答：$x=1$、$y=2$、$z=1$

問9–20

次の連立方程式を解きなさい。

(1) $\begin{cases}5x+2y=3\\ -2x+3y=-5\end{cases}$ (2) $\begin{cases}2x+3y-z=4\\ -3x+4y+3z=21\\ x-2y+2z=-6\end{cases}$

9.3.3 行列式の応用例

(a) 行列式を使って3次の正方行列の逆行列は、次のように求まります。

$A=\begin{pmatrix}a & b & c\\ d & e & f\\ g & h & i\end{pmatrix}$について、$|A|\neq0$のとき$A$の逆行列$A^{-1}$があり、

$$A^{-1}=\frac{1}{|A|}\begin{pmatrix}\begin{vmatrix}e & f\\ h & i\end{vmatrix} & -\begin{vmatrix}b & c\\ h & i\end{vmatrix} & \begin{vmatrix}b & c\\ e & f\end{vmatrix}\\ -\begin{vmatrix}d & f\\ g & i\end{vmatrix} & \begin{vmatrix}a & c\\ g & i\end{vmatrix} & -\begin{vmatrix}a & c\\ d & f\end{vmatrix}\\ \begin{vmatrix}d & e\\ g & h\end{vmatrix} & -\begin{vmatrix}a & b\\ g & h\end{vmatrix} & \begin{vmatrix}a & b\\ d & e\end{vmatrix}\end{pmatrix}$$

(i, j)成分は、j行目とi列目を取り除いた2次の正方行列の行列式に$(-1)^{i+j}$をかけた値です

(b)　2つのベクトルでつくる平行四辺形の面積と外積

右の平行四辺形OACBにおいて、$\overrightarrow{OA}=\vec{a}$、$\overrightarrow{OB}=\vec{b}$とします。このとき、平行四辺形OACBの面積$S$を求めてみましょう。

$$S=2\times\triangle\mathrm{OAB}\text{の面積}=2\cdot\frac{1}{2}|\vec{a}||\vec{b}|\sin\theta=|\vec{a}||\vec{b}|\sin\theta \quad \cdots\cdots \text{9–16}$$

ここで、$\cos^2\theta+\sin^2\theta=1$、$\sin\theta>0$から、$\sin\theta=\sqrt{1-\cos^2\theta}$ となります。

内積の定義から、$\cos\theta=\dfrac{\vec{a}\cdot\vec{b}}{|\vec{a}||\vec{b}|}$を代入すると、

$$\sin\theta=\sqrt{1-\left(\frac{\vec{a}\cdot\vec{b}}{|\vec{a}||\vec{b}|}\right)^2}=\sqrt{\frac{(|\vec{a}||\vec{b}|)^2-(\vec{a}\cdot\vec{b})^2}{(|\vec{a}||\vec{b}|)^2}}=\frac{\sqrt{|\vec{a}|^2|\vec{b}|^2-(\vec{a}\cdot\vec{b})^2}}{\sqrt{(|\vec{a}||\vec{b}|)^2}}=\frac{\sqrt{|\vec{a}|^2|\vec{b}|^2-(\vec{a}\cdot\vec{b})^2}}{|\vec{a}||\vec{b}|}$$

したがって、9–16式に代入して、

$$S=|\vec{a}||\vec{b}|\sin\theta=|\vec{a}||\vec{b}|\frac{\sqrt{|\vec{a}|^2|\vec{b}|^2-(\vec{a}\cdot\vec{b})^2}}{|\vec{a}||\vec{b}|}=\sqrt{|\vec{a}|^2|\vec{b}|^2-(\vec{a}\cdot\vec{b})^2}$$

となります。これに平面ベクトル$\vec{a}=(a_1, a_2)$、$\vec{b}=(b_1, b_2)$とすると、

$$\begin{aligned}
S&=\sqrt{\left(\sqrt{a_1{}^2+a_2{}^2}\right)^2\left(\sqrt{b_1{}^2+b_2{}^2}\right)^2-(a_1b_1+a_2b_2)^2}\\
&=\sqrt{(a_1{}^2+a_2{}^2)(b_1{}^2+b_2{}^2)-a_1{}^2b_1{}^2-2a_1b_1a_2b_2-a_2{}^2b_2{}^2}\\
&=\sqrt{a_1{}^2b_1{}^2+a_1{}^2b_2{}^2+a_2{}^2b_1{}^2+a_2{}^2b_2{}^2-a_1{}^2b_1{}^2-2a_1b_1a_2b_2-a_2{}^2b_2{}^2}\\
&=\sqrt{a_1{}^2b_2{}^2-2a_1b_1a_2b_2+a_2{}^2b_1{}^2}=\sqrt{(a_1b_2-a_2b_1)^2}=|a_1b_2-a_2b_1|\\
&=\left\|\begin{matrix}a_1 & a_2\\ b_1 & b_2\end{matrix}\right\|
\end{aligned}$$

これは、行列式$\begin{vmatrix}a_1 & a_2\\ b_1 & b_2\end{vmatrix}$の値に絶対値をつけた式です

となります。

さらに、空間ベクトル$\vec{a}=(a_1, a_2, a_3)$、$\vec{b}=(b_1, b_2, b_3)$ とすると、平面ベクトルと同様に計算し、

$$\begin{aligned}
S&=\sqrt{\left(\sqrt{a_1{}^2+a_2{}^2+a_3{}^2}\right)^2\left(\sqrt{b_1{}^2+b_2{}^2+b_3{}^2}\right)^2-(a_1b_1+a_2b_2+a_3b_3)^2}\\
&=\sqrt{(a_1b_2-a_2b_1)^2+(a_2b_3-a_3b_2)^2+(a_3b_1-a_1b_3)^2}\\
&=\sqrt{\begin{vmatrix}a_1 & a_2\\ b_1 & b_2\end{vmatrix}^2+\begin{vmatrix}a_2 & a_3\\ b_2 & b_3\end{vmatrix}^2+\begin{vmatrix}a_3 & a_1\\ b_3 & b_1\end{vmatrix}^2}
\end{aligned}$$

となります。

このことから、始点が同じ2つの空間ベクトル$\vec{a}=(a_1, a_2, a_3)$、$\vec{b}=(b_1, b_2, b_3)$ と垂直で、大きさが2つのベクトルでつくる平行四辺形の面積に等しいベクトルは、

$$\left(\begin{vmatrix}a_2 & a_3\\ b_2 & b_3\end{vmatrix}, \begin{vmatrix}a_3 & a_1\\ b_3 & b_1\end{vmatrix}, \begin{vmatrix}a_1 & a_2\\ b_1 & b_2\end{vmatrix}\right)$$

で与えられます。このベクトルを**$\vec{a}$、$\vec{b}$の外積**といい、$\vec{a}\times\vec{b}$で表します。

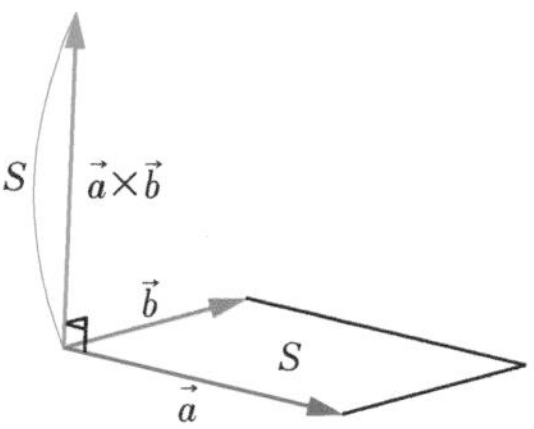

第10章

確率

薬の評価など、さまざまな観点から、薬学において統計学は重要なポイントです。この章では、その統計学が基盤とする確率論について基本事項を学びます。

10.1　順列と組合せ

異なるいくつかのものを、順序を考慮して一列に並べたものを**順列**といいます。
右のような3枚のカードから、2枚を選んで並べたときの順列の総数は、6通りになります。

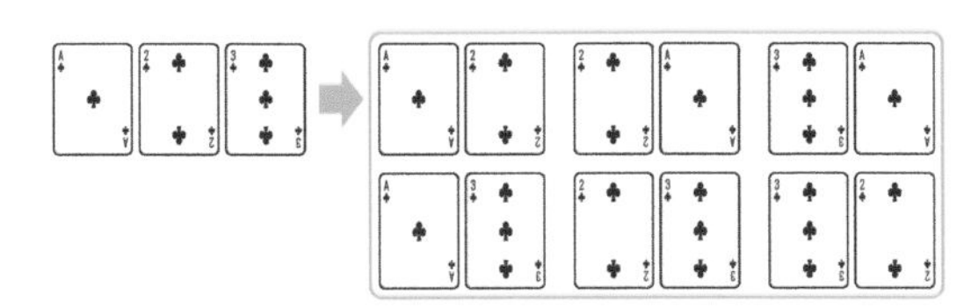

異なるn個の中からr個選んで、一列に並べた順列の総数を${}_n\mathrm{P}_r$で表すと、次のようになります。

$${}_n\mathrm{P}_r=\underbrace{n(n-1)(n-2)\cdots(n-r+1)}_{r\text{個}}=\frac{n!}{(n-r)!}$$

ただし、$n!=n(n-1)(n-2)\cdots3\cdot2\cdot1$　特に、$0!=1$と定めます。これを**nの階乗**といいます。

上の式に、カードの例を代入してみましょう。

$${}_3\mathrm{P}_2=\frac{3!}{(3-2)!}=\frac{3!}{1!}=\frac{3\times2\times1}{1}=6$$

となります。計算式で求めた値と、実際に並べて得られた値が合っていますね。

順序を考慮しないで選んだものを**組合せ**といいます。順列では、並べる順序を問題にして考えます。一方、組合せでは、順序を問題にしないで、取り出し方だけを問題にして考えます。
右のような3枚のカードから、2枚を選ぶ組合せの総数は、3通りになります。

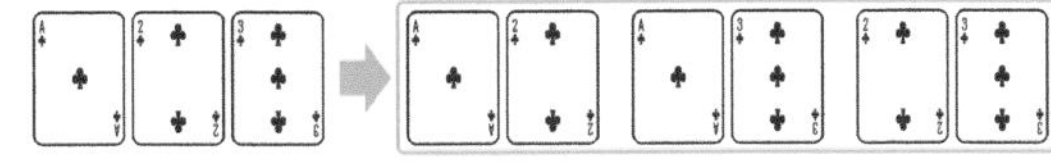

異なるn個の中からr個選んだ組合せの総数を${}_nC_r$で表すと、次のようになります。

$${}_nC_r=\frac{{}_nP_r}{r!}=\frac{n(n-1)(n-2)\cdots(n-r+1)}{r(r-1)(r-2)\cdots3\cdot2\cdot1}=\frac{n!}{r!(n-r)!}$$

上の式に、カードの例を代入してみましょう。

$${}_3C_2=\frac{{}_3P_2}{2!}=\frac{3\times2}{2\times1}=3$$

n個からr個かけてから、$r!$で割ります

となります。計算式で求めた値と、実際に並べて得られた値が合っていますね。

n個の中からr個選ぶことと、残す$(n-r)$個を選ぶことは同じことですから、次の式が成り立ちます。

$${}_nC_r={}_nC_{n-r}$$

このことから、通常はrと$(n-r)$のどちらか小さいほうを使って組合せの総数の計算をします。

特に、${}_nC_n={}_nC_0=1$、${}_nC_1={}_nC_{n-1}=n$となります。

例題10-1

次の値を計算しなさい。

(1) $6!$　(2) ${}_5P_3$　(3) ${}_6C_2$　(4) ${}_8C_5$

解説

(1) $6!=6\cdot5\cdot4\cdot3\cdot2\cdot1=720$

(2) ${}_5P_3=\frac{5!}{(5-3)!}=\frac{5!}{2!}=\frac{5\cdot4\cdot3\cdot2\cdot1}{2\cdot1}=5\cdot4\cdot3=60$

別解　${}_5P_3=5\cdot4\cdot3=60$（3個）

5から1ずつ小さい自然数を3個かけると、簡単に計算できます

(3) ${}_6C_2=\frac{{}_6P_2}{2!}=\frac{6\cdot5}{2\cdot1}=15$

通常、この分数計算から始めます。nからr個かけ、$r!$で割ります。

(4) ${}_8C_5={}_8C_3=\frac{{}_8P_3}{3!}=\frac{8\cdot7\cdot6}{3\cdot2\cdot1}=56$

${}_nC_r={}_nC_{n-r}$から、${}_8C_5={}_8C_{8-5}={}_8C_3$

問10-1

次の値を計算しなさい。

(1) $7!$　(2) ${}_7P_4$　(3) ${}_5C_2$　(4) ${}_7C_4$

10.2 確率と確率変数

10.2.1 標本空間と事象

サイコロ投げのように、結果が偶然によって決まる実験や観測などを**試行**といいます。

たとえば、8枚のカードに1から8までの数字を記し、箱に入れて任意に1枚のカードを取り出し、数字を確認する試行において、起こる結果をすべて集めて集合で表すと、

$$\{1, 2, 3, 4, 5, 6, 7, 8\}$$

となります。

このように、試行によって起こるすべての結果を集めた集合を**標本空間**といい、Ωで表します（Ωはギリシャ文字の大文字で、オメガと読みます）。そして、標本空間の要素のいくつかを集めたもの（部分集合といいます）を**事象**といいます。特に、標本空間Ωそのものからなる事象を**全事象**といい、Uで表します。全事象は起こるすべての結果からなる事象ですから、必ず起こる事象です。また、空集合が表す事象は**空事象**といい、$\varnothing$で表します。空事象は何も起こらない事象です。

標本空間を構成する要素1つからなる事象を**根元事象**といいます。事象を構成する要素の個数を**場合の数**といいますが、根元事象の場合の数は1となります。

先ほどの例では、

奇数のカードが出る事象……$\{1, 3, 5, 7\}$	場合の数4
3の倍数のカードが出る事象……$\{3, 6\}$	場合の数2
全事象……$U=\{1, 2, 3, 4, 5, 6, 7, 8\}$	場合の数8
根元事象……$\{1\}$、$\{2\}$、$\{3\}$、$\{4\}$、$\{5\}$、$\{6\}$、$\{7\}$、$\{8\}$	場合の数1

となります。

10.2.2 確率の定義

ある試行において、根元事象の起こり方が同程度であると期待できるとき、**同様に確からしい**といい、このとき、確率が次のように定義されます。

全事象Uの起こる場合の数を$n(U)$、事象Aの起こる場合の数を$n(A)$とするとき、

事象Aの確率$P(A)$を次のように定義します。

$$P(A) = \frac{n(A)}{n(U)} = \frac{\text{事象}A\text{の起こる場合の数}}{\text{全事象}U\text{の起こる場合の数}}$$

これは、事象Aが全事象Uに占める割合を表します。

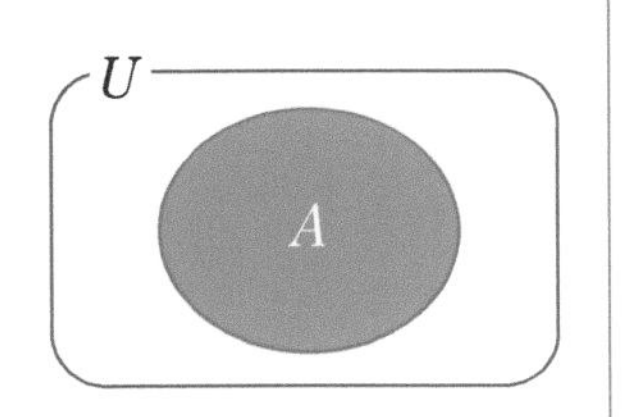

例題10-2

8枚のカードに1から8までの数字を記し、箱に入れて任意に1枚のカードを取り出す試行において、偶数のカードが出る事象Aの確率を求めなさい。

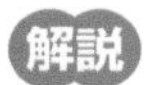

全事象$U=\{1, 2, 3, 4, 5, 6, 7, 8\}$から、$n(U)=8$

また、偶数カードが出る事象$A=\{2, 4, 6, 8\}$から、$n(A)=4$

したがって、

$$P(A)=\frac{n(A)}{n(U)}=\frac{4}{8}=\frac{1}{2}=0.5$$

となります。

問10-2

1枚のコインを2回投げ上げたとき、表と裏が1回ずつ出る確率を求めなさい。

10.2.3 確率の基本性質

確率の定義から、次の式が成り立つことがすぐにわかります。

① すべての事象Aについて、 $0 \leqq P(A) \leqq 1$
② 全事象U、空事象$\varnothing$について、 $P(U)=1,\ P(\varnothing)=0$

次に、確率を考える際に、基本となるいくつかの特別な事象とその確率を、最初に使った8枚のカードに1から8までの数字を記し、箱に入れて任意に1枚のカードを取り出す試行を例に考えていきます。

この事象では、全事象$U=\{1, 2, 3, 4, 5, 6, 7, 8\}$、偶数のカードが出る事象$A=\{2, 4, 6, 8\}$、3以下のカードが出る事象$B=\{1, 2, 3\}$、8のカードが出る事象$C=\{8\}$となります。

(a) Aが起こらない事象をAの**余事象**といい、

$\overline{A}=\{1, 3, 5, 7\}$

で表されます。

このとき、

$P(\overline{A})=1-P(A)$

が成り立ちます。これを**余事象の確率**といいます。

(b) AとBが同時に起こる事象をAとBの**積事象**といい、

$A \cap B=\{2\}$

で表されます。

特に、BとCのように、$B \cap C=\varnothing$のとき、2つの事象は**互いに排反事象**であるといいます。

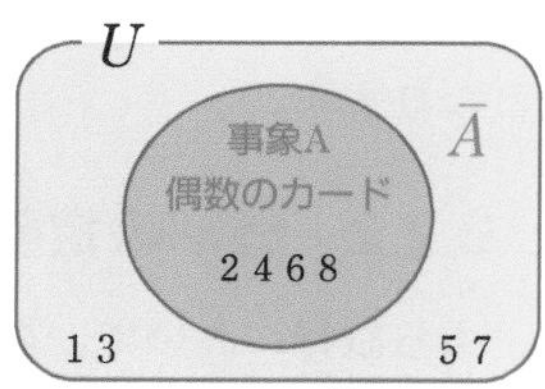

余事象$\overline{A}$

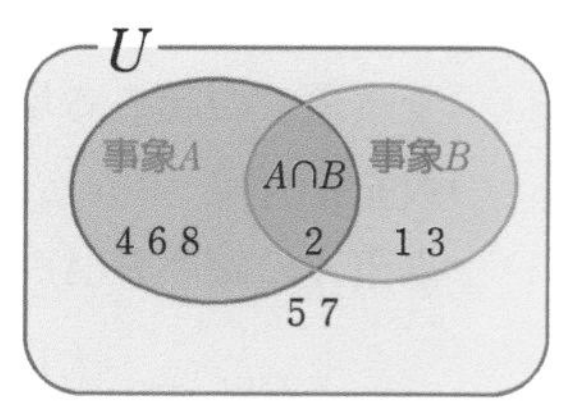

積事象$A \cap B$

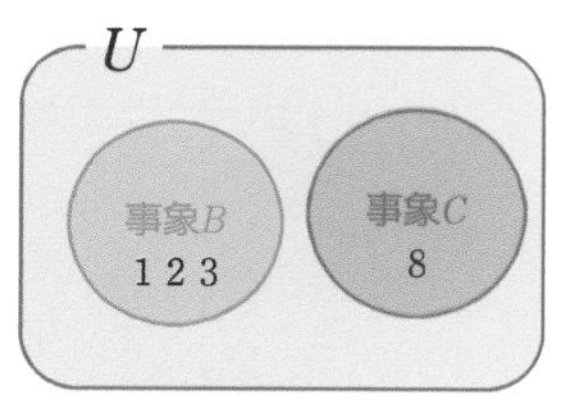

排反事象$B \cap C=\varnothing$

(c)　AまたはBが起こる事象をAとBの**和事象**といい、

$$A \cup B = \{1, 2, 3, 4, 6, 8\}$$

で表されます。

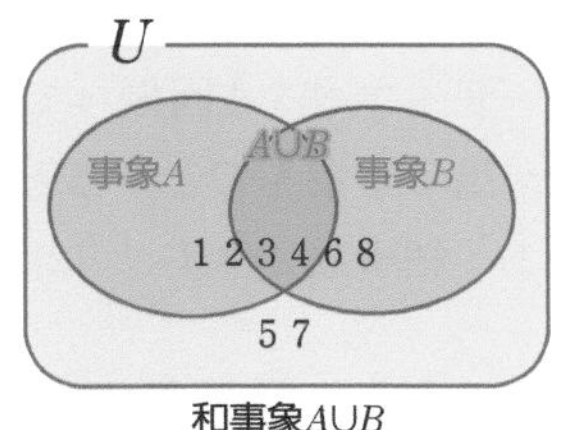

和事象$A \cup B$

集合の要素の個数については、

$$n(A \cup B) = n(A) + n(B) - n(A \cap B)$$

が成り立つので、

$$P(A \cup B) = P(A) + P(B) - P(A \cap B) \cdots\cdots \text{10-1}$$

となります。

特に、AとBが互いに排反事象であるとき、$P(A \cap B) = 0$となるので、

$$P(A \cup B) = P(A) + P(B) \cdots\cdots \text{10-2}$$

となります。10-1式と10-2式を合わせて**確率の加法定理**といいます。

例題10-3

8枚のカードに1から8までの数字を記し、箱に入れて任意に1枚のカードを取り出す試行において、偶数の数字が書かれたカードが出る事象をA、6以上の数字が書かれたカードが出る事象をB、1か2が書かれたカードが出る事象をCとするとき、次の確率を求めなさい。

(1)　積事象$A \cap B$　　(2)　和事象$A \cup B$　　(3)　和事象$B \cup C$

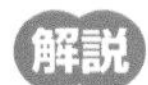

全事象$U = \{1, 2, 3, 4, 5, 6, 7, 8\}$、偶数の事象$A = \{2, 4, 6, 8\}$、6以上の事象$B = \{6, 7, 8\}$、1か2が書かれた事象$C = \{1, 2\}$となります。

(1)　$A \cap B$は、AとBの共通部分からなるので、$A \cap B = \{6, 8\}$

したがって、$P(A \cap B) = \dfrac{2}{8} = 0.25$ となります。

(2)　$A \cup B$は、AとBの要素をすべて集めたものからなるので、

$$A \cup B = \{2, 4, 6, 7, 8\}$$

となります。したがって、$P(A \cup B) = \dfrac{5}{8} = 0.625$ となります。

(3)　BとCは互いに排反ですから、

$$P(B \cup C) = P(B) + P(C) = \frac{3}{8} + \frac{2}{8} = \frac{5}{8} = 0.625 \text{ となります。}$$

問10-3

サイコロを1回振って、奇数の目が出る事象をA、5以上の目が出る事象をB、1か2の目が出る事象をCとするとき、次の確率を求めなさい。

(1)　積事象$A\cap B$　　(2)　和事象$A\cup B$　　(3)　和事象$B\cup C$

10.2.4　条件付確率と乗法定理

2つの事象A, Bについて、$P(A)\neq 0$であるとき、次に定義する確率$P_A(B)$を、事象Aが起きたときに事象Bが起こる**条件付確率**といいます。

$$P_A(B)=\frac{P(A\cap B)}{P(A)} \quad \cdots\cdots \text{10-3}$$

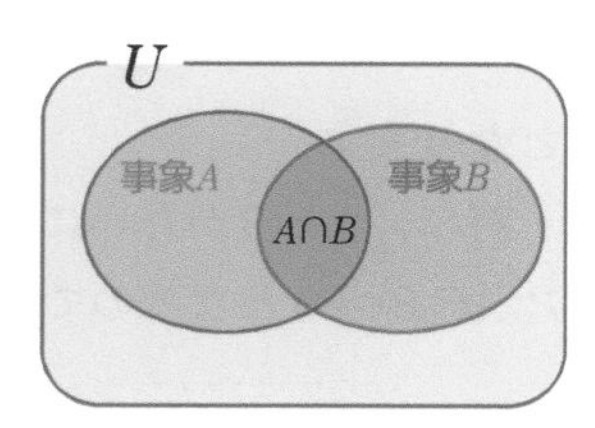

この値を場合の数で表すと、

$$P_A(B)=\frac{P(A\cap B)}{P(A)}=\frac{\dfrac{n(A\cap B)}{n(U)}}{\dfrac{n(A)}{n(U)}}=\frac{n(A\cap B)}{n(A)}$$

となり、$P_A(B)$は$A\cap B$がAの中で占める割合であることがわかります。

10-3式から、

$$P(A\cap B)=P(A)P_A(B)$$

が得られます。

これは、事象Bが起きたとして$A\cap B$が起こる条件付確率$P_B(A)$を考えても同じで、合わせて、次の式が成り立ちます。

> **確率の乗法定理**
>
> $$P(A\cap B)=P(A)P_A(B)=P(B)P_B(A)$$

A　U
$P(A)=\frac{1}{2}$
$A\cap B$
$P_A(B)=\frac{1}{3}$

全体の$\frac{1}{2}$の$\frac{1}{3}$は、
全体の$\frac{1}{2}\times\frac{1}{3}=\frac{1}{6}$
これが乗法定理

これを**確率の乗法定理**といいます。

> **例題10-4**
>
> 男子200人のうち20%が、女子100人のうち15%がメガネをかけています。この300人の中から任意に1人を選び、その人が女子でメガネをかけている確率を求めなさい。

解説

女子である事象をA、メガネをかけている事象をBとすると、女子である確率$P(A)$と、女子の中でメガネをかけている確率$P_A(B)$は、それぞれ、

$$P(A)=\frac{100}{300}=\frac{1}{3}、\ P_A(B)=15\%=\frac{15}{100}=\frac{3}{20}$$

となります。求める事象は、AとBの積事象$A\cap B$です。

したがって、$P(A\cap B)=P(A)P_A(B)=\frac{1}{3}\cdot\frac{3}{20}=\frac{1}{20}=0.05$ となります。

問10-4

ある製品は、A工場とB工場の2工場で3：2の割合で製造されています。A工場では5%、B工場では2%の不良品が混ざっています。つくられた製品の中から任意に1つを取り出したとき、それが、A工場の不良品である確率を求めなさい。

10.2.5　独立試行と反復試行の定理

2つの事象A, Bにおいて、事象Bが起こる確率が、事象Aが起こっても起こらなくても変わらないとき、つまり、$P(B)=P_A(B)$ が成り立つとき、この2つの事象A, Bは**互いに独立**であるといいます。

このとき、$P(A\cap B)=P(A)P(B)$ となります。

さらに、2つの試行T_1, T_2において、それぞれの事象の起こり方が互いにまったく影響を及ぼさないとき、**2つの試行T_1, T_2は独立**であるといいます。

このとき、T_1の任意の事象A、T_2の任意の事象Bについて、

$$P(A\cap B)=P(A)P(B)$$

が成り立ちます。

1個のサイコロを5回投げて、ちょうど3回1の目が出る事象の確率を求めてみましょう。

各回で1の目が出ることを○、出ないことを×で表し、各回の結果を左から順番に記すと、ちょうど3回1の目が出る事象は次のように表すことができます。

○○○××　○○×○×　○○××○　○×○○×　○×○×○
○××○○　×○○○×　×○○×○　×○×○○　××○○○

全部で10通りありますが、これは、5か所の中から○をつける場所を3か所選ぶ組合せの総数と同じですから、${}_5C_3={}_5C_2=\frac{5\times4}{2\times1}=10$で求めることができます。

ここで、一つひとつの事象の確率を求めます。

たとえば、最初の「○○○××」の確率は、○（1の目が出る）の確率が$\frac{1}{6}$、×（1の目が出ない）の確率が$\frac{5}{6}$、各回のサイコロ振りは独立ですから、

$$\begin{array}{ccccccccc}○ & & ○ & & ○ & & × & & ×\\ \frac{1}{6} & \times & \frac{1}{6} & \times & \frac{1}{6} & \times & \frac{5}{6} & \times & \frac{5}{6}\end{array}=\left(\frac{1}{6}\right)^3\left(\frac{5}{6}\right)^2$$

となります。これは10個の事象すべてについて同じことがいえます。

したがって、求める確率は、

$$p=10\times\left(\frac{1}{6}\right)^3\left(\frac{5}{6}\right)^2={}_5C_3\left(\frac{1}{6}\right)^3\left(\frac{5}{6}\right)^2=\frac{125}{3888}$$

となります。

一般に、

① 試行 T において事象 A が起こる確率 p が定まり、

② 試行 T を n 回繰り返し、各回の試行が互いに独立であるとき、

③ 事象 A がちょうど r 回起こる事象の確率は、

$${}_nC_r p^r (1-p)^{n-r}$$

となります。これを**反復試行（ベルヌーイ試行）の定理**といいます。

例題10-5

コイン1枚を7回投げ上げて、4回表が出る確率を求めなさい。

解説

反復試行の定理にある手順を確認しながら求めます。

① 表が出る確率は $\frac{1}{2}$ です。

② コインを7回投げ上げるとき、各回の試行は独立です。

③ したがって、7回中4回表が出る確率は反復試行の定理によって、

$${}_7C_4\left(\frac{1}{2}\right)^4\left(1-\frac{1}{2}\right)^{7-4}={}_7C_{7-4}\left(\frac{1}{2}\right)^4\left(\frac{1}{2}\right)^3={}_7C_3\left(\frac{1}{2}\right)^7=\frac{7\cdot6\cdot5}{3\cdot2\cdot1}\cdot\frac{1}{128}=\frac{35}{128}$$

となります。

${}_nC_r={}_nC_{n-r}$　r と $(n-r)$ で小さいほうを使いましょう

問10-5

ある工場で製造する製品には、5%の割合で不良品があります。大量の製品から5個抜き出したとき、2個の不良品が混ざっている確率を求めなさい。

10.2.6 確率変数と確率分布

8枚のカードに1から8までの数字を記し、箱に入れて任意に1枚のカードを取り出す試行において、1、2、…、8の数字が書かれたカードが出る確率は、それぞれ $\frac{1}{8}$ となります。このとき、出たカードの数字を X と置けば、X は $X=1, 2, 3, 4, 5, 6, 7, 8$ の値をとる変数で、

$$P(X=i)=\frac{1}{8}\quad(i=1, 2, 3, 4, 5, 6, 7, 8)$$

と確率が定まっています。

このように、確率を伴う変数を**確率変数**といいます。

確率変数 X が整数のように、とびとびの値をとるとき、**離散型確率変数**といいます。他の例としては、サイコロを振ったときに出る目、賞金、年齢などがあります。

それに対して、確率変数がいくらでも細かな値、実数のように連続した値をとるとき、**連続型確率変数**といいます。例としては、身長、体重、血液化学検査値などがあります。

また、確率変数がとる値と確率が与えられているとき、その対応を**確率分布**といいます。

離散型確率変数Xが、$X=x_1, x_2, x_3, \cdots, x_n$の値をとり、それぞれの起こる確率が、$p_1, p_2, p_3, \cdots, p_n$で与えられているとき、確率分布を次のような表にまとめたものを**確率分布表**といいます。

X	x_1	x_2	$\cdots$	x_n	計
$P(X=x_i)$	p_1	p_2	$\cdots$	p_n	1

例題10-6

8枚のカードに1から8までの数字を記し、箱に入れて任意に1枚のカードを取り出す試行において、出たカードの数字をXと置くとき、確率変数Xの確率分布表を求めなさい。

解説

確率変数Xがとる値は、$X=1, 2, 3, 4, 5, 6, 7, 8$で、それぞれの値が出る確率は、すべて$\frac{1}{8}$です。したがって、確率分布表は次のようになります。

X	1	2	3	4	5	6	7	8	計
$P(X=i)$	$\frac{1}{8}$	$\frac{1}{8}$	$\frac{1}{8}$	$\frac{1}{8}$	$\frac{1}{8}$	$\frac{1}{8}$	$\frac{1}{8}$	$\frac{1}{8}$	1

この確率変数Xでは、Xがとるすべての値に対する確率が等しくなっています。このような分布を**一様分布**といいます。

問10-6

サイコロを1個振り、出た目の数をXと置くとき、確率変数Xの確率分布表を求めなさい。

離散型確率変数に対して、連続型確率変数はどのように確率を定めているでしょうか。$c \leqq X \leqq d$の値をとる連続型確率変数Xは、次のような関数$f(x)$の定積分（面積）を用いて確率が定められています。

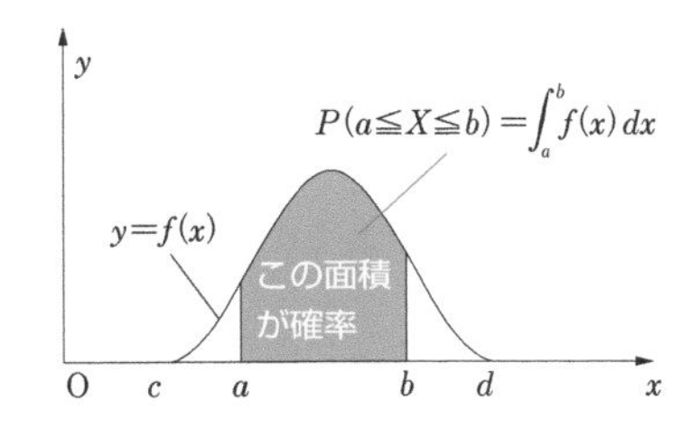

(a)　$c \leqq x \leqq d$で定義され、この区間で$f(x) \geqq 0$

(b)　$\int_c^d f(x)\,dx=1$

このとき、$a \leqq X \leqq b$となる確率を、

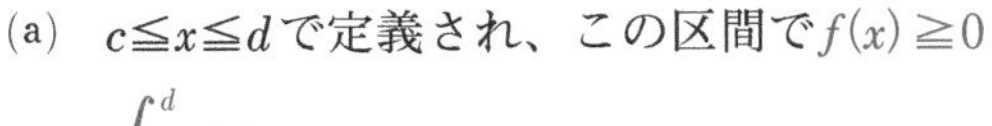

$$P(a \leqq X \leqq b)=\int_a^b f(x)\,dx$$

ポイントは
確率＝面積

で定めます。このとき、$f(x)$を**確率密度関数**といいます。

離散型確率分布として、二項分布、ポワソン分布が、連続型確率分布として、正規分布、t分布があります。

10.2.7 離散型確率変数の平均値と分散

賞金と当たりくじが右のように与えられているくじがあります。このとき、賞金額をXと置けば、離散型の確率変数が定まり、確率分布表は次のようになります。

賞金	本数
1等（1000円）	1本
2等（500円）	10本
3等（100円）	50本
はずれ（0円）	39本
計	100本

X	1000	500	100	0	計
P	$\frac{1}{100}$	$\frac{10}{100}$	$\frac{50}{100}$	$\frac{39}{100}$	1

ここで、くじ1本あたりの平均賞金額を求めてみましょう。

$$\text{平均賞金額} = \frac{\text{賞金合計額}}{\text{くじの本数}}$$

$$= \frac{1000 \times 1 + 500 \times 10 + 100 \times 50 + 0 \times 39}{100}$$

$$= 1000 \times \frac{1}{100} + 500 \times \frac{10}{100} + 100 \times \frac{50}{100} + 0 \times \frac{39}{100} = 110$$

これは、確率変数Xのとる値と確率をかけた総和に等しくなっています。この値を**確率変数Xの平均値**、あるいは**期待値**といいます。

一般に、離散型確率変数Xの確率分布表が次のように与えられているとき、

X	x_1	x_2	…	x_n	計
P	p_1	p_2	…	p_n	1

確率変数Xの**平均値**μを次のように定めます。

$$\text{平均値（期待値）} \overset{\text{ミュー}}{\mu} = x_1p_1 + x_2p_2 + \cdots + x_np_n = \sum_{i=1}^{n} x_i p_i$$

μは平均値meanの頭文字mに対応するギリシャ文字です。

さらに、確率変数Xのとる値が、平均値のμに近い値に集中しているのか、それともμから離れた値が多いのかなど、散らばり具合を表す指標として**分散**σ^2、**標準偏差**$\overset{\text{シグマ}}{\sigma}$を次のように定めます。

$$\text{分散} \sigma^2 = (x_1 - \mu)^2 p_1 + (x_2 - \mu)^2 p_2 + \cdots + (x_n - \mu)^2 p_n = \sum_{i=1}^{n} (x_i - \mu)^2 p_i$$

$$\text{標準偏差} \sigma = \sqrt{\sigma^2}$$

分散は、確率変数Xと平均値の差の2乗の平均値ですから、単位は確率変数の単位の平方となります。標準偏差は分散の平方根ですから、単位は確率変数と同じで感覚的にわかりやすくなります。分散、標準偏差ともに値が大きいほど、散らばり具合が大きいことを表します。

特に、確率変数Xの平均値、分散であることを示すときは、μは$E(X)$で、σ^2は$V(X)$で表します。$E(X)$は期待値expectation valueの頭文字、$V(X)$は分散varianceの頭文字で

す。標準偏差はstandard deviationといい、SDと表記することがあります。

分散の計算では、確率変数X^2を使い、次のように求めることができます。

$$V(X)=E(X^2)-\{E(X)\}^2=\sum_{i=1}^{n}x_i{}^2p_i-\left\{\sum_{i=1}^{n}x_i\,p_i\right\}^2$$

確率変数X^2は、たとえば、確率変数Xのとる値が$X=1, 2, 3, 4$のとき、$X^2=1^2, 2^2, 3^2, 4^2$となり、確率は変わりません。その確率分布から平均値を求めたのが$E(X^2)$です。

例題10-7

8枚のカードに1から8までの数字を記し、箱に入れて任意に1枚カードを取り出す試行において、出たカードの数字をXと置くとき、確率変数Xの平均値、分散、標準偏差を求めなさい。

解説

確率分布表は、次のようになりました。

X	1	2	3	4	5	6	7	8	計
$P(X=i)$	$\frac{1}{8}$	$\frac{1}{8}$	$\frac{1}{8}$	$\frac{1}{8}$	$\frac{1}{8}$	$\frac{1}{8}$	$\frac{1}{8}$	$\frac{1}{8}$	1

したがって、

$$\mu=1\cdot\frac{1}{8}+2\cdot\frac{1}{8}+3\cdot\frac{1}{8}+4\cdot\frac{1}{8}+5\cdot\frac{1}{8}+6\cdot\frac{1}{8}+7\cdot\frac{1}{8}+8\cdot\frac{1}{8}=\frac{36}{8}=4.5$$

$$\sigma^2=(1-4.5)^2\frac{1}{8}+(2-4.5)^2\frac{1}{8}+(3-4.5)^2\frac{1}{8}+(4-4.5)^2\frac{1}{8}+(5-4.5)^2\frac{1}{8}$$
$$+(6-4.5)^2\frac{1}{8}+(7-4.5)^2\frac{1}{8}+(8-4.5)^2\frac{1}{8}$$

$$=\frac{1}{8}\{(-3.5)^2+(-2.5)^2+(-1.5)^2+(-0.5)^2+0.5^2+1.5^2+2.5^2+3.5^2\}$$

$$=\frac{1}{8}(12.25+6.25+2.25+0.25+0.25+2.25+6.25+12.25)=\frac{42}{8}=5.25$$

$$\sigma=\sqrt{5.25}\fallingdotseq 2.29$$

次に、確率変数X^2を使って分散を求めます。同じ結果が得られるはずです。確率変数X^2の確率分布表は、次のとおりです。

X	1	2	3	4	5	6	7	8	計
X^2	1	4	9	16	25	36	49	64	
$P(X=i)$	$\frac{1}{8}$	$\frac{1}{8}$	$\frac{1}{8}$	$\frac{1}{8}$	$\frac{1}{8}$	$\frac{1}{8}$	$\frac{1}{8}$	$\frac{1}{8}$	1

$E(X)=\mu=4.5$から、

$$\sigma^2=E(X^2)-\{E(X)\}^2$$

$$=1\cdot\frac{1}{8}+4\cdot\frac{1}{8}+9\cdot\frac{1}{8}+16\cdot\frac{1}{8}+25\cdot\frac{1}{8}+36\cdot\frac{1}{8}+49\cdot\frac{1}{8}+64\cdot\frac{1}{8}-4.5^2$$

$$=\frac{204}{8}-20.25=25.5-20.25=5.25$$

問10-7

サイコロを振り、出る目をXと置くとき、確率変数Xの平均値、分散、標準偏差を求めなさい。

連続型確率変数の平均値、分散、標準偏差は定積分を用いて表します。

確率変数Xが$a \leqq X \leqq b$の値をとり、確率密度関数が$p(x)$であるとき、平均値、分散、標準偏差を次のように定めます。

平均値	分散	標準偏差
$\mu=\int_a^b xp(x)\,dx$	$\sigma^2=\int_a^b (x-\mu)^2 p(x)\,dx$	$\sigma=\sqrt{\sigma^2}$

10.2.8 確率変数の変換$Y=aX+b$と平均値・分散

確率変数の平均値や分散を計算する際、計算をしやすくするために、一定の値を足したり、かけたりして変換することがあります。変数を3倍すれば、平均値も3倍、分散は2乗しますから、9倍になります。また、変数に一定数を加えれば、平均値も加えた分だけ変化します。分散は変数と平均値が同じだけ変化しますので、変わりません。

したがって、平均値と分散については、次の式が成り立ちます。

平均値 $E(aX+b)=aE(X)+b$　　**分散** $V(aX+b)=a^2V(X)$

このことから、平均値がμ、標準偏差がσである確率変数Xを、$Y=\frac{X-\mu}{\sigma}$で変換したとき、確率変数Yの平均値は0、標準偏差は1となります。これを**確率変数の標準化**といいます。

10.2.9 2つの独立な確率変数X、Yの和$X+Y$の平均値・分散

たとえば、大小の2つのサイコロを振ります。このとき、大きいサイコロを振る試行をT、小さいサイコロを振る試行をSとするとTとSは独立です。ここで、大きいサイコロの目の数をX、小さいサイコロの目の数をYとしたとき、2つの確率変数は**独立**であるといいます。このとき、2つのサイコロが出す目の数X、Yを加えて、新たに確率変数$X+Y$を考えます。確率変数$X+Y$は2から12までの整数値をとります。

一般に、独立な2つの確率変数X、Yによる和$X+Y$の平均値、分散について、次の式が

成り立ちます。

平均値 $E(X+Y)=E(X)+E(Y)$ 分散 $V(X+Y)=V(X)+V(Y)$

この式は、3つ以上の独立な確率変数の和においても成り立ちます。

10.3 代表的な確率分布

10.3.1 二項分布

離散型確率変数の代表的なものがこれから学ぶ二項分布で、生産管理などに利用されます。

8枚のカードに1から8までの数字を記し、箱に入れて任意に1枚のカードを取り出す試行において、4の倍数の数字が書かれたカードが出る事象Aの確率は$P(A)=\frac{2}{8}=\frac{1}{4}$となります。この試行を4回繰り返し、事象$A$が起こる回数を$X$と置くと、$X=0, 1, 2, 3, 4$の値をとります。各回の試行は独立ですから反復試行の定理によって、Xの確率分布表は次のようになります。

X	0	1	2	3	4	計
P	${}_4C_0\left(\frac{1}{4}\right)^0\left(\frac{3}{4}\right)^4$	${}_4C_1\left(\frac{1}{4}\right)^1\left(\frac{3}{4}\right)^3$	${}_4C_2\left(\frac{1}{4}\right)^2\left(\frac{3}{4}\right)^2$	${}_4C_3\left(\frac{1}{4}\right)^3\left(\frac{3}{4}\right)^1$	${}_4C_4\left(\frac{1}{4}\right)^4\left(\frac{3}{4}\right)^0$	1

一般に、ある試行をn回繰り返したとき、ある事象Aが起こる回数Xの確率分布を**二項分布**といいます。

このとき、確率変数Xは$X=0, 1, 2, \cdots, n$の値をとり、事象Aが起こる確率をpとすると、反復試行の定理によって、$X=k$となる確率は、

$$P(X=k)={}_nC_kp^k(1-p)^{n-k} \quad (k=0, 1, 2, \cdots, n)$$

となります。

したがって、確率変数Xの確率分布表は次のようになります。ただし、$q=1-p$とします。

X	0	1	2	$\cdots$	k	$\cdots$	n	計
P	${}_nC_0p^0q^n$	${}_nC_1pq^{n-1}$	${}_nC_2p^2q^{n-2}$	$\cdots$	${}_nC_kp^kq^{n-k}$	$\cdots$	${}_nC_np^nq^0$	1

二項分布といわれるのは、各確率が$(p+q)^n$の展開式における各項と同じだからです。このとき、確率変数Xは二項分布$B(n, p)$に従うといいます（Bはbinomial distributionの頭文字です）。

確率変数Xが二項分布$B(n, p)$に従うとき、平均値、分散、標準偏差は次のようになります。

二項分布$B(n, p)$の平均値、分散、標準偏差

平均値	分散	標準偏差
np	$np(1-p)$	$\sqrt{np(1-p)}$

例題10-8

コインを6回投げ上げ、表が出る回数をXと置きます。このとき、次の問に答えなさい。

(1) 確率変数Xが従う二項分布を答えなさい。

(2) 確率分布表を作成しなさい。

(3) 確率変数Xの平均値、分散、標準偏差を求めなさい。

解説

(1) コインを1回投げたとき、表が出る確率は$\frac{1}{2}$で、各回の試行は独立です。

したがって、確率変数Xは二項分布$B\left(6, \frac{1}{2}\right)$に従います。

(2) $X=k$となる確率は、

$$P(X=k)={}_6C_k\left(\frac{1}{2}\right)^k\left(\frac{1}{2}\right)^{6-k}={}_6C_k\left(\frac{1}{2}\right)^6=\frac{{}_6C_k}{64}\quad(k=0, 1, 2, 3, 4, 5, 6)$$

となります。

$${}_6C_0={}_6C_6=1,\ {}_6C_1={}_6C_5=6,\ {}_6C_2={}_6C_4=\frac{6\cdot5}{2\cdot1}=15,\ {}_6C_3=\frac{6\cdot5\cdot4}{3\cdot2\cdot1}=20$$

ですから、

$$P(0)=P(6)=\frac{1}{64}=0.015625、P(1)=P(5)=\frac{6}{64}=0.09375、$$

$$P(2)=P(4)=\frac{15}{64}=0.234375、P(3)=\frac{20}{64}=0.3125$$

となります。したがって、確率分布表は、次のようになります。

X	0	1	2	3	4	5	6	計
P	0.015625	0.09375	0.234375	0.3125	0.234375	0.09375	0.015625	1

(3) 平均値 $\mu=6\cdot\frac{1}{2}=3$

分散 $\sigma^2=6\cdot\frac{1}{2}\cdot\left(1-\frac{1}{2}\right)=1.5$

標準偏差 $\sigma=\sqrt{1.5}\fallingdotseq1.225$

右図はXの値と確率のグラフです。

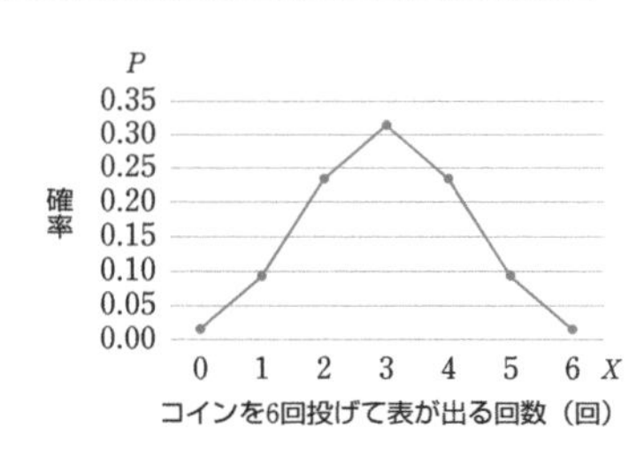

問10-8

サイコロを720回振って、1の目が出る回数をXと置きます。このとき、次の問に答えなさい。

(1) 確率変数Xが従う二項分布を答えなさい。

(2) 確率変数Xの平均値、分散、標準偏差を求めなさい。

10.3.2 正規分布

連続型確率変数の代表的なものが正規分布で、統計学では最も重要な働きをします。ドイツの数学者であるガウスが考え出したことから、ガウス分布ともいわれています。次章で学ぶ推定と検定の理論展開ではなくてはならない存在です。

正規分布は、次の確率密度関数で与えられる連続型確率変数です。

$$f(x)=\frac{1}{\sqrt{2\pi}\,\sigma}e^{-\frac{(x-\mu)^2}{2\sigma^2}} \quad (-\infty<x<\infty)$$

(e=2.71828…は自然対数の底、π=3.14159…は円周率)

関数$y=f(x)$のグラフを正規分布曲線といい、右図のようになります。特徴として、次の点があげられます。

① $X=\mu$(平均値)を中心として、左右対称の山型になります。

② x軸が漸近線となります。

③ σ(標準偏差)の値が小さいと曲線は$X=\mu$を中心に高い山型に、σが大きいと裾野が広く低い山型になります。

確率密度関数 $f(x)=\frac{1}{\sqrt{2\pi}\,\sigma}e^{-\frac{(x-\mu)^2}{2\sigma^2}}$
変曲点 σ σ 変曲点
$\mu-2\sigma$ $\mu-\sigma$ μ $\mu+\sigma$ $\mu+2\sigma$

正規分布曲線

この正規分布は$N(\mu,\sigma^2)$で表され、確率変数Xは正規分布$N(\mu,\sigma^2)$に従うといいます。確率変数Xが正規分布$N(\mu,\sigma^2)$に従うとき、平均値、分散、標準偏差は、次のようになります。

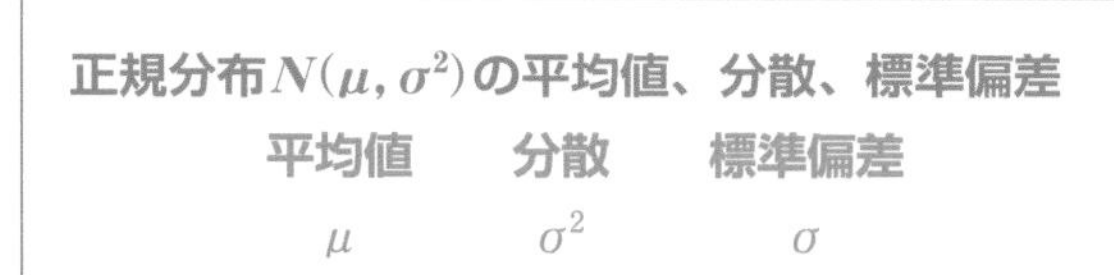

正規分布$N(\mu,\sigma^2)$の平均値、分散、標準偏差

平均値	分散	標準偏差
μ	σ^2	σ

A 標準正規分布

確率変数Xが正規分布$N(\mu,\sigma^2)$に従うとき、$Z=\frac{X-\mu}{\sigma}$によって標準化すると、確率密度関数は、次のようになります。

$$f(Z)=\frac{1}{\sqrt{2\pi}}e^{-\frac{Z^2}{2}}$$

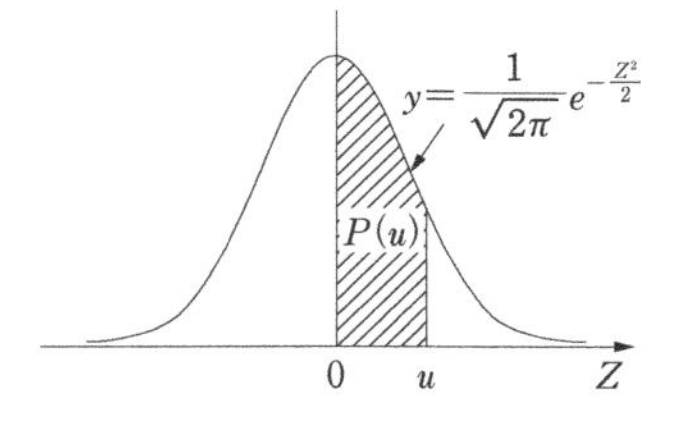

また、Zは正規分布$N(0,1^2)$に従います。このとき、正規分布$N(0,1^2)$を**標準正規分布**といいます。

標準正規分布$N(0,1^2)$に従う確率変数Zに対し、確率$P(0\leqq Z\leqq u)$は上図の斜線部の面積となりますが、その値を$P(u)$とし、巻末の標準正規分布表から求めることができます。巻末の標準正規分布表はuの値に対して、$P(u)$の値をまとめたものです。

B 標準正規分布表の見方

u=1.96に対する$P(u)$の値を読み取ってみましょう。

① u=1.96を小数第1位までの1.9と小数第2位の0.06に分けます。

② 表の左端の列から1.9を見つけます。

③ 上端の行の中から0.06を見つけます。

④ 1.9の行（オレンジ色の行）と0.06の列（紫色の列）が交差したところにある数値0.47500が$P(1.96)$の値です。

u	0.00	0.01	0.02	0.03	0.04	0.05	③ 0.06	0.07	0.08	0.09
…	…	…	…	…	…	…	…	…	…	…
1.6	0.44520	0.44630	0.44738	0.44845	0.44950	0.45053	0.45154	0.45254	0.45352	0.45449
…	…	…	…	…	…	…	…	…	…	…
② 1.9	0.47128	0.47193	0.47257	0.47320	0.47381	0.47441	④ 0.47500	0.47558	0.47615	0.47670
…	…	…	…	…	…	…	…	…	…	…
2.5	0.49379	0.49396	0.49413	0.49430	0.49446	0.49461	0.49477	0.49492	0.49506	0.49520

（図中注記：0.06の列、1.9の行）

例題10-9

確率変数Xが正規分布$N(20, 5^2)$に従うとき、次の確率を求めなさい。

(1) $P(20 \leqq X \leqq 28.9)$　(2) $P(11.3 \leqq X \leqq 29.8)$　(3) $P(27.1 \leqq X)$

解説

変換$Z = \dfrac{X-\mu}{\sigma} = \dfrac{X-20}{5}$を使い、$X$の範囲から$Z$の範囲に変換します。あとは、正規分布曲線の下側の面積（確率）が1であること、正規分布曲線の対称性、面積を求める要領を駆使し、最後は標準正規分布表を引いて求めます。

(1) $P(20 \leqq X \leqq 28.9) = P\left(\dfrac{20-20}{5} \leqq Z \leqq \dfrac{28.9-20}{5}\right) = P(0 \leqq Z \leqq 1.78) = P(1.78) = 0.46246$

(2) $P(11.3 \leqq X \leqq 29.8) = P\left(\dfrac{11.3-20}{5} \leqq Z \leqq \dfrac{29.8-20}{5}\right) = P(-1.74 \leqq Z \leqq 1.96)$

$= P(1.96) + P(1.74) = 0.47500 + 0.45907 = 0.93407$

(3) $P(27.1 \leqq X) = P\left(\dfrac{27.1-20}{5} \leqq Z\right) = P(1.42 \leqq Z) = 0.5 - 0.42220 = 0.07780$

(1)

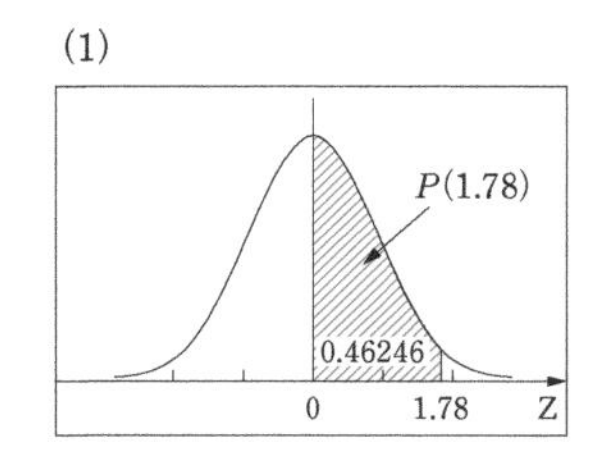

(2)

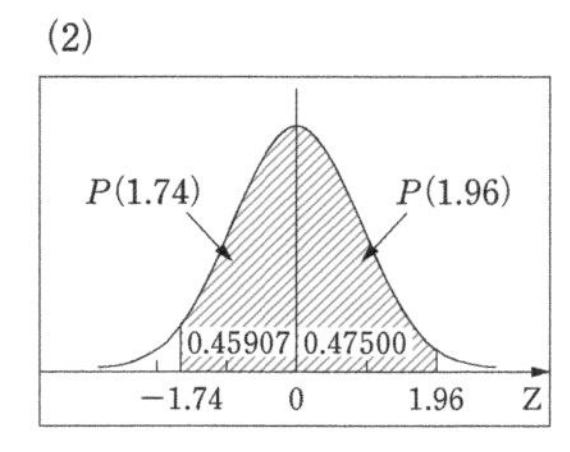

(3)

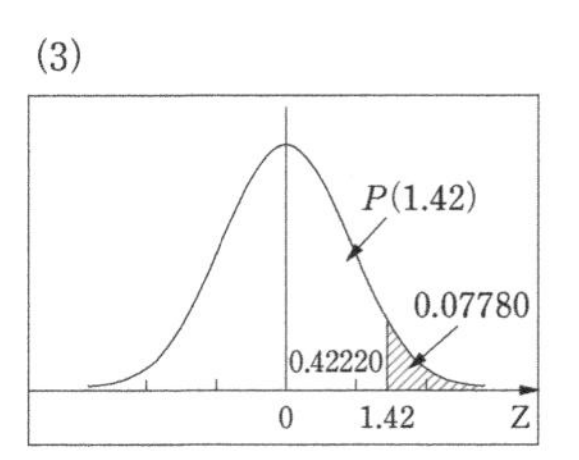

問10-9

確率変数Xが正規分布$N(22, 10^2)$に従うとき、次の確率を求めなさい。

(1) $P(22 \leqq X \leqq 26.4)$　(2) $P(10.4 \leqq X \leqq 14.7)$　(3) $P(X \leqq 29.8)$

例題 10-10

2000人の成人男性の身長を調べたところ、平均値168.0 cm、標準偏差7.1 cmの正規分布となることがわかった。身長が180 cm以上の人は何人いると考えられるか求めなさい。

解説

身長をXと置くと、Xは$N(168, 7.1^2)$に従うので、身長が180 cm以上の人の割合は、$P(180 \leqq X)$となります。Xを標準化した確率変数をZとすると、

$$P(180 \leqq X) = P\left(\frac{180-168}{7.1} \leqq Z\right) = P(1.69 \leqq Z) = 0.5 - 0.45449 = 0.04551$$

したがって、求める身長が180 cm以上の人数は、

$2000 \times 0.04551 \fallingdotseq 91$人 となります。

問 10-10

4000人の成人男性の体重を調べたところ、平均値67.3 kg、標準偏差11.1 kgの正規分布となることがわかりました。体重が45 kgから80 kgの人の割合は何%であると考えられるか求めなさい。

C 正規分布における100p%点

正規分布は、多くの場面で登場する代表的な分布です。そこで、ぜひ覚えておきたい正規分布に関する数値を紹介します。

ここでは、確率変数Xは正規分布$N(\mu, \sigma^2)$に従い、Xを標準化した確率変数をZとします。

正規分布曲線は、左右対称の山型をしています。左右の裾野にあたる部分は、平均値から離れた値で、まれにしか起こらない事象と考えています。そこで、裾野の両側を合わせて全体の5%、1%となるXの値が重要になります。その値を**両側5%点**、**両側1%点**といいます。見方を変えると、山型の裾野を除いた部分が、95%、99%となる点です。そのような点は、標準正規分布表から、次の値となります。

両側5%点$= \mu \pm 1.96\sigma$

両側1%点$= \mu \pm 2.58\sigma$

確率変数Xの値が平均値を中心に95%、99%の確率で起こる区間は、次のようになります。

$$P(\mu - 1.96\sigma \leqq X \leqq \mu + 1.96\sigma) = P(-1.96 \leqq Z \leqq 1.96) = 0.95$$

$$P(\mu - 2.58\sigma \leqq X \leqq \mu + 2.58\sigma) = P(-2.58 \leqq Z \leqq 2.58) = 0.99$$

両側合わせての確率 0.05

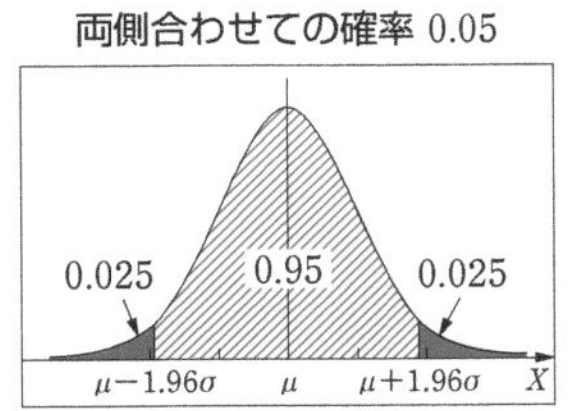

$P(\mu - 1.96\sigma \leqq X \leqq \mu + 1.96\sigma)$

両側合わせての確率 0.01

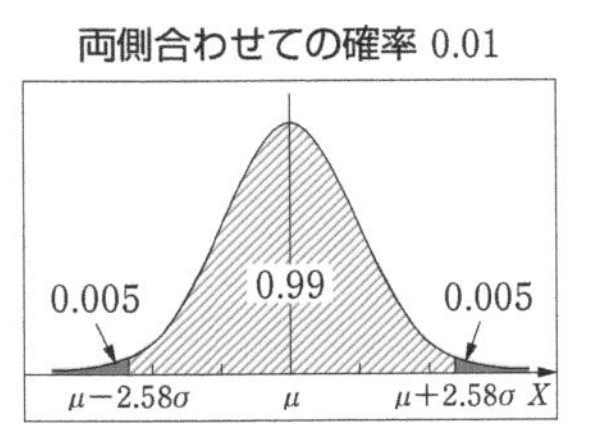

$P(\mu - 2.58\sigma \leqq X \leqq \mu + 2.58\sigma)$

場合によって、片側5％点が使われることもあります。5％を山型の片側の裾野に寄せたもので、次の値となります。

片側5％点$=\mu\pm1.64\sigma$

片側1％点$=\mu\pm2.33\sigma$

確率変数Xの値が上側を除き、95％と99％の確率で起こる区間は、次のようになります。

$P(X\leqq\mu+1.64\sigma)=P(Z\leqq1.64)=0.95$

$P(X\leqq\mu+2.33\sigma)=P(Z\leqq2.33)=0.99$

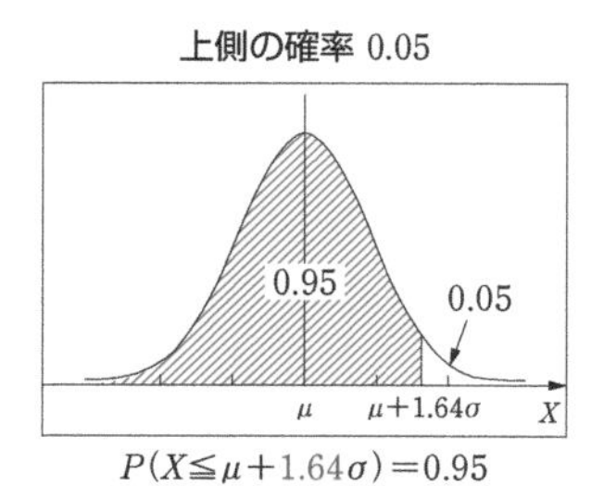

$P(X\leqq\mu+1.64\sigma)=0.95$

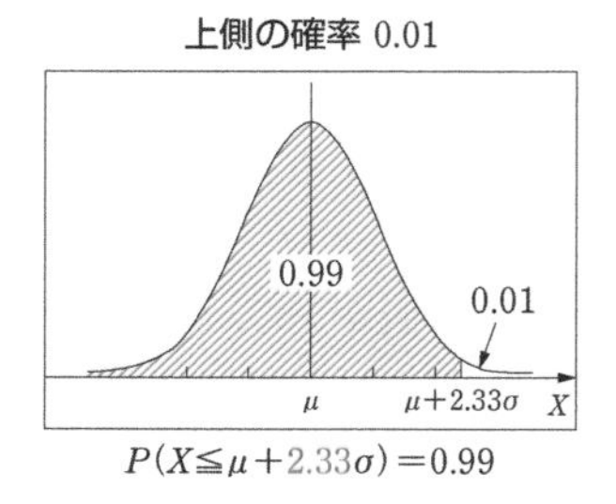

$P(X\leqq\mu+2.33\sigma)=0.99$

例題10-11

2000人の成人男性の身長を調べたところ、平均値168.0 cm、標準偏差7.1 cmの正規分布となることがわかった。この正規分布において、上側5％点を求めなさい。

解説

身長をXと置くと、Xは$N(168, 7.1^2)$に従います。

上側5％点は、$\mu+1.64\sigma$で得られるので、上側5％点は、

$168.0+1.64\times7.1=179.644$ cm となります。

問10-11

4000人の成人男性の体重を調べたところ、平均値67.3 kg、標準偏差11.1 kgの正規分布となることがわかりました。この正規分布において、両側5％点を求めなさい。

D　正規分布の再生成

正規分布の特質として、再生成があります。独立な確率変数X_1、X_2がそれぞれ正規分布$N(\mu_1, \sigma_1^2)$、$N(\mu_2, \sigma_2^2)$に従うとき、確率変数X_1+X_2の平均値は$\mu_1+\mu_2$、分散は$\sigma_1^2+\sigma_2^2$となることは10.2.9から導かれますが、確率変数X_1+X_2が正規分布となること、つまり、$N(\mu_1+\mu_2, \sigma_1^2+\sigma_2^2)$に従うことが**再生成**の意味するところです。

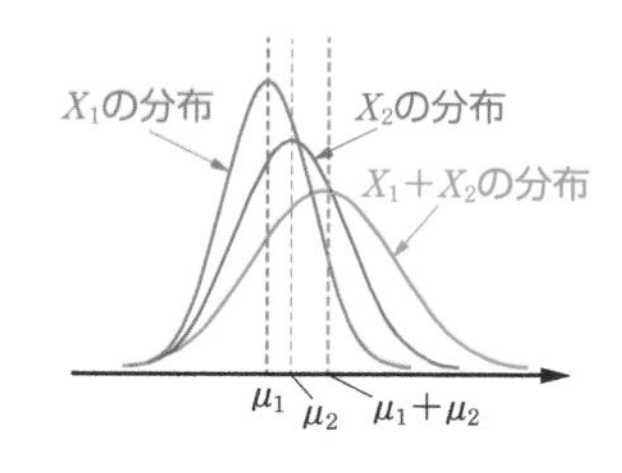

E　二項分布と正規分布

二項分布$B(n,p)$に従う確率変数Xは、nが十分大きいとき、近似的に平均値がnp、分散が$np(1-p)$の正規分布、すなわち、$N(np, np(1-p))$に従います。

たとえば、2枚のコインを同時に投げる試行をn回繰り返す反復試行において、2枚とも表となる回数をXと置いたとき、Xは$B(n, 0.25)$の二項分布に従います。ここで、$n=10, 20, 50$とした場合の、それぞれの確率分布と近似される正規分布の確率密度関数を示したものが上図です。nが大きくなるに従い、正規分布に近似されることがわかります。

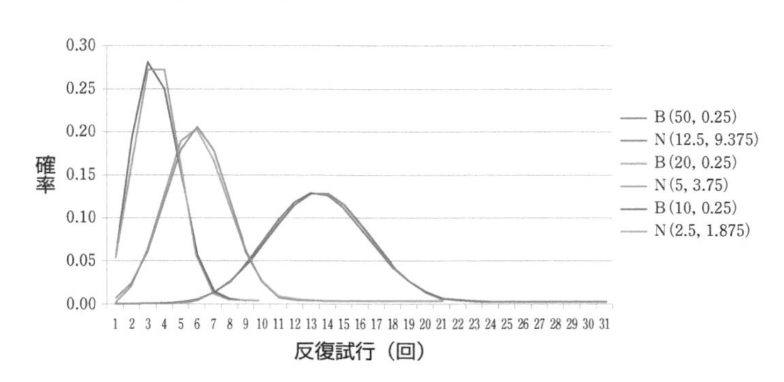

標準化した変数$Z=\dfrac{X-\mu}{\sigma}=\dfrac{X-np}{\sqrt{np(1-p)}}$によって、二項分布$B(n,p)$は近似的に$N(0,1^2)$に従います。この性質を**二項分布の正規近似**といいます。

10.3.3　t分布

t分布は、次の確率密度関数で与えられる連続型確率変数です。

$$f(\nu, x)=k\left(\frac{1+x^2}{\nu}\right)^{-\frac{\nu+1}{2}} \qquad (-\infty<x<\infty)$$

ただし、kは定数ですが、通常、計算する必要はありません。νは**自由度**とよばれる自然数です。νはギリシャ文字の小文字で、「ニュー」と読みます。

右図は、この関数のグラフで、$x=0$を軸に左右対称です。νが大きくなると標準正規分布$N(0,1^2)$に近づきます。

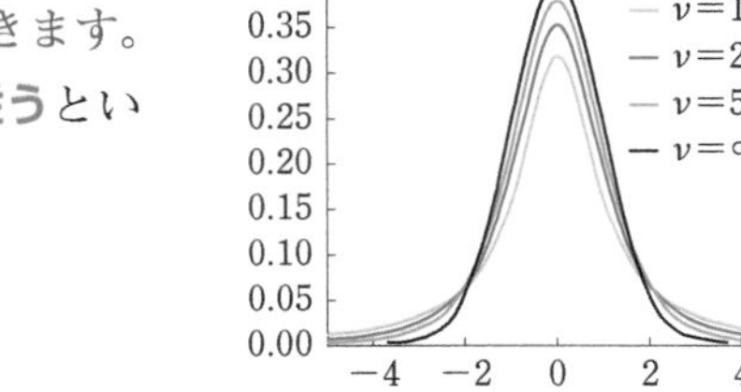

このとき、確率変数Xは、**自由度νのt分布に従う**といい、

$$平均値=0、分散=\frac{\nu}{\nu-2}$$

となります。

平均値がμの正規分布に従うn個の独立した確率変数$X_1, X_2, \cdots, X_n$について、

平均値$\bar{X}=\dfrac{1}{n}\displaystyle\sum_{i=1}^{n}X_i$、不偏分散$U^2=\dfrac{1}{n-1}\displaystyle\sum_{i=1}^{n}(X_i-\bar{X})^2$とすると、

$$t=\frac{\bar{X}-\mu}{\dfrac{U}{\sqrt{n}}}$$

は、自由度$\nu=(n-1)$のt分布に従うことがわかっています。

A　t分布表の見方

巻末のt分布表は、自由度νと上側確率αに対して、臨界値$t_\nu(\alpha)$を示したものです。

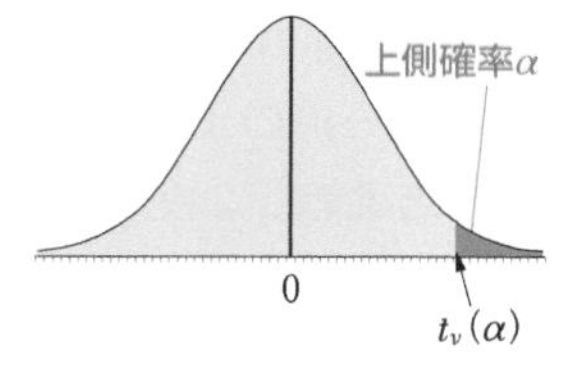

左端の列から自由度νの行を、上端の行から上側確率αの列を選び、その交差したところの数値が、臨界値$t_\nu(\alpha)$となります。

たとえば、$\nu=9$、$\alpha=0.05$のとき、$t_9(0.05)=1.833$となります。これは、片側検定5%の場合です。

両側検定5%の場合は、$\alpha/2=0.025$の列を見なければなりません。したがって、$t_9(0.025)=2.262$となります。

ν ＼ α	0.1	0.05	0.025	0.01	0.005	0.001	0.0005
1	3.078	6.314	12.706	31.821	63.657	318.309	636.619
2	1.886	2.920	4.303	6.965	9.925	22.327	31.599
3	1.638	2.353	3.182	4.541	5.841	10.215	12.924
4	1.533	2.132	2.776	3.747	4.604	7.173	8.610
5	1.476	2.015	2.571	3.365	4.032	5.893	6.869
6	1.440	1.943	2.447	3.143	3.707	5.208	5.959
7	1.415	1.895	2.365	2.998	3.499	4.785	5.408
8	1.397	1.860	2.306	2.896	3.355	4.501	5.041
9	1.383	1.833	2.262	2.821	3.250	4.297	4.781
10	1.372	1.812	2.228	2.764	3.169	4.144	4.587
…	…	…	…	…	…	…	…

第11章

統計

学生実習や研究などを実施すると、たくさんのデータが得られます。**データ**は「何らかの目的のために取得された、まとまった数値や符号の集合体」と定義されています。データの性質や特徴を知るためには、データに手を加え、平均値を出したり、薬を投与した群としなかった群とに差があるかを計算して求めたりすることで知ることができます。たくさんのデータを代表して、わかりやすく整理してグラフ、表、数値で表すことを**要約**といいます。また、たくさんのデータの特徴や規則性を要約して、不確実な現象を科学的に数値で解決する手法が**統計**です。そして、それを学問とするのが**統計学**です。

統計は、**記述統計**と**推測統計**の2つに大別されます。収集したデータの特徴を平均値、分散、標準偏差などを計算して数値化したり、表、グラフなどを用いて捉えたりしてデータの性質や傾向を知ることを**記述統計**といいます。

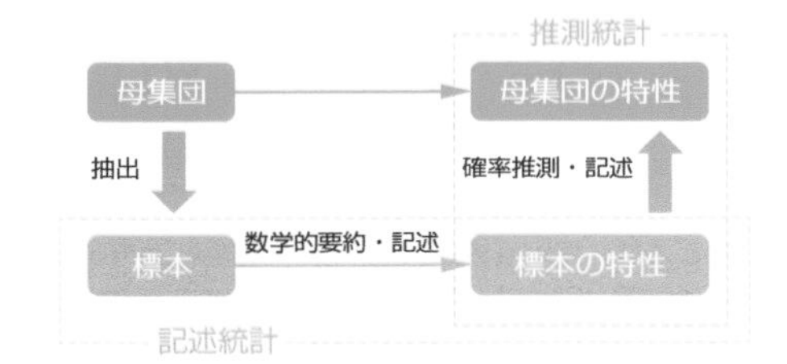

一方、ある集団の一部から収集したデータ（これを標本といいます）から、もとの集団全体（これを母集団といいます）の性質や傾向を確率論的に推測することを**推測統計**といいます。

11.1　データの尺度水準

現象に数値を割り当てることを**測定**といいます。測定の対象となる性質が**変数**、そして実際に測定して得られた値が**データ**です。ランダムな変動を伴う変数として**変量**という用語が使われていますが、本来、変量と変数は異なる概念であり、区別して使用していないのが現状です。ですので、本書では変数を使用して説明していきます。

統計学で取り扱われる変数には、さまざまな種類があります。それらは、**質的変数（質的データ、カテゴリー変数、カテゴリーデータ）**と**量的変数（量的データ）**の2つに大別されます。**質的変数**は、データがカテゴリーで示される変数です。名前の通り、データ間の「質」に違いがある変数です。質的変数のうち、特に変数のとる値が2つだけであるとき、その変数を**2値変数**といいます。たとえば、罹患歴あり・なしなどがあります。

一方、**量的変数**は、データが数値で示される変数です。名前の通り、データの「量（数値）」が基準の変数を指します。量的変数は、さらに**連続型変数（連続型データ）**と**離散型変数（離散型データ）**の2つに分けられます。**連続型変数**は、血圧値や血液検査値など、値が途切れることなく続き、どこまでも細かく無限に中間値のある実数で表せる変数をいいます。一方、**離散型変数**は、来局患者数や回数など、一般的に連続して推し測ることができない、中間的な値をとらない変数（正の整数しかとらない変数）をいいます。

統計学において、変数を値がもつ性質によって分類することを**尺度**といいます。尺度の異なるデータは、適用できる数学・統計学的操作（たとえば、和や差に意味があるか・平均値をとることができるか）が異なります。

変数や測定したデータの性質に沿って、統計学的に分類する基準のことを**尺度水準**または、**測定尺度**といいます。尺度水準は、データをその性質に基づいて、**名義尺度**、**順序尺度**、**間隔尺度**、**比尺度（比例尺度）**の4つに分類しています。

質的変数		量的変数	
名義尺度 nominal scale	**順序尺度** ordinal scale	**間隔尺度** interval scale	**比尺度** ratio scale
分類やグループ分けするための尺度をいいます。集計のときは、数値に変換します。男性を1、女性を0と数値を割り当てますが、その数値の大小・上下関係に意味はありません。 加減乗除ができない尺度です。	変数の間隔は等しいといえませんが、順序などに関係がある尺度をいいます。並び順に意味がある尺度で、大小・上下関係はありますが、間隔には意味がない尺度です。 加減乗除ができない尺度です。	変数の間隔が等しいですが、原点が存在しません。 倍数関係に意味をもちません。気温が10 ℃から20 ℃に上昇したとき、2倍になったとはいえません。0は「無」という意味をもちません。気温が0 ℃だとしても「気温がない」ということにはなりません。 加減に意味がある尺度です。	変数の間隔が等しく、原点をもつものをいいます。 倍数関係に意味をもちます。 間隔尺度までの全特徴に加えて、0は「無」という意味をもちます。 加減乗除に意味がある尺度です。
たとえば、性別（男、女）、所属学部、喫煙歴（あり、なし）、学籍番号、背番号、郵便番号、血液型、都道府県、IDC-10コード など	たとえば、治療薬の効果（無効、やや有効、有効、著効）、尿糖定性（−、+、++、+++）、アンケート（よい、ふつう、悪い）、成績の順位、肥満度、重症度、癌進行度、痛みの評価スケール など	たとえば、温度（摂氏、華氏）、体温、テストの点数、偏差値、肥満指数（BMI）など	たとえば、血糖値、LDL-コレステロール値、患者数、価格、年収、絶対温度、長さ、身長、質量、体重、血圧、心拍数、脈拍数、肺活量 など
主な統計量の算出方法 度数、モード、カイ二乗検定	主な統計量の算出方法 メジアン、モード、順位相関、分散分析	主な統計量の算出方法 範囲、平均、メジアン、モード、標準偏差、相関、t検定、分散分析、回帰分析、因子分析	主な統計量の算出方法 あらゆる統計解析

例題11-1

以下の変数の尺度水準を答えなさい。

(1) 血中総コレステロール値（mg/dL）　(2) 赤血球数（/μL）
(3) 染色体数（本）　(4) 結婚歴（未婚、既婚、離婚、死別）
(5) 痛みの評価スケール（痛くない、少し痛む、かなり痛む、耐えられないほど痛む）

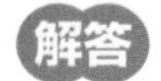

(1) 比尺度　(2) 比尺度　(3) 間隔尺度　(4) 名義尺度　(5) 順序尺度

問11-1

以下の変数の尺度水準を答えなさい。

(1) 毛髪色（黒髪、栗毛、赤毛、金髪）　(2) 年間に発生した台風の数

(3) 病気の有無　(4) 肥満度（やせ、標準、肥満、高度肥満）　(5) 来局患者数

11.2 母集団と標本

11.2.1 母集団と標本

調査の対象となるすべての集団を**母集団**といいます。母集団の情報を推測するために選び出された一部の集団を**標本**（サンプル、試料）といいます。また、母集団や標本を構成する一つひとつのデータを**要素**（個体）といいます。その母集団から一部を選び出すことを**抽出**（標本抽出、サンプリング）といい、母集団から標本を抽出するときの単位を**抽出単位**といいます。

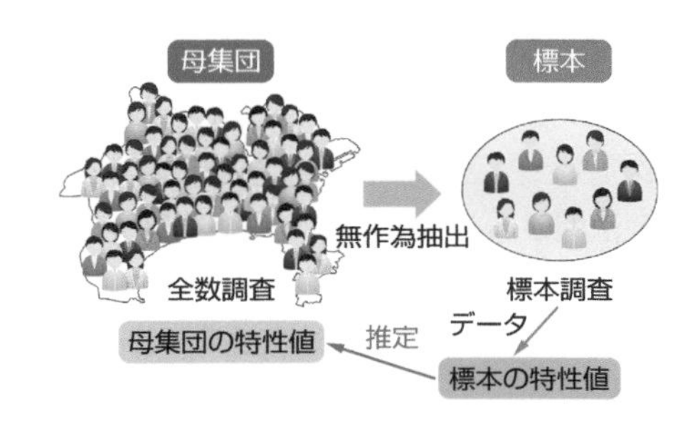

11.2.2 全数調査と標本調査

調査対象となる母集団におけるすべての要素に対して調べる方法を**全数調査**（センサス、悉皆（しっかい）調査）といいます。全数調査は、誤差がなく、正確な結果が得られるという長所がある反面、膨大な費用と手間がかかるという欠点があります。

母集団から一部だけを無作為に選び出した標本を調べることを**標本調査**（サンプル調査）といい、標本データから、母集団を推測する方法です。母集団から無作為に標本を抽出することによって、母集団の特性は偏りなく推定できます。

11.2.3 標本の抽出

標本に偏りがないように選び出すためには、調査に携わる人たちの主観的判断を排除して、標本を無作為に抽出します。このような抽出方法を**無作為抽出**といいます。また、母集団をできるだけ代表するような代表的あるいは典型的と考えられる標本を意図的に抽出する方法を**有意抽出法**（非確率抽出法）といいます。

母集団から抽出した標本（サンプル）のデータの個数を**サンプルサイズ**（**標本サイズ、標本の大きさ**）といいます。

母集団から標本を抽出する方法には、復元抽出と非復元抽出があります。母集団から何回か標本を抽出する際、抽出した要素を毎回もとの集団へ戻してから、次の抽出を行う方法を**復元抽出**といいます。はじめの状態に復元してから取り出しています。一方、母集団から抽出した要素をもとに戻さず、次を選び出す方法を**非復元抽出**といいます。

11.2.4　中心極限定理と大数の法則

A　中心極限定理

母集団の母平均が μ（μ はミューと読みます）、母分散が σ^2（σ はシグマと読みます）の母集団から、サンプルサイズ n が十分に大きな標本における標本平均 $\bar{x}$（$\bar{x}$ はエックスバーと読みます）を何度も測定すれば、標本平均 $\bar{x}$ は正規分布 $N\left(\mu, \frac{\sigma^2}{n}\right)$ に近づくことを**中心極限定理**といいます。

B　大数の法則

サンプルサイズが十分に大きければ、観察された標本平均 $\bar{x}$ は母集団の母平均 μ に限りなく近づくという法則を**大数の法則**といいます。大数の法則には、大数の弱法則と大数の強法則があります。母平均 μ、母分散 σ^2 の分布に従う確率変数 $X_1, X_2, \cdots, X_n$ について、その標本の平均値 $\bar{X}\left(\frac{X_1+X_2+\cdots+X_n}{n}\right)$ と真の平均値 μ の誤差 ε（イプシロン）は、サンプルサイズ n を十分に大きくすれば、限りなく0に近づく（確率収束する）という法則が大数の弱法則です。

一方、大数の強法則は、サンプルサイズ n を十分に大きくすれば、標本平均 $\bar{X}$ が母集団の母平均 μ に限りなく近づく（概収束する）という法則です。

11.3　基本統計量

データの分布の状態や特徴を表すために使用する数値を**基本統計量**（**要約統計量**）といいます。基本統計量には、**代表値**と**散布度**が含まれます。分布の中心的な位置を表現する数値を**代表値**といい、平均値、中央値、最頻値などがあります。一方、分布の広がりを表現する値を**散布度**といい、範囲、分散、標準偏差などがあります。データを要約統計量で表現することは、記述統計の基本です。

11.3.1　度数分布表とヒストグラム

実習などで得られたデータを整理して見やすくすることで、そのデータがもつ性質・特徴を把握しやすくなります。このときに利用される手法の中に、**度数分布表**と**ヒストグラム**があります。データを一定の範囲に区切った区間を**階級**、それぞれの階級に入るデータの数を**度数**、度数で表した分布状態を**度数分布**といいます。そして、階級と度数を大小の順に並べ、表にしてまとめたものが**度数分布表**です。その度数分布表に基づいて、棒グラフで表したものを**ヒストグラム**といいます。各階級の中央の値を**階級値**、区間の幅を**階級幅**といいます。階級幅の決め方についてのルールはありませんが、グラフの特徴が一目で捉えられるように描くことが大事です。

たとえば、K気象台が観測した、ある年における4月の日ごとの最高気温を下記に示します。このデータを5℃ごとに階級を区切って、度数分布表としたのが右下の表です。

8.2	19.6	12.5	20.6	16.6	12.4	13.2	21.1	14.9	20.3
12.9	19.0	12.5	21.2	12.9	7.7	15.5	13.4	12.6	19.9
15.6	20.2	12.5	17.5	13.4	7.9	16.5	10.3	15.9	23.0

階級（℃）以上～未満	データ	集計
5～10	8.2, 7.7, 7.9	3
10～15	12.5, 12.4, 13.2, 14.9, 12.9, 12.5, 12.9, 13.4, 12.6, 12.5, 13.4, 10.3	12
15～20	19.6, 16.6, 19.0, 15.5, 19.9, 15.6, 17.5, 16.5, 15.9	9
20～25	20.6, 21.1, 20.3, 21.2, 20.2, 23.0	6
計		30

度数分布表

階級（℃）以上～未満	階級値（℃）	度数（日）
5～10	7.5	3
10～15	12.5	12
15～20	17.5	9
20～25	22.5	6
計		30

データのサイズが違う集団どうしを比較するとき、度数の大小のみに注目していると判断を間違えることがあります。そのときは、その階級の度数を全体の度数との割合で表す**相対度数**を使用します。相対度数を表にまとめたものが**相対度数分布表**です。

階級値の小さい（または大きい）ほうから、ある階級までの度数を合計した値を**累積度数**といい、表にまとめたものを累積度数分布表といいます。階級値の小さい（または大きい）ほうから、ある階級までの相対度数を合計した値を**累積相対度数**といいます。

$$\textbf{相対度数} = \frac{\text{その階級の度数}}{\text{全体の度数（総度数）}} \qquad \textbf{累積相対度数} = \frac{\text{各階級の累積度数}}{\text{全体の度数（総度数）}}$$

相対度数、累積度数、累積相対度数を含めた累積度数分布表を下記に示します。

階級（℃）以上～未満	階級値（℃）	度数（日）	相対度数	累積度数（日）	累積相対度数
5～10	7.5	3	0.1	3	0.1
10～15	12.5	12	0.4	15	0.5
15～20	17.5	9	0.3	24	0.8
20～25	22.5	6	0.2	30	1.0
計		30	1.0	30	1.0

階級の数kの目安は、スタージェスの公式を利用して算出できます。階級幅は最大値から最小値を引いた値を階級の数kで割ると求まります。これらは、あくまでもひとつの目安です。

$$\log_a b = \frac{\log_c b}{\log_c a} \quad (c>0,\ c\neq 1)$$

（n：サンプルサイズ）

$$\text{階級の数}\,k \cong 1+\log_2 n = 1+\frac{\log n}{\log 2} = 1+\frac{\log n}{0.30103}$$

$$\text{階級幅} = \frac{\text{最大値}-\text{最小値}}{k}$$

例題 11-2

次のデータは、50人の健常者について、空腹時血糖値を測定したものである。70 mg/dL以上80 mg/dL未満を階級の1つとして、どの階級の幅も10 mg/dLである度数分布表を作成しなさい。

107	128	94	98	82	77	134	89	126	105
94	79	71	109	107	79	81	132	96	104
112	99	108	90	86	117	73	92	76	114
87	114	123	96	88	93	84	102	96	107
96	88	93	115	121	118	98	87	136	108

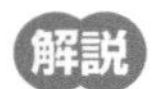

この例題では、階級幅が既に指定されていますから、それに従い度数分布表を作成します。一番小さな階級が70〜80 mg/dLで、それ以降は10 mg/dLの階級幅で階級を作成する指示が問題文に記されています。ですので、70〜80、80〜90、90〜100、100〜110、110〜120、120〜130、130〜140の7つの階級に分けて度数分布表を作成します。

階級 (mg/dL) 以上　未満	階級値 (mg/dL)	度数 (人)
70〜 80	75	6
80〜 90	85	9
90〜100	95	13
100〜110	105	9
110〜120	115	6
120〜130	125	4
130〜140	135	3
計		50

例題 11-3

例題11-2のデータを利用して、ヒストグラムを作成しなさい。

例題11-2で作成した度数分布表に基づいて、ヒストグラムを描きます。

縦軸を度数、横軸を階級にして棒を描きます。その際、棒の間を空けないことで連続したデータの分布を表します。ですので、棒が互いに接している必要があります。

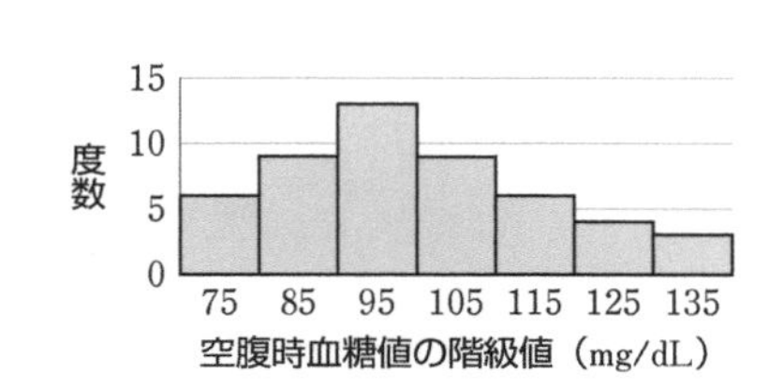

問11-2

ある大学において、男子学生20人のヘモグロビン濃度（g/dL）を測定したところ、下表のような結果となった。度数分布表とヒストグラムを作成しなさい。

15.0	15.5	16.3	14.1	16.0	15.7	15.1	15.8	16.1	14.9
15.9	16.7	15.1	15.6	15.3	14.8	16.2	15.4	16.3	15.8

11.3.2 代表値

代表値には、**平均値**（算術平均）、**中央値**（メジアン）、**最頻値**（モード）があります。

A 平均値

個々のデータを加算した値を母集団サイズまたはサンプルサイズ（データの個数）で割った値を**平均値**といいます。母集団全体の平均値を**母平均**といいます。また、母集団から抽出した標本の平均値を**標本平均**といいます。

求め方

N個のデータ$x_1, x_2, \cdots, x_N$があるとき、母平均μは、

$$\mu=\frac{1}{N}\overbrace{(x_1+x_2+\cdots+x_N)}^{\text{データの総和}}=\frac{1}{N}\sum_{i=1}^{N}x_i$$

データの総和

母集団サイズ

となります。

母集団から抽出したn個のデータ$x_1, x_2, \cdots, x_n$があるとき、標本平均$\bar{x}$は、

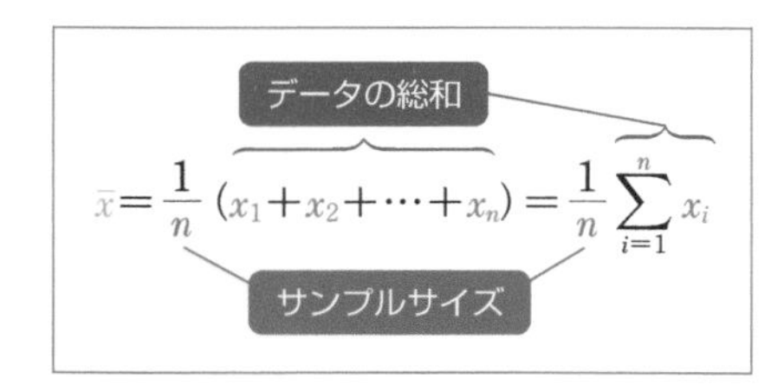

で求まります。

たとえば、7, 9, 9, 10, 10, 10, 12, 13という8個のデータの母平均μは、

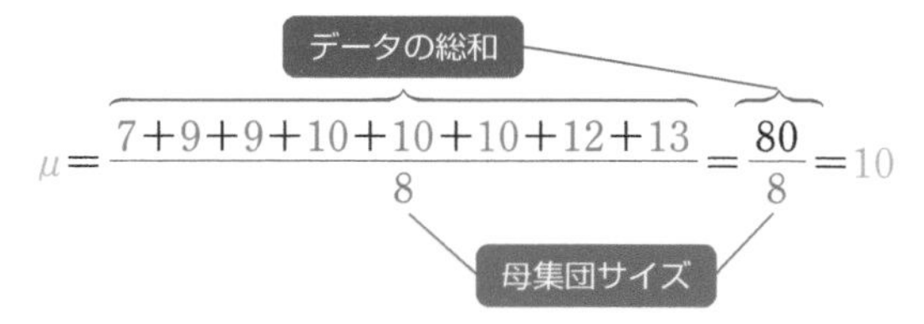

です。したがって、平均値は「10」になります。

長所：(a) すべての分布に存在するひとつだけの値です。(b) 計算が簡単です。
　　　(c) 意味がわかりやすい値です。

短所：(a) 極端に大きな数値、小さな数値（外れ値といいます）があると、平均値がそちらへ引っ張られ、データの中心部分を示さないことがあります。

B 中央値

値を小さい順（昇順）（または大きい順（降順））に並べたときに、真ん中（中央）にくる値を**中央値**といいます。

求め方

サンプルサイズが奇数の場合は、真ん中の値が中央値になります。一方、偶数の場合は、中央の値が2つになりますので、その2つの値の平均値をとって、中央値とします。

たとえば、サンプルサイズが奇数の3, 5, 6, 8, 9というデータの中央値は、「6」になります。一方、サンプルサイズが偶数の3, 5, 6, 7, 8, 9というデータの中央値は、中央の2つの値から平均値を求めて、$\frac{6+7}{2}=\frac{13}{2}=6.5$となります。

長所：(a) ひとつだけ存在する値です。(b) 外れ値や極端な値の影響を受けにくいです。
(c) 複雑な計算が必要ありません。

短所：(a) 大量のデータがあると、序列をつけるのが簡単ではありません。
(b) データ全体の変動を捉えきれません。

C 最頻値

最も度数（現れた回数）が多い値を**最頻値**といいます。

求め方

たとえば、7, 9, 9, 10, 10, 10, 12, 13というデータには、9が2つ、10が3つ、それ以外は1つずつです。したがって、最も多いのが10ですから、最頻値は「10」になります。

長所：(a) 外れ値や極端な値の影響を受けにくいです。(b) 複雑な計算が必要ありません。
(c) 質的データに使える代表値は最頻値のみです。

短所：(a) 最頻値が2つ以上存在する場合があります。(b) 最頻値が存在しない場合があります。(c) データ数が少ないと、あまり意味がありません。

例題11-4

K気象台で観測したある年の8月における最高気温を下表に示す。平均値、中央値を求めなさい。

日	1	2	3	4	5	6	7	8	9	10	11	12	13	14	15	16
気温(℃)	36.6	35.1	35.3	36.5	36.7	36.2	33.1	31.6	34.3	37.2	34.9	28.8	22.7	22.5	21.1	22.6
日	17	18	19	20	21	22	23	24	25	26	27	28	29	30	31	
気温(℃)	24.6	28.0	34.6	35.2	31.5	33.4	31.4	30.2	33.1	36.4	35.4	36.1	30.3	35.6	32.4	

解説

(a) 平均値を求めます。

平均値は、$\bar{x}=\frac{1}{n}(x_1+x_2+\cdots+x_n)=\frac{1}{n}\sum_{i=1}^{n}x_i$で求まります。最高気温の総和を計算し、サンプルサイズである31で割れば、平均値が求まります。

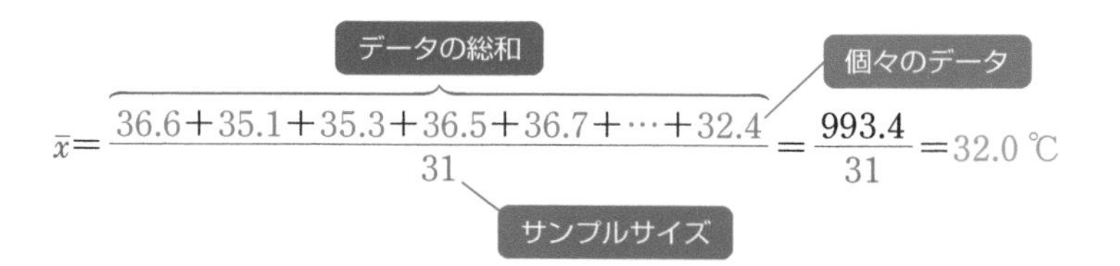

(b) 中央値を求めます。

最高気温を小さい順に整理すると、以下のようになります。

ソートNo.	1	2	3	…	13	14	15	16	17	18	19	…	29	30	31
気温（℃）	21.1	22.5	22.6	…	32.4	33.1	33.1	33.4	34.3	34.6	34.9	…	36.6	36.7	37.2

このサンプルサイズは31ですから、16番目の33.4 ℃が中央値となります。

問11-3

学生実習で学生10人について血圧を測定したところ、下表のように収縮期血圧（最高血圧）が得られた。平均値と中央値を求めなさい。

	1	2	3	4	5	6	7	8	9	10
収縮期血圧（mmHg）	118	129	130	132	110	121	124	126	117	136

11.3.3 散布度

データのばらつきや広がり具合を示すことは、とても重要な要素といえます。平均値だけでは、そのデータのばらつき具合がわかりません。データのばらつき具合を数値化した散布度には、**分散**、**標準偏差**、**標準誤差**などがあります。

たとえば、標準物質が入ったビンAとビンBについて、その濃度を5回ずつ繰り返して測定しました。その結果が下表です。これをみると、どちらのビンの平均値も100.08 mg/dLです。しかし、ビンAでは最大値と最小値の間が0.3 mg/dLであるのに対し、ビンBでは5.9 mg/dLと大きくなっています。グラフにしてみると、ビンBのほうがビンAより、ばらつきが大きくなっています。データの解析をするときには、平均値だけでなく、散らばり具合を知ることで、データ全体の状況を判断することができます。

測定回数	1	2	3	4	5	平均値
ビンA	99.9	100.2	100.1	100.2	100.0	100.08
ビンB	101.9	99.0	103.6	98.2	97.7	100.08

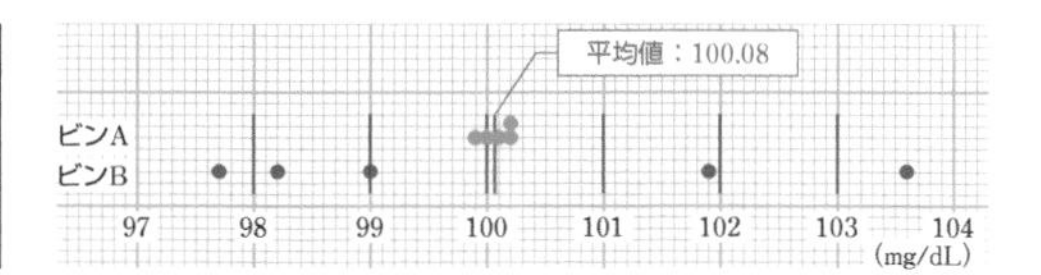

A 分散

個々のデータ値と平均値の差（これを偏差といいます）の2乗を足し合わせた値を**偏差平方和**、あるいは**変動**といいます。その偏差平方和をサンプルサイズで割った値が**分散**です。**偏差**とは、個々のデータがどれだけ平均値から隔たっているかを表す値です。分散は、データの散らばりの程度をはかります。

偏差＝個々のデーター平均値
偏差平方和(変動)＝(個々のデーター平均値)^{2}の総和
分散＝偏差平方の平均値

a　母集団の場合（母分散）

N個のデータ$x_1, x_2, \cdots, x_N$があるとき、母分散σ^2は次の式で求まります。

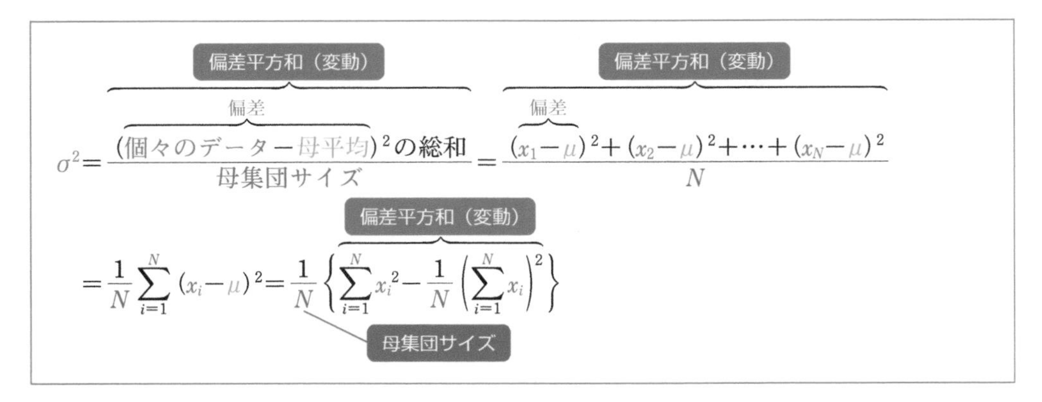

b　標本の場合（不偏分散）

n個のデータ$x_1, x_2, \cdots, x_n$があるとき、不偏分散U^2は次の式で求まります。

偏差平方和（変動）　偏差平方和（変動）
偏差　偏差

$$U^2=\frac{(\text{個々のデーター標本平均})^2\text{の総和}}{\text{サンプルサイズ}-1}=\frac{(x_1-\bar{x})^2+(x_2-\bar{x})^2+\cdots+(x_n-\bar{x})^2}{n-1}$$

偏差平方和（変動）

$$=\frac{1}{n-1}\sum_{i=1}^{n}(x_i-\bar{x})^2=\frac{1}{n-1}\left\{\sum_{i=1}^{n}x_i^2-\frac{1}{n}\left(\sum_{i=1}^{n}x_i\right)^2\right\}$$

サンプルサイズ

B　標準偏差

分散は、個々のデータから平均値を引いた偏差を2乗した値の平均です。2乗しているため、その数値はもとのデータと次元が異なったものとなっています。そこで、もとのデータと次元を揃えるために、分散の正の平方根をとった値を**標準偏差**（SD）といいます。

標準偏差は、データのばらつき具合を要約する値ですから、データのばらつきを示したい、あるいは比べたいときは標準偏差を使います。

標準偏差＝$\sqrt{\text{分散}}$

a　母集団の場合（母標準偏差）

N個のデータ $x_1, x_2, \cdots, x_N$があり、母平均を μ としたときの母標準偏差 σ は次の式で求まります。

$$\sigma=\sqrt{\frac{1}{N}\underbrace{\sum_{i=1}^{N}\underbrace{(x_i-\mu)}_{\text{偏差}}{}^2}_{\text{偏差平方和（変動）}}}=\sqrt{\frac{1}{N}\left\{\sum_{i=1}^{N}x_i{}^2-\frac{1}{N}\left(\sum_{i=1}^{N}x_i\right)^2\right\}}=\sqrt{\sigma^2}$$

母分散

b　標本の場合（標準偏差）

n個のデータ $x_1, x_2, \cdots, x_n$があるとき、標準偏差Sは次の式で求まります。

$$S=\sqrt{\frac{1}{n-1}\underbrace{\sum_{i=1}^{n}\underbrace{(x_i-\mu)}_{\text{偏差}}{}^2}_{\text{偏差平方和（変動）}}}=\sqrt{\frac{1}{n-1}\left\{\sum_{i=1}^{n}x_i{}^2-\frac{1}{n}\left(\sum_{i=1}^{n}x_i\right)^2\right\}}=\sqrt{U^2}$$

不偏分散

C　標準誤差

標本平均のばらつき（＝精度）を示す統計量を**標準誤差**（SE）といいます。ですので、標準誤差によって母平均の区間推定を行うことができます。そのため、多くの論文では、標準誤差が使われています。

母平均 μ の推定をしたい、あるいは比べたいというときは標準誤差を使います。

n個のデータ $x_1, x_2, \cdots, x_n$があるとき、母集団における標準誤差は、次の式で求まります。

a　平均値の標準誤差

$$SE=\sqrt{\frac{U^2}{n}}=\frac{S}{\sqrt{n}}$$

b　比率の標準誤差

比率pの標準誤差は次式で求まります。ただし、母集団における比率Pが不明なので、標本比率pで代用します。

$$SE_p=\sqrt{\frac{p(1-p)}{n}}$$

標本比率（p）、サンプルサイズ（n）

例題11-5

標準物質が入ったビンAとビンBについて、その濃度を5回繰り返して測定した結果が下表である。ビンAとビンBの分散、標準誤差を求めなさい。

測定回数	1	2	3	4	5	平均値
ビンA	99.9	100.2	100.1	100.2	100.0	100.08
ビンB	101.9	99.0	103.6	98.2	97.7	100.08

(mg/dL)

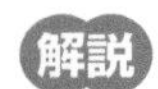

(a) 計算表を作成します。

	ビンAの濃度 (X_A) (mg/dL)	X_A^2	ビンBの濃度 (X_B) (mg/dL)	X_B^2
1	99.9	9980.01	101.9	10383.61
2	100.2	10040.04	99.0	9801.00
3	100.1	10020.01	103.6	10732.96
4	100.2	10040.04	98.2	9643.24
5	100.0	10000.00	97.7	9545.29
総和	500.4	50080.10	500.4	50106.10

(b) 不偏分散を求めます。

偏差平方和（変動）

$$U^2 = \frac{1}{n-1}\left\{\sum_{i=1}^{n} x_i^2 - \frac{1}{n}\left(\sum_{i=1}^{n} x_i\right)^2\right\}$$

X_A^2の総和　X_Aの総和

$$U^2(\text{ビンA}) = \frac{1}{5-1}\left(50080.10 - \frac{500.4^2}{5}\right) = \frac{1}{4}\left(50080.10 - \frac{250400.16}{5}\right)$$

$$= \frac{1}{4}(50080.10 - 50080.032) = \frac{0.068}{4} = 0.017\,(\text{mg/dL})^2$$

X_B^2の総和　X_Bの総和

$$U^2(\text{ビンB}) = \frac{1}{5-1}\left(50106.10 - \frac{500.4^2}{5}\right) = \frac{1}{4}\left(50106.10 - \frac{250400.16}{5}\right)$$

$$= \frac{1}{4}(50106.10 - 50080.032) = \frac{26.068}{4} = 6.517\,(\text{mg/dL})^2$$

(c) 最後に、標準誤差SEを下記の式を用いて求めます。

$$SE = \sqrt{\frac{U^2}{n}}$$

U^2：不偏分散　n：サンプルサイズ

$$SE(\text{ビンA}) = \sqrt{\frac{0.017}{5}} = \frac{0.13038}{2.23607} = 0.05831\ \text{mg/dL}$$

$$SE(\text{ビンB}) = \sqrt{\frac{6.517}{5}} = \frac{2.55284}{2.23607} = 1.14166\ \text{mg/dL}$$

問11-4

同じ検体について、血清アルブミンを精度管理のために10回繰り返して計測した結果を下表に示す。平均値、分散、標準偏差を求めなさい。

	1	2	3	4	5	6	7	8	9	10
血清アルブミン（mg/dL）	4.2	4.5	4.4	4.1	4.1	4.4	4.5	4.8	4.3	4.5

D　範囲と四分位数

データの最大値と最小値の差を**範囲**（レンジ）といいます。範囲がわかると、ばらつきの程度を簡単に知ることができます。範囲が大きければデータのばらつきが大きく、小さければデータの値のばらつきが小さいことを意味します。

範囲（レンジ）＝最大値－最小値

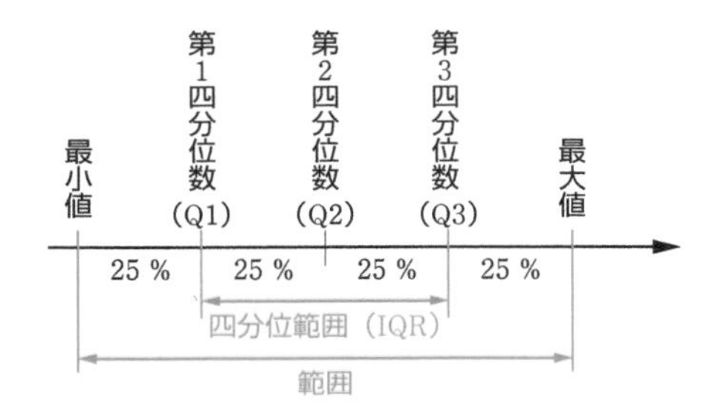

得られたデータを数値の小さいほうから順に並べ、4等分（25％ずつに配分）し、下から1/4（25パーセンタイル）のところの値を**第1四分位数**（Q1）、2/4（50パーセンタイル）のところ、すなわち中央の値を**第2四分位数**（Q2、これは中央値と同じ）、3/4（75パーセンタイル）のところの値を**第3四分位数**（Q3）といいます。これら3つの値をまとめて**四分位数**といいます。データを小さい順に並べ替えたとき、全体を100として、ある値が小さいほうから数えて何番目の位置になるかを示す数値をパーセンタイルといいます。データの特定のパーセントがこの値を下回り、残りのパーセントがこの値を上回るように、データが分割されます。たとえば、75パーセンタイルでは、75％の観察結果がこの値（またはスコア）未満になります。

また、第3四分位数から第1四分位数を引いた値（Q3－Q1）を**四分位範囲**（IQR）といい、中央値を挟んでデータがどのくらいの範囲にばらついているかの指標として用いられます。

四分位範囲（IQR）＝Q3－Q1

また、（四分位範囲÷2）の値を**四分位偏差**（QD）といい、四分位範囲と同じく、中央付近のデータにどのくらいのばらつきがあるかを表します。

$$四分位偏差(QD)=\frac{1}{2}IQR$$

a　四分位数の求め方

四分位数はデータを小さい順に並べて4等分する値ですが、実際に求めるときにはいくつかの計算方法があります。ここでは、代表的な2種類を紹介します。

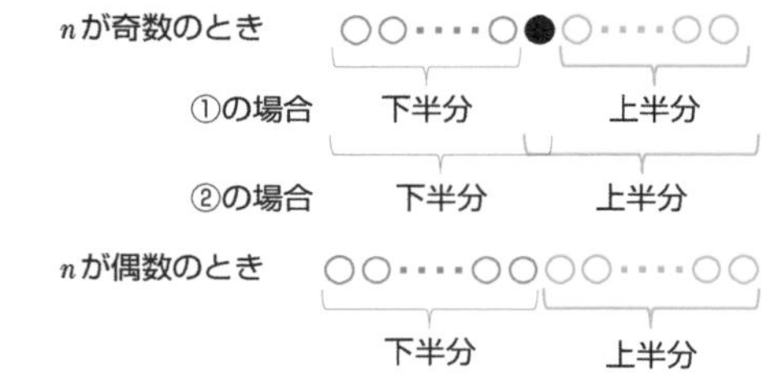

① 中央値（第2四分位数）を求め、データの大きさnが奇数の場合は中央値を除いて下半分と上半分に分け、偶数の場合は小さいほうの下半分と大きいほうの上半分に分けて、それぞれの中央値を第1四分位数、第3四分位数とします。これは、中学、高校で学んできたものです。

② ①の方法で、奇数個の場合に中央値を下半分、上半分に含めて、それぞれの中央値を求めて第1四分位数、第3四分位数とします。

例題11-6

次のデータは、あるゼミにおける学生15人のテスト結果を点数の小さい順に並べたものである。このときの第1四分位数、第2四分位数、第3四分位数を求めなさい。

45、49、54、57、60、62、65、69、70、72、75、78、80、85、88

解説

データの数が奇数ですから、中央値は8番目の値になります。したがって、69点が中央値です。中央値は第2四分位数ですから、第2四分位数は69点です。

中央値を境界に上の組と下の組に分けると、

下半分は、45, 49, 54, 57, 60, 62, 65

下半分の中央値は、57点ですから、第1四分位数は57点です。また、

上半分は70, 72, 75, 78, 80, 85, 88

上半分の中央値は、78点ですから、第3四分位数は78点です。

問11-5

次のデータは、あるゼミにおける学生10人のテスト結果を点数の小さい順に並べたものである。このときの第1四分位数、第2四分位数、第3四分位数を求めなさい。

42、46、53、57、64、67、72、76、83、85

E　箱ひげ図

データの最小値・第1四分位数・第2四分位数（中央値）・第3四分位数・最大値を可視化するツールを**箱ひげ図**といいます。データのばらつき具合（分布状態）を把握したいときに用います。データのばらつきはヒストグラムでもみることもできますが、箱ひげ図に

は、異なる複数のデータのばらつきを同時に比較することができるという利点があります。箱ひげ図は長方形の「箱」と「ひげ」とよばれる直線で構成されます。

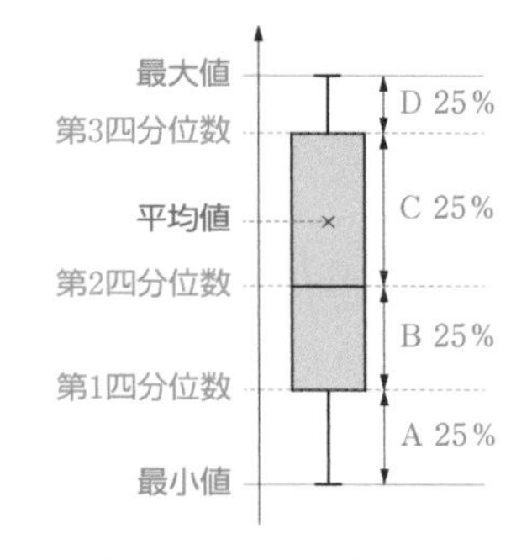

箱ひげ図の描き方は、まずデータを小さい順に並べます。次に、最小値と第1四分位数、第3四分位数と最大値を線分で結び、第1四分位数と第3四分位数間に長方形を、その長方形内に第2四分位数で線分を引きます。箱ひげ図のA、B、C、Dの範囲にそれぞれデータの25%が入ります。また、長方形の内部にデータの半分が存在し、長方形の長さが四分位範囲を表します。平均値は必要に応じて「×」や「+」などで表すことができます。

箱ひげ図における「ひげ」の長さは、最小値・最大値の値に大きく左右されます。試薬の変質や分析機器の不具合などによって、最小値・最大値の値が大きく外れてしまうことがあります。このような数値を**外れ値**とよびます。外れ値を考慮した箱ひげ図を描くことがあります。外れ値の計算としてよく用いられる方法は、ひげの上限・下限を四分位範囲(IQR)の1.5倍とするものです。このとき、第1四分位数Q1−1.5×IQRがひげの下限値、第3四分位数Q3+1.5×IQRがひげの上限値となります。その範囲から外れた値が外れ値です。

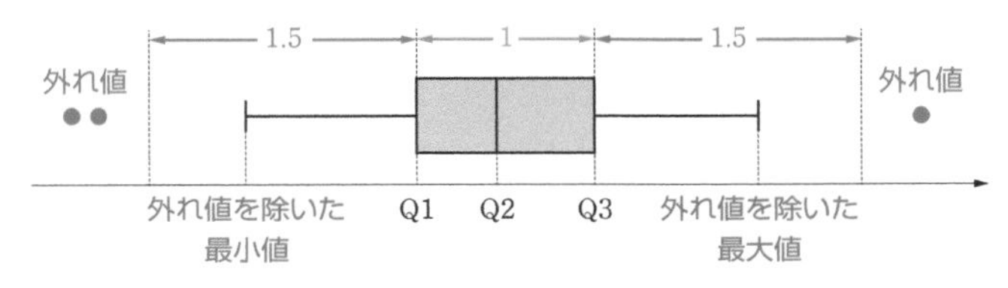

11.4 相関と回帰分析

11.4.1 相関係数

横軸と縦軸にそれぞれ別な量をとり、データが当てはまるところにプロットを打って示すグラフを**散布図**といいます。個々の要素について、2つの特性について観測して得られたn組の変数を$(x_1, y_1), (x_2, y_2), \cdots, (x_n, y_n)$としたとき、$(x_i, y_i)$を座標とする点を$xy$平面上に表したグラフです。月別平均気温とビールの販売数を散布図にしたのが右の図です。変数XとYとの関連性を**相関**といいます。そして、変数XとYとの関連性の強さを測る尺度として**相関係数**があります。

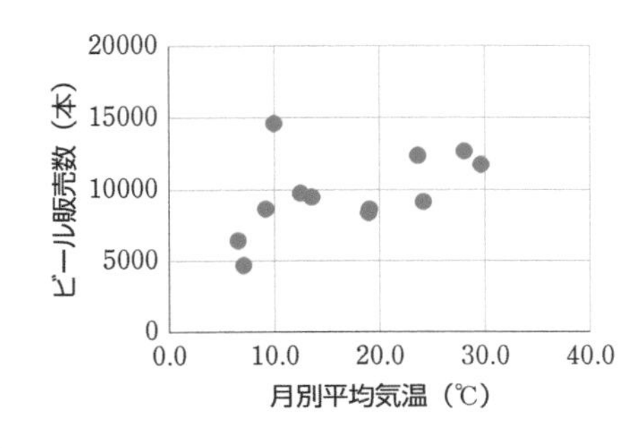

相関係数は、次のように定義されます。変数Xの標本データ$(x_1, x_2, \cdots, x_n)$の分散をS_x^2、変数Yの標本データ$(y_1, y_2, \cdots, y_n)$の分散をS_y^2とするとき、

$$変数Xの分散 S_x^2=\frac{1}{n}\sum_{i=1}^{n}(x_i-\bar{x})^2=\frac{1}{n}\left\{\sum_{i=1}^{n}x_i^2-\frac{1}{n}\left(\sum_{i=1}^{n}x_i\right)^2\right\}$$

$$変数Yの分散 S_y^2=\frac{1}{n}\sum_{i=1}^{n}(y_i-\bar{y})^2=\frac{1}{n}\left\{\sum_{i=1}^{n}y_i^2-\frac{1}{n}\left(\sum_{i=1}^{n}y_i\right)^2\right\}$$

$$共分散 S_{xy}=\frac{1}{n}\sum_{i=1}^{n}(x_i-\bar{x})(y_i-\bar{y})=\frac{1}{n}\sum_{i=1}^{n}x_iy_i-\bar{x}\,\bar{y}$$

これらに基づく相関係数rは、

$$相関係数 r=\frac{S_{xy}}{\sqrt{S_x^2}\sqrt{S_y^2}}$$

となります。S_{xy}を共分散といいます。**共分散**は、サンプルサイズが同じ2つのデータ（2変数）の関係性とその強さを示す数値です。また、**変動**とは、差を二乗して足し合わせたもので、偏差平方和ともいいます。変動を母集団サイズnで割れば母分散になります。また、$n-1$で割れば不偏分散になります。

相関係数rがとる範囲は、-1から1（$-1 \leqq r \leqq 1$）です。$r>0$のときの変数XとYとの関連性を**正の相関**、一方、$r<0$のときの変数XとYとの関連性を**負の相関**といいます。

$|r|$が1に近いほど相関が強く、逆に$|r|$が0に近いほど相関が弱いことを意味します。相関があるかないかは、$|r|=0.6$がひとつの目安になります。

$\|r\|$	相関の程度
$\|r\|>0.6$	相関がある
$0.3 \leqq \|r\| \leqq 0.6$	相関が弱い
$\|r\|<0.3$	相関がない

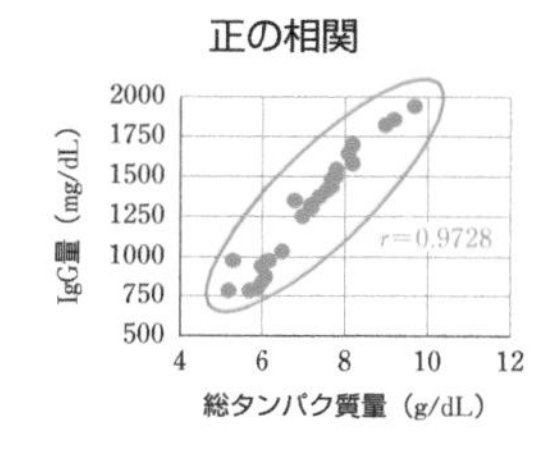

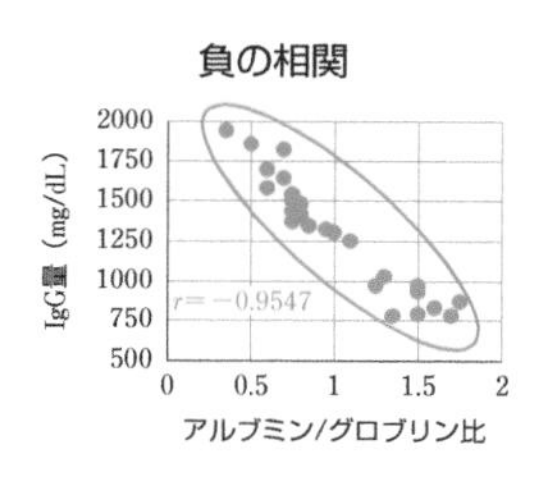

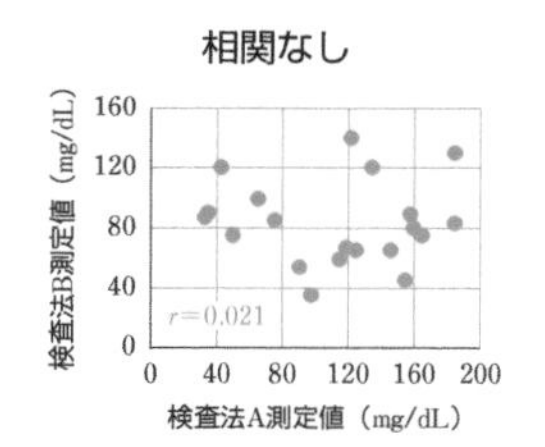

例題11-7

次の表は医療施設調査と国民医療調査をもとに関東甲信越地方における人口10万人対病院数と1人あたりの医療費をまとめたものである。相関係数を求めなさい。

	茨城県	栃木県	群馬県	埼玉県	千葉県	東京都	神奈川県	新潟県	山梨県	長野県
人口10万人対病院数（X）	6	5.4	6.6	4.7	4.6	4.5	3.6	5.7	7.4	6.2
1人あたりの医療費（Y）	323.0	324.0	329.1	310.9	308.5	320.2	314.1	325.8	348.5	340.6

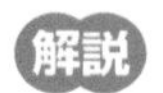

(a) 計算表を作成します。

	人口10万人対病院数 (x_i)	1人あたりの医療費 (y_i)	$x_i-\bar{x}$	$(x_i-\bar{x})^2$	$y_i-\bar{y}$	$(y_i-\bar{y})^2$	$(x_i-\bar{x})(y_i-\bar{y})$
茨城県	6.0	323.0	0.53	0.2809	−1.47	2.1609	−0.7791
栃木県	5.4	324.0	−0.07	0.0049	−0.47	0.2209	0.0329
群馬県	6.6	329.1	1.13	1.2769	4.63	21.4369	5.2319
埼玉県	4.7	310.9	−0.77	0.5929	−13.57	184.1449	10.4489
千葉県	4.6	308.5	−0.87	0.7569	−15.97	255.0409	13.8939
東京都	4.5	320.2	−0.97	0.9409	−4.27	18.2329	4.1419
神奈川県	3.6	314.1	−1.87	3.4969	−10.37	107.5369	19.3919
新潟県	5.7	325.8	0.23	0.0529	1.33	1.7689	0.3059
山梨県	7.4	348.5	1.93	3.7249	24.03	577.4409	46.3779
長野県	6.2	340.6	0.73	0.5329	16.13	260.1769	11.7749
総　和	54.7	3244.7		11.661		1428.1610	110.821
平　均	5.47	324.47					

(b) 変数Xの分散S_x^2を求めます。

$$S_x^2=\frac{1}{n}\sum_{i=1}^{n}(x_i-\bar{x})^2=\frac{11.661}{10}=1.1661$$

(c) 変数Yの分散S_y^2を求めます。

$$S_y^2=\frac{1}{n}\sum_{i=1}^{n}(y_i-\bar{y})^2=\frac{1428.1610}{10}=142.8161$$

(d) 共分散S_{xy}を求めます。

$$S_{xy}=\frac{1}{n}\sum_{i=1}^{n}(x_i-\bar{x})(y_i-\bar{y})=\frac{110.821}{10}=11.0821$$

(e) 相関係数rを求めます。

$$r=\frac{S_{xy}}{\sqrt{S_x^2}\sqrt{S_y^2}}=\frac{11.0821}{\sqrt{1.1661}\times\sqrt{142.8161}}=\frac{11.0821}{12.9049}=0.8588$$

11.4.2 回帰分析

統計学では、2つ、もしくはそれ以上の因子の間に数量的な関係があることを**回帰**といい、数量的関係から、予測することを意味します。すなわち、回帰分析は予測分析とも捉えられます。

回帰分析は、説明変数xによって目的変数yの変動を$y=f(x)$の形で、どの程度説明できるのかを分析する手法です。例題11-7で人口10万人対病院数の変数をX、人口1人あたりの医療費の変数をYとしました。人口10万人対病院数Xによって人口1人あたりの医療費Yを説明する方程式を立てたとき、説明する変数Xを**説明変数**（独立変数）、説明される変数Yを**目的変数**（従属変数、被説明変数）といいます。

回帰分析は、あるn個の変数$x_1, x_2, \cdots, x_n$が与えられたとき、それと相関関係のあるyの値を説明、予測するために用いられます。回帰分析では、分析者が説明変数から目的変数への因果関係を仮定して分析を行います。**単回帰分析**は、1つの目的変数を1つの説明変数で予測するのに対し、**重回帰分析**は、1つの目的変数を複数の説明変数で予測しようとする回帰分析です。たとえば、年齢が高くなるに従い、収縮期血圧が上昇する傾向があります。このような関係を調べるのが単回帰分析です。医療において、腎臓の機能を推定するのに、推算糸球体濾過量（eGFR）が利用されています。この計算式は、次のように指定されています。

$$\text{eGFR}=194\times\text{Cr}^{-1.094}\times\text{年齢}^{-0.287}\times0.739^{\text{性別}}\quad(\text{性別：男}=0\text{、女}=1)$$

この式では、eGFRが目的変数です。その値を推定するために、血清クレアチニン値(Cr)、年齢、性別と3つの説明変数が設定されています。ですから、この推算糸球体濾過量（eGFR）は、重回帰分析で得られた回帰式ということになります。

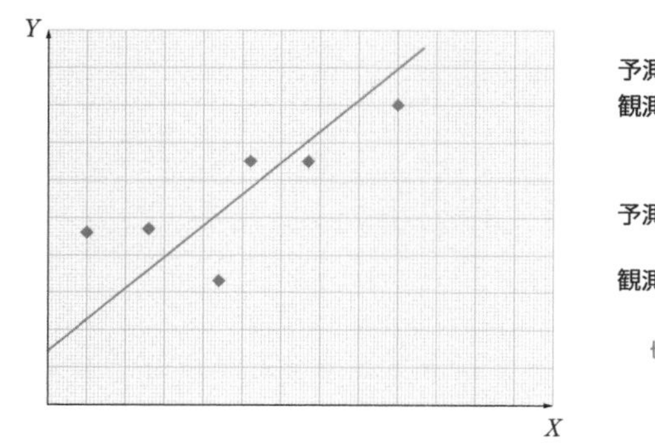

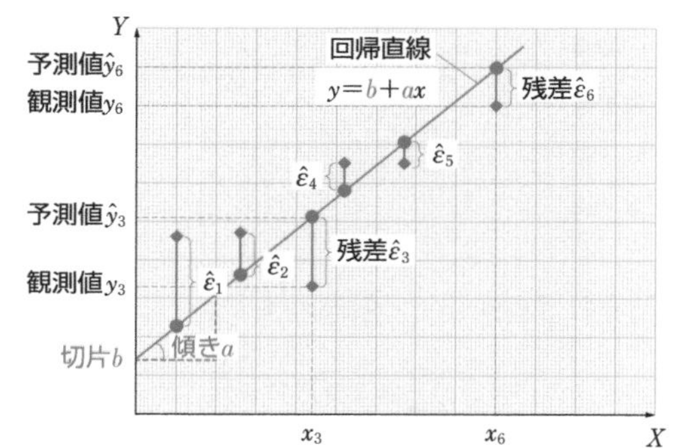

n個の変数Xの標本データ（$x_1, x_2, \cdots, x_n$）と変数Yの標本データ（$y_1, y_2, \cdots, y_n$）を左上の散布図にプロットすると、変数Xと変数Yとの間に直線関係がみえてきます。最も確からしい直線を引くときに用いられる方法が最小二乗法です。**最小二乗法**は、誤差を伴う測定値の処理において、その誤差（残差）の二乗の和（平方和）を最小にするようなaとbの値を計算し、最も確からしい関係式を求める方法です（右上の図）。最小二乗法によって導き出された一次関数$y=a+bx$を**回帰直線**といいます。直線に当てはまるものを**線形回帰**といいます。線形パラメータとの関係を適切にモデル化できない場合を**非線形回帰**とよびます。

回帰直線の回帰方程式は、$y=a+bx$で表すことができます。

ここで、aを回帰方程式の**定数項（切片）**といいます。また、bを回帰方程式の**回帰係数（傾き）**といいます。

変数Xの標本データ（$x_1, x_2, \cdots, x_n$）の平均値を$\bar{x}$、分散をS_x^2、変数Yの標本データ（$y_1, y_2, \cdots, y_n$）の平均値を$\bar{y}$、共分散をS_{xy}とすると、

$$\text{傾き}\,b=\frac{S_{xy}}{S_x^{2}}\qquad\text{切片}\,a=\bar{y}-b\bar{x}$$

で傾きbと切片aを求めることができます。これによって、回帰直線の回帰方程式$y=a+bx$が求まります。

例題11-8

例題11-7を利用して、回帰直線の回帰方程式を求めなさい。

解説

(a) 計算表を作成します（例題11-7参照）。

(b) 変数Xの分散S_x^2は、例題11-7から、$S_x^2=1.1661$です。

(c) 共分散S_{xy}は、例題11-7から、$S_{xy}=11.0821$です。

(d) 傾きbと切片aを求めます。

$$傾き b=\frac{S_{xy}}{S_x^2}=\frac{11.0821}{1.1661}=9.5036$$

$$切片 a=\bar{y}-b\bar{x}=324.47-9.5036\times5.47=324.47-51.9847=272.4853$$

したがって、回帰方程式は、$y=272.4853+9.5036x$となります。

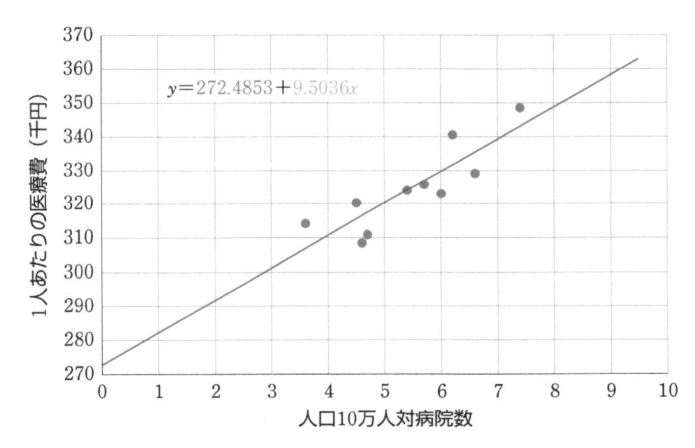

問11-6

次の表は、IgGリウマチ因子を旧来の試薬と新たに開発された試薬で定量的に測定した結果（IgGRFインデックス）を示している。新旧試薬間の回帰方程式を求めなさい。

検体番号	1	2	3	4	5	6	7	8
旧試薬	0.85	1.32	1.75	2.20	2.97	3.30	3.80	4.15
新試薬	0.72	1.15	1.63	2.04	2.76	3.01	3.63	3.85

11.5 推定と検定

11.5.1 推定

母集団の統計的特性値（平均値や標準偏差など）を標本データから統計学的に推測することを**推定**といいます。推定には、**点推定**と**区間推定**があります。点推定で推定するのは1つの値で、区間推定ではある区間（幅）をもって値を推定します。

A　点推定

母集団の平均値や分散などの特性値で推定する方法を**点推定**といいます。母平均の点推定は、大数の法則からサンプルサイズが大きくなるほど、標本の平均は母平均に近づくため、標本平均が母平均の推定値となります。ただし、実際のサンプルサイズは無限に大きくできないため、母平均の推定値は、実際の値と完全に一致しません。そのため、推定量がどのくらい正しいものかを表す指標に、標準誤差があります。

B　区間推定

母集団が正規分布に従うと仮定できる場合に、標本データを用いて母平均などの推定量を区間（幅）で推定する方法を**区間推定**といいます。

母集団の母平均などの母数（真の値）が、存在すると思われる範囲（幅）を**信頼区間**（CI）といいます。信頼区間が本当にその範囲に収まる確率（母数が収まる確率）を**信頼係数**（信頼度）といいます。信頼係数は、$1-\alpha$、もしくは%で表す際は$100(1-\alpha)$%と表記します。医療においては、$100(1-\alpha)=95\%$ (0.95)の信頼係数で信頼区間を設けるのが一般的です。信頼係数95%とは、「母集団からの標本を変えて区間推定を100回実施したとしたら、そのうち、95回が推定した信頼区間の中に母平均が収まる」ことを意味します。逆にいうと、100回に5回くらいは真の値を含まない区間が出るということです。

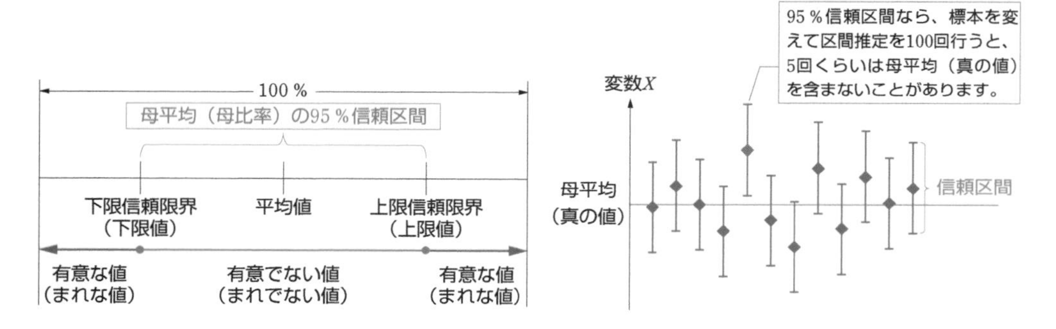

a　母平均の区間推定の求め方（母分散 σ^2 が既知の場合）

母分散が既知であるときの母平均の信頼区間は、

標本平均$-Z_{\frac{\alpha}{2}}\times$標準誤差≦母平均≦標本平均$+Z_{\frac{\alpha}{2}}\times$標準誤差

$$\bar{x}-Z_{\frac{\alpha}{2}}\times\sqrt{\frac{\sigma^2}{n}}\leqq\mu\leqq\bar{x}+Z_{\frac{\alpha}{2}}\times\sqrt{\frac{\sigma^2}{n}}$$

標準誤差

となります。

95%信頼区間（$\alpha=0.05$）の $Z_{\frac{\alpha}{2}}$ は1.96、99%（$\alpha=0.01$）の $Z_{\frac{\alpha}{2}}$ は2.58です。

実際の場面で、母分散 σ^2 が既知ということは、通常ありえません。ほとんどが未知です。その場合は、下記の t 分布表を適用した区間推定を行います。

b　母平均の区間推定の求め方（母分散が未知の場合）

母分散が未知であるときの母平均の信頼区間は、

$$\text{標本平均} - t\left(\frac{\alpha}{2}, n-1\right) \times \text{標準誤差} \leqq \text{母平均} \leqq \text{標本平均} + t\left(\frac{\alpha}{2}, n-1\right) \times \text{標準誤差}$$

$$\bar{x} - t\left(\frac{\alpha}{2}, n-1\right) \times \sqrt{\frac{U^2}{n}} \leqq \mu \leqq \bar{x} + t\left(\frac{\alpha}{2}, n-1\right) \times \sqrt{\frac{U^2}{n}}$$

標準誤差

です。σ が未知の場合の標準誤差 SE は、不偏分散 U^2 から算出します。

母分散 σ^2 が既知ということは、通常ありえませんから、実際には、母集団の分散は標本の分散から求められる不偏分散に等しいとみなして t 分布を適用して信頼区間を算出します。

例題 11-9

ある病院の男子スタッフ10人について末梢血の赤血球数を測定したところ、下表のような結果を得た。信頼度95％の信頼区間を求めなさい。

463	432	475	466	519	427	482	465	510	438

（$\times 10^4$/μL）

解説

① 標本平均 $\bar{x}$ と不偏分散 U^2 を求めます。

$$\bar{x} = \frac{463+432+475+466+519+427+482+465+510+438}{10} = \frac{4677}{10} = 467.7$$

$$U^2 = \frac{(463-467.7)^2 + (432-467.7)^2 + \cdots + (438-467.7)^2)}{10-1}$$

$$= \frac{22.09+1274.49+53.29+2.89+2631.69+\cdots+882.09}{9}$$

$$= \frac{8524.1}{9} = 947.1222$$

② 標準誤差 SE を求めます。

$$SE = \sqrt{\frac{U^2}{n}} = \sqrt{\frac{947.1222}{10}} = 9.732$$

この標本は t 分布に従います。自由度 $\nu = n-1 = 10-1 = 9$ ですから、t 値は2.262です。

③ 母平均の信頼区間を求める式に値を代入すると、

$\bar{x} - t \times SE \leqq \mu \leqq \bar{x} + t \times SE$

$467.7 - 2.262 \times 9.732 \leqq \mu \leqq 467.7 + 2.262 \times 9.732$

$467.7 - 22.014 \leqq \mu \leqq 467.7 + 22.014$

$445.7 \leqq \mu \leqq 489.7$　となります。

c　母比率の区間推定の求め方

母集団において、ある特性をもつ要素の割合を**母比率**といいます。母集団から取り出した標本において、ある特性をもつ要素の割合を**標本比率**といいます。

$$母比率(p)=\frac{特性Aをもつ要素の数}{母集団サイズ}=\frac{X}{N}$$

$$標本比率(\hat{p})=\frac{特性Aをもつ要素の数}{サンプルサイズ}=\frac{X}{n}$$

サンプルサイズnが大きいとき、標本比率を$\hat{p}$とすると、母比率pに対する信頼区間は、

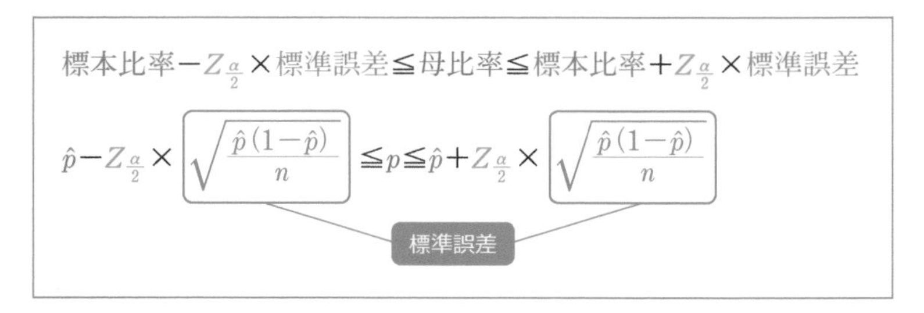

$$標本比率-Z_{\frac{\alpha}{2}}\times標準誤差\leqq母比率\leqq標本比率+Z_{\frac{\alpha}{2}}\times標準誤差$$

$$\hat{p}-Z_{\frac{\alpha}{2}}\times\sqrt{\frac{\hat{p}(1-\hat{p})}{n}}\leqq p\leqq\hat{p}+Z_{\frac{\alpha}{2}}\times\sqrt{\frac{\hat{p}(1-\hat{p})}{n}}$$

で示せます。母比率pの95%信頼区間（$\alpha=0.05$）の$Z_{\frac{\alpha}{2}}$は1.96、99%（$\alpha=0.01$）の$Z_{\frac{\alpha}{2}}$は2.58です。

例題11-10

ある製薬工場で製品Aの品質管理のために、定期的に無作為にサンプリングしている。生産ラインから無作為に1000個を抽出して検査したところ、20個の不良品が見つかった。製品Aの不良品率について、信頼度95%の信頼区間を求めなさい。

解説

まず標本比率$\hat{p}$を求めます。

$$\hat{p}=\frac{20}{1000}=0.02$$

サンプルサイズ$n=1000$、標本比率$\hat{p}=0.02$、95%の信頼度の$Z_{\frac{\alpha}{2}}=1.96$ですから、不良品率$p$の95%信頼区間は以下のように計算できます。

$$\hat{p}-Z_{\frac{\alpha}{2}}\times\sqrt{\frac{\hat{p}(1-\hat{p})}{n}}\leqq p\leqq\hat{p}+Z_{\frac{\alpha}{2}}\times\sqrt{\frac{\hat{p}(1-\hat{p})}{n}}$$

$$0.02-1.96\times\sqrt{\frac{0.02(1-0.02)}{1000}}\leqq p\leqq0.02+1.96\times\sqrt{\frac{0.02(1-0.02)}{1000}}$$

$$0.02-1.96\times0.004427\leqq p\leqq0.02+1.96\times0.004427$$

$$0.02-0.008677\leqq p\leqq0.02+0.008677$$

$$0.011323\leqq p\leqq0.028677$$

となります。

問11-7

S市の小学生500人について、歯科検査を実施した結果、180人にう蝕（しょく）が検出された。この結果から、S市の小学生のう蝕の母比率を信頼度95%で区間推定しなさい。

11.5.2 検定の手順

母集団について立てた仮説が統計学的に成立するか否かについて、標本データを分析し、検証することを**検定**といいます。検定は、①仮説（帰無仮説と対立仮説）の設定、②有意水準の決定、③検証、④結論の手順で実施します。母集団の母数に関する主張を**仮説**といいます。仮説が間違っていると判定することを**棄却**、仮説が正しいと判定することを**採択**といいます。帰無仮説が正しい場合に、誤って帰無仮説を棄却（否定）してしまう確率（第1種の過誤確率）を**有意水準**といいます。一般的に、有意水準は0.05（5%）、0.01（1%）などで設定します。

検定量が棄却域に入るとき、帰無仮説を棄却します。棄却できなければ、帰無仮説を採択します。最初に帰無仮説を立て、次いで対立仮説を立てます。棄却（否定）されることを前提に立てられる仮説を**帰無仮説**といいます。帰無仮説をもとに検定を行い、結論を導きます。あとで否定されて無に帰することが期待されている仮説になります。通常は研究者たちが否定したい仮説になります。H_0で表されます。

一方、**対立仮説**は、帰無仮説に対する仮説で、本当に証明したい仮説になります。通常は研究者たちが主張したい仮説になります。H_1で表されます。

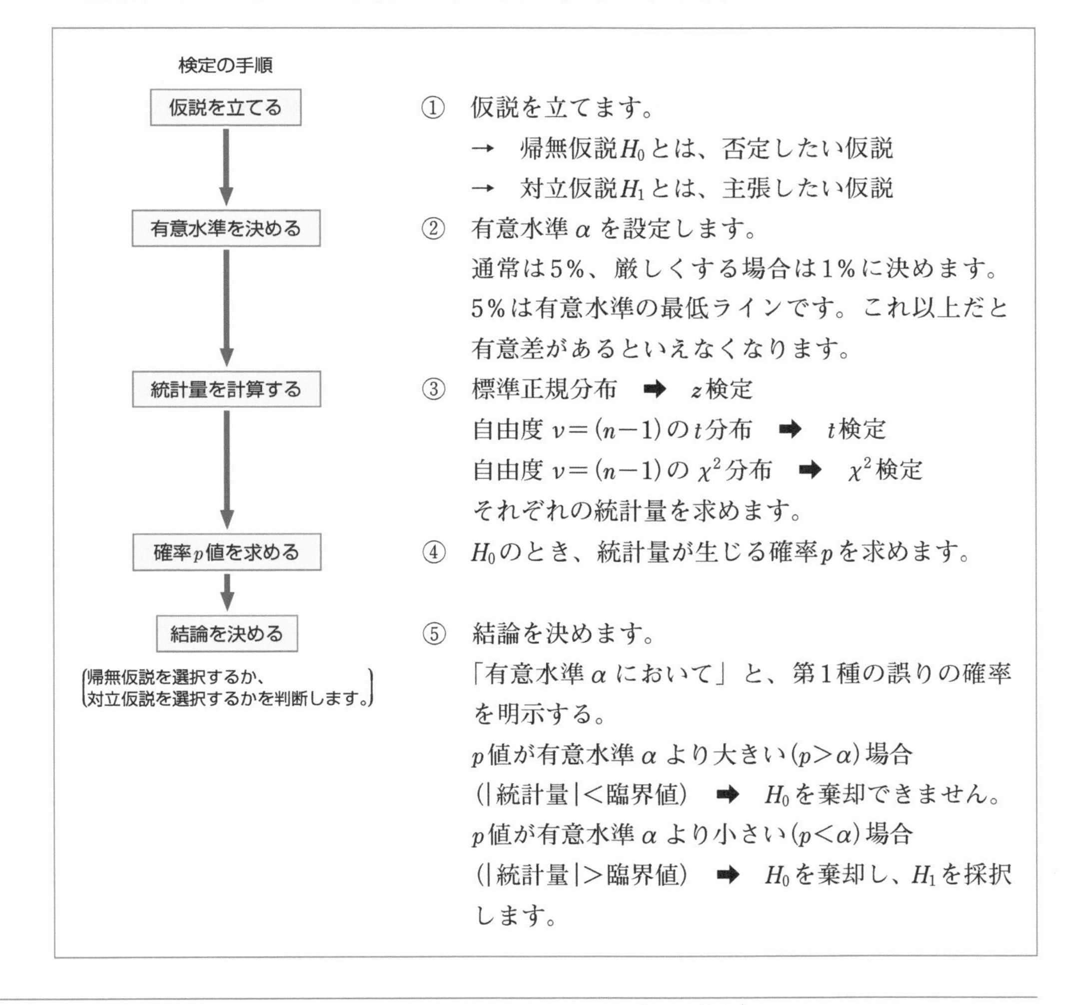

仮説を立て、有意水準が決まれば、データから検定統計量を算出します。統計学的検定で得られた値を**検定統計量**といいます。単に統計量という場合もあります。検定統計量において、帰無仮説（H_0）を棄却することになる領域を**棄却域**といいます。一方、検定統計量において、帰無仮説（H_0）を棄却しない（採択する）領域を**採択域**といいます。棄却域と採択域の境界となる値を**臨界値**といいます。**有意確率**（p値）は、ある結果が偶然発生する確率をいいます。有意確率（p）が有意水準（たとえば、$\alpha=0.05$）より小さい場合に、検定では統計的に有意であると判断します。

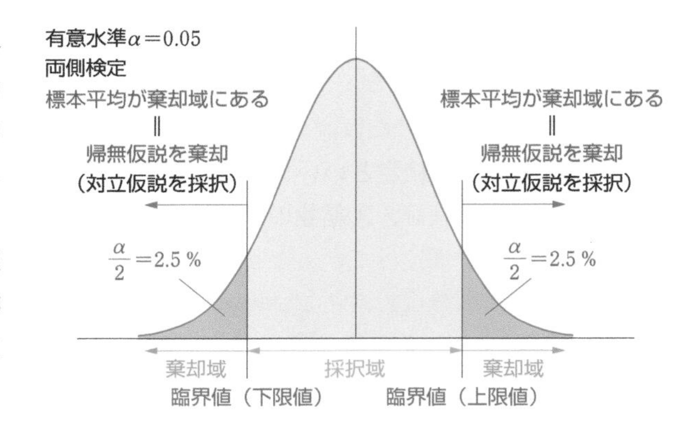

最後に結論を決めます。有意確率（p）＜有意水準（α）（|統計量|＞臨界値）ならば、帰無仮説を棄却し、「有意差がある」と結論づけます。このとき、「有意水準αにおいて」などと、確率を明示する必要があります。一方、$p>\alpha$（|統計量|＜臨界値）ならば、「有意な差があるのかないのか、どちらともいえない」または、「差がないことを否定できない」と結論づけます。このときも、「有意水準αにおいて」などと確率を明示してください。ここで大切なことは、「有意差がない」と結論づけないことです。p値が有意水準より大きい場合（$p>0.05$）、帰無仮説を棄却できません。しかし、帰無仮説が正しいことも示していません。ですので、「統計学的に有意な差があるのかないのか、どちらともいえない」というような曖昧な表現になります。

棄却域を標本分布の上下両側に選ぶ検定を**両側検定**、上側または下側の片側を棄却域に選ぶ検定を**片側検定**といいます。片側検定には、**上側検定**と**下側検定**があります。対立仮説を立てるとき、両側検定か片側検定かで主張する内容が異なります。たとえば、新薬Aと既存薬Bの効き目の違いを調査する場合を考えます。優劣の違いはわからないが、いずれにしても新薬Aと既存薬Bには効き目に差があり、同じでないと主張する場合は**両側検定**で行います。

一方、新薬Aのほうが既存薬Bより効き目が優れていると主張する場合は**上側検定**で行います。また、新薬Aのほうが既存薬Bより効き目が劣っていると主張する場合は**下側検定**で行います。両者に優劣（上昇と下降）があるかはよほどでないとはっきりしません。ですので、通常の検定では、両側検定を用いて結論を決めます。また、多くの科学雑誌や新薬の承認申請資料では、両側検定を要求しています。

A　標準正規分布を使ったz検定（母分散が既知の場合）における両側検定、片側検定

母分散が既知である場合には、z検定を行います。1標本z検定は、母分布の平均値についての仮説検定であり、帰無仮説のもとで統計量が標準正規分布に近似できる検定です。

平均が0、分散が1となるようにデータを標準化した値をz値といいます。統計量zは標準正規分布に従うため、統計量zを用いた検定を行う際には標準正規分布表を使います。

母平均の検定	母比率の検定
$z=\dfrac{\bar{x}-\mu}{\sqrt{\dfrac{\sigma^2}{n}}}$	$z=\dfrac{\hat{p}-p}{\sqrt{\dfrac{p(1-p)}{n}}}$

ただし、$\bar{x}$：標本平均、μ：母平均、σ^2：母分散、n：サンプルサイズ、p：母比率、$\hat{p}$：標本比率とします。

a 両側検定

両側検定での仮説を立てます。

帰無仮説（H_0）：$\mu=\mu_0$（差がない）

対立仮説（H_1）：$\mu\neq\mu_0$（差がある）

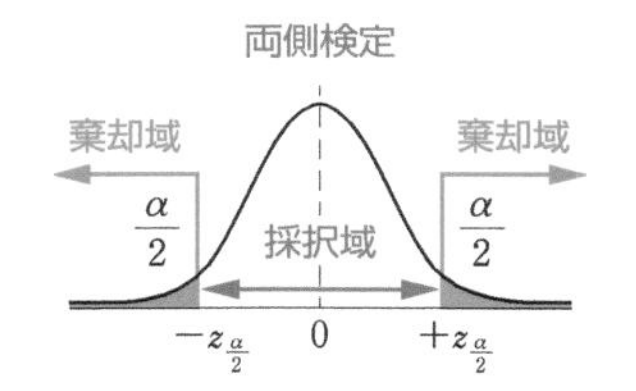

母分散が既知の場合に、2つのデータの平均値に差があるかどうかを検定するのがz検定です。通常の検定では、両側検定を用いて結論を決めます。両側z検定が得られます。

有意水準αでの検定では、zが$z_{\alpha/2}$より大きいとき（$z>z_{\alpha/2}$）または、zが$-z_{\alpha/2}$より小さいとき（$z<-z_{\alpha/2}$）、帰無仮説H_0を棄却し、対立仮説H_1を採択します。有意水準を5%とした場合、$|z|$が1.96より大きい（$|z|>1.96$）とき、帰無仮説H_0を棄却します。

b 上側検定

上側検定での仮説を立てます。

帰無仮説（H_0）：$\mu=\mu_0$（差がない）

対立仮説（H_1）：$\mu>\mu_0$（μ_0よりμのほうが大きい）

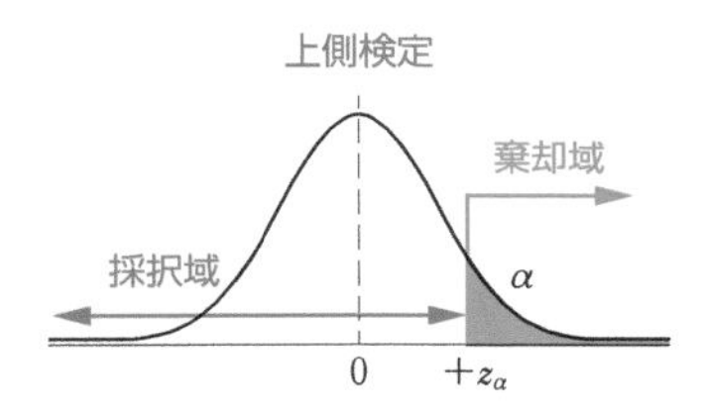

有意水準αでの検定では、zがz_αより大きいとき（$z>z_\alpha$）、帰無仮説H_0を棄却します。有意水準を5%とした場合、zが1.64より大きい（$z>1.64$）とき、帰無仮説H_0を棄却します。

c 下側検定

下側検定での仮説を立てます。

帰無仮説（H_0）：$\mu=\mu_0$（差がない）

対立仮説（H_1）：$\mu<\mu_0$（μ_0よりμのほうが小さい）

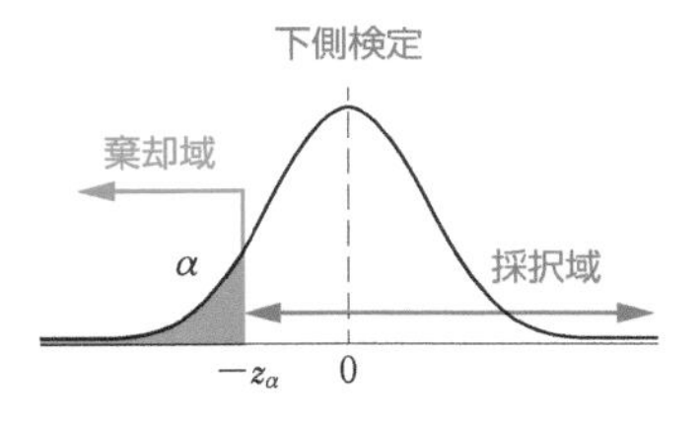

有意水準αでの検定では、zが$-z_\alpha$より小さいとき（$z<-z_\alpha$）、帰無仮説H_0を棄却します。有意水準を5%とした場合、zが-1.64より小さい（$z<-1.64$）とき、帰無仮説H_0を棄却します。

B t分布を使ったt検定（母分散が未知の場合）における両側検定、片側検定

実際の場面では、母分散は未知の場合がほとんどです。母分散が未知の場合には、t検定を行います。その場合は、t分布を使って1標本t検定を行います。

サンプルサイズがnの場合、検定統計量tは自由度（$n-1$）のt分布に従います。検定統計量tを用いた検定のことをt検定といいます。t検定は、対象となるデータ値の母集団が正規分布をとることが前提条件となります。

$$t=\frac{\bar{x}-\mu}{\sqrt{\frac{U^2}{n}}}$$

ただし、$\bar{x}$：標本平均、μ：母平均、U^2：不偏分散、n：サンプルサイズ

a　両側検定

両側検定での仮説を立てます。

帰無仮説（H_0）：$\mu=\mu_0$（差がない）

対立仮説（H_1）：$\mu\neq\mu_0$（差がある）

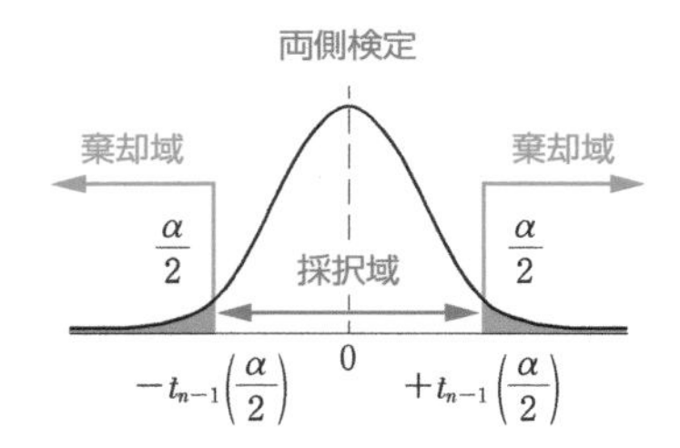

t検定は、t分布を利用する検定法です。この検定は、平均値が異なるかどうかを検定します。通常の検定では、両側検定を用いて結論を決めます。両側のt検定が得られます。

有意水準αでの検定では、t値が$t_{n-1}(\alpha/2)$より大きい（$t>t_{n-1}(\alpha/2)$）とき、または、t値が$-t_{n-1}(\alpha/2)$より小さい（$t<-t_{n-1}(\alpha/2)$）とき、帰無仮説H_0を棄却し、対立仮説H_1を採択します。

b　上側検定

上側検定での仮説を立てます。

帰無仮説（H_0）：$\mu=\mu_0$（差がない）

対立仮説（H_1）：$\mu>\mu_0$（μ_0よりμのほうが大きい）

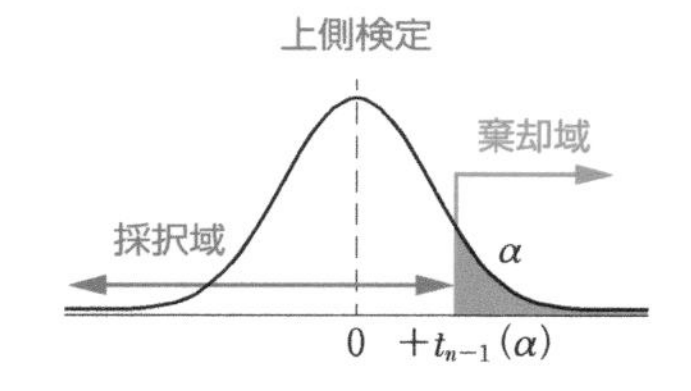

有意水準αでの検定では、t値が$t_{n-1}(\alpha)$より大きい（$t>t_{n-1}(\alpha)$）とき、帰無仮説H_0を棄却し、対立仮説H_1を採択します。

c　下側検定

下側検定での仮説を立てます。

帰無仮説（H_0）：$\mu=\mu_0$（差がない）

対立仮説（H_1）：$\mu<\mu_0$（μ_0よりμのほうが小さい）

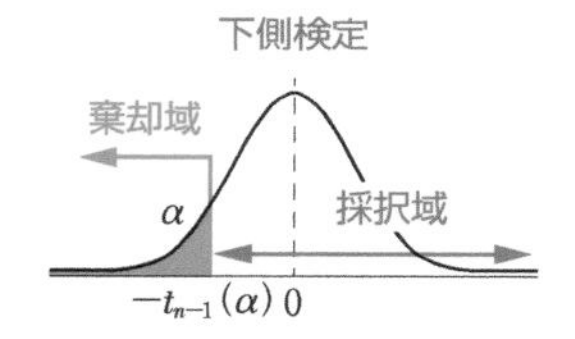

有意水準αでの検定では、t値が$-t_{n-1}(\alpha)$より小さい（$t<-t_{n-1}(\alpha)$）とき、帰無仮説H_0を棄却し、対立仮説H_1を採択します。

例題11-11

ある大学における過去の数学定期試験の結果は平均76点、標準偏差20点の正規分布に従う。今年は100名が受験し、平均点は70点であった。この結果から、この学年において数学のレベルが低下しているといえるか、有意水準5%で検定しなさい。

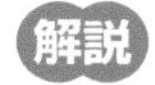

学力の低下なので、片側検定となります。

(a) 仮説を立てます。

帰無仮説（H_0）：$\mu=76$（母平均は過去の成績と変わらず76点）

対立仮説（H_1）：$\mu<76$（母平均は過去の成績の76点より低い）

(b) 検定統計量zを求めます。

$$z=\frac{\bar{x}-\mu}{\sqrt{\frac{\sigma^2}{n}}}=\frac{70-76}{\sqrt{\frac{20^2}{100}}}=\frac{-6}{\frac{20}{10}}=\frac{-6}{2}=-3$$

(c) 確率p値を求めます。

有意水準5％のとき、$z\leqq-1.64$が棄却域となりますので、H_0は有意水準5％で棄却され、対立仮説H_1が採択されます。

(d) 結論を決めます。

したがって、今年の学生の学力レベルは低下したといえます。

答：有意水準5％で検定した結果、今年の学生の学力レベルは低下したといえる。

問11-8

薬品Aの不純物濃度の母平均は$\mu=290$ ppm、標準偏差8であったとき、直近に生産した薬品Aの不純物濃度の標本平均が$\bar{x}=293$ ppm（$n=100$）であった。ただし、標本の分散は母分散と等しいとする。

薬品Aの不純物濃度が変化していないかz検定を用いて有意水準5％で検定しなさい。

11.5.3 統計学的過誤

本当は帰無仮説H_0は真であるにもかかわらず、帰無仮説H_0を誤って棄却し、対立仮説H_1を採択してしまう誤りを**第1種の過誤**（偽陽性、α 過誤）といいます。第1種の過誤を犯す確率は α で表されます。危険率 α は仮説検定における有意水準 α と同じ値になります。たとえば、帰無仮説H_0として「新薬と旧薬との間には差がない」と設定します。このとき、本当は新薬と旧薬との間に「差がない」にもかかわらず、「差がある」と判定される（実際は帰無仮説H_0が正しいのに、帰無仮説H_0が棄却され、対立仮説H_1が採択される）のが第1種の過誤です。

一方、本当は帰無仮説H_0が偽であるのにもかかわらず、それを真として、帰無仮説H_0を棄却しない誤りを**第2種の過誤**（偽陰性、β 過誤）といいます。第2種の過誤を犯す確率は β で表されます。これは、検定の検出力によって決まります。たとえば、帰無仮説H_0として「新薬と旧薬との間には差がない」と設定します。このとき、本当は新薬と旧薬との間に「差がある」にもかかわらず、「差がない」と判定される（実際は帰無仮説H_0を棄却しなければならないのに、帰無仮説H_0を採択してしまう）のが第2種の過誤です。

検出力は$1-\beta$ で表されます。対立仮説H_1が正しいときに、正しく帰無仮説H_0を棄却し、対立仮説H_1を採択する確率をいいます。検出力を高めるためには、有意水準をより高い値に変更します。また、サンプルサイズを大きくすることでも検出力は上がります。

		真実	
		差がある	差がない
判断 （研究の結果）	差がある	正しい判断 $(1-\alpha)$ ＝真の陽性	第1種の過誤 （α エラー） ＝有意水準 α ＝偽陽性
	差がない	第2種の過誤 （β エラー） ＝偽陰性	正しい判断 （検出力：$1-\beta$） ＝真の陰性

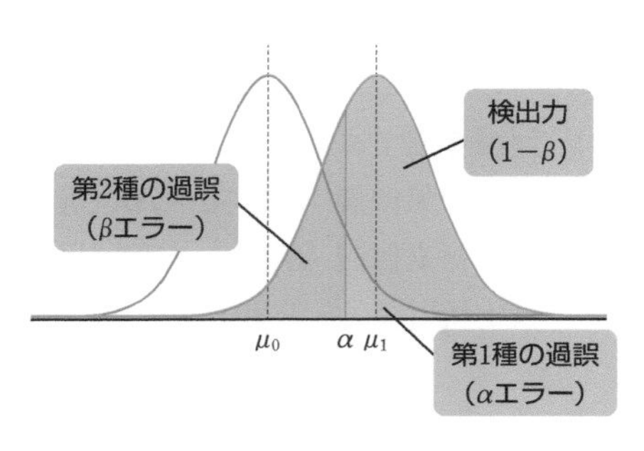

11.6　薬学への応用

医薬品情報のうち、病院や薬局の薬剤師が利用する主なものに添付文書やインタビューフォームがあります。これらは、臨床試験で得られたデータを要約して表示しています。また、医学論文の多くで四分位範囲や箱ひげ図が掲載されています。生データの羅列を見ても、そこから意味のある情報を読み取ることは難しいですが、要約された情報を得ると、薬物治療の方針を決めるうえで必要な薬効や副作用の頻度や傾向を読み取ることが可能になります。データのばらつきがどのような関数に従った分布になっているのかで、統計的な解釈が変わってくるため、四分位範囲や箱ひげ図に代表される要約統計量の重要性が年々増しており、国家試験の出題頻度も上がっています。ここでは、基本統計量のうち、四分位数、四分位範囲と箱ひげ図を取り上げてお話ししていきます。

11.6.1　四分位数の求め方

医療分野では、サンプルサイズが非常に大きくなり、手計算で四分位数を求めることは大変な作業になります。そこで、統計計算のアプリケーションが使用されています。ここでは、医療分野などで利用されているExcelの関数を利用して四分位数を求めます。

サンプルサイズがnのデータを小さい順に並べたものを、$a(1) \leqq a(2) \leqq a(3) \leqq \cdots \leqq a(n)$としたとき、第1四分位数、第2四分位数、第3四分位数をそれぞれ次のように定めます。

	第1四分位数	第2四分位数	第3四分位数	
quartile.incは、	$a((3+n)/4)$、	$a((1+n)/2)$、	$a((1+3n)/4)$	……11-1
quartile.excは、	$a((n+1)/4)$、	$a(2(n+1)/4)$、	$a(3(n+1)/4)$	……11-2

各四分位数が小さいほうから何番目に相当するかを、quartile.inc関数（11-1式）では1番目とn番目を、quartile.exc関数（11-2式）では0番目と$n+1$番目をそれぞれ、1：3、2：2、3：1の比に内分するのが何番目かで求めます。quartile.inc関数では$a(1)$が最小値、$a(n)$が最大値になります。一方、quartile.exc関数では、n個のデータの前後に1つずつ空の値を補って（0番目と$n+1$番目）計算するため、最小値と最大値が算出されません。

（　）内の数値が整数とならなかった場合は、整数部をk、小数部をtとして、$a(k)$と$a(k+1)$をt：$(1-t)$の比に内分する値から、線形補間して次のように求めます。

$$Qn = (1-t) \times a(k) + t \times a(k+1) = a(k) + t \times \{a(k+1) - a(k)\} \quad \cdots\cdots 11\text{-}3$$

本書では、quartile.incの計算手法を用いますが、医療統計の分野では、quartile.inc関数またはquartile.exc関数のいずれかを用いて、四分位数を算出します。

例題11-12

ある病院の男子スタッフ20人について末梢血の赤血球数を測定したところ、下表のようになった。最大値、最小値、四分位数、四分位範囲を求めなさい。

463	432	475	466	519	427	482	465	510	438
456	459	523	445	436	474	541	487	478	435

(×10⁴/μL)

解説

小さい順に並べると、下表のようになります。

1	2	3	4	5	6	7	8	9	10	11	12	13	14	15	16	17	18	19	20
427	432	435	436	438	445	456	459	463	465	466	474	475	478	482	487	510	519	523	541

(×10⁴/μL)

(a) 最大値541　最小値427

(b) 第1四分位数（Q1）

Q1は11-1式から、$\frac{3+20}{4} = \frac{23}{4} = 5.75$番目と求まります。

計算結果が整数にならないので、小さいほうから5番目と6番目の値（438と445）、それと小数部0.75を11-3式に代入して、第1四分位数（Q1）を求めます。

$$Q1 = 438 + 0.75 \times (445 - 438) = 438 + 0.75 \times 7 = 438 + 5.25 = 443.25$$

(c) 第2四分位数（Q2）

Q2は、11-1式から、$\frac{1+20}{2} = \frac{21}{2} = 10.5$番目と求まります。

計算結果が整数にならないので、小さいほうから10番目と11番目の値（465と466）、それと小数部0.5を11-3式に代入します。

$$Q2 = 465 + 0.5 \times (466 - 465) = 465 + 0.5 \times 1 = 465 + 0.5 = 465.5$$

(d) 第3四分位数（Q3）

Q3は、11-1式から、$\frac{1+3\times 20}{4} = \frac{61}{4} = 15.25$番目と求まります。

計算結果が整数にならないので、小さいほうから15番目と16番目の値（482と487）、それと小数部0.25を11-3式に代入します。

$$Q3 = 482 + 0.25 \times (487 - 482) = 482 + 0.25 \times 5 = 482 + 1.25 = 483.25$$

(e) 四分位範囲（IQR）

四分位範囲(IQR)＝(第3四分位数)－(第1四分位数)ですから、

IQR＝483.25－443.25＝40 となります。

問11-9

学生実習で学生10人について血圧を測定したところ、下表のように収縮期血圧（最高血圧）が得られた。四分位数、四分位範囲を求めなさい。

学生番号	1	2	3	4	5	6	7	8	9	10
収縮期血圧（mmHg）	118	129	130	132	110	121	124	126	117	136

例題11-13

被験者100人について、ある臨床検査値Xを調べたときのヒストグラムが以下のようになった。同じデータに基づいて作成した箱ひげ図として、妥当なのはどれか。1つ選べ。

（第107回薬剤師国家試験　問70）

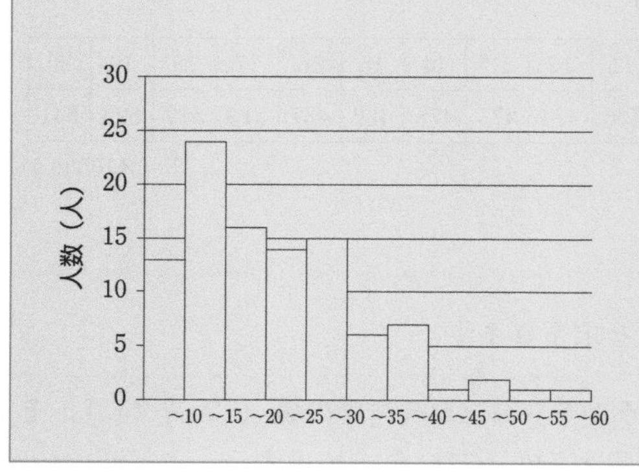

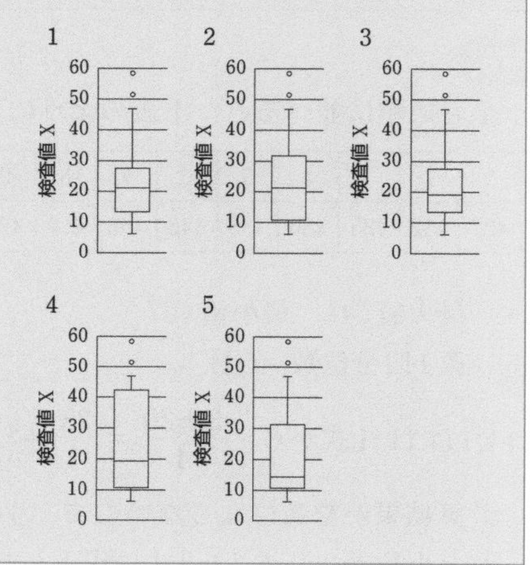

解説

(a)　わかりやすくするために、ヒストグラムの下に度数と累積度数を書き込んでみます。

検査値	～10	～15	～20	～25	～30	～35	～40	～45	～50	～55	～60
度数	13	24	16	14	15	6	7	1	2	1	1
累積度数	13	37	53	67	82	88	95	96	98	99	100

(b)　第1四分位数は、25番目と26番目の中間値ですから、10～15の間にあるはずです。

(c)　第2四分位数は、50番目と51番目の中間値ですから、15～20の間にあるはずです。

(d)　第3四分位数は、75番目と76番目の中間値ですから、25～30の間にあるはずです。

(b)～(d)すべてを満たすのは3です。

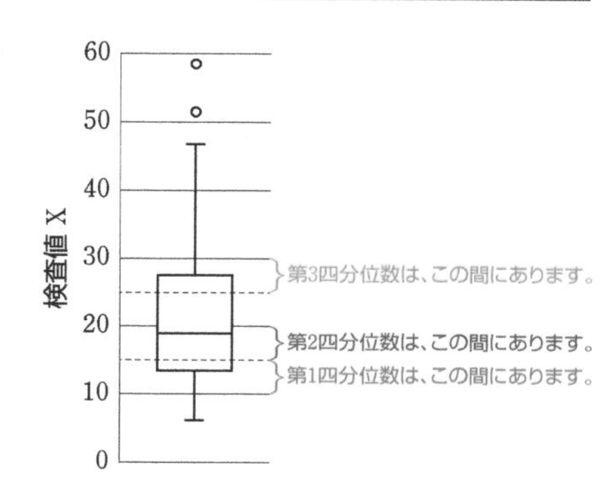

答：3

付表1　標準正規分布表

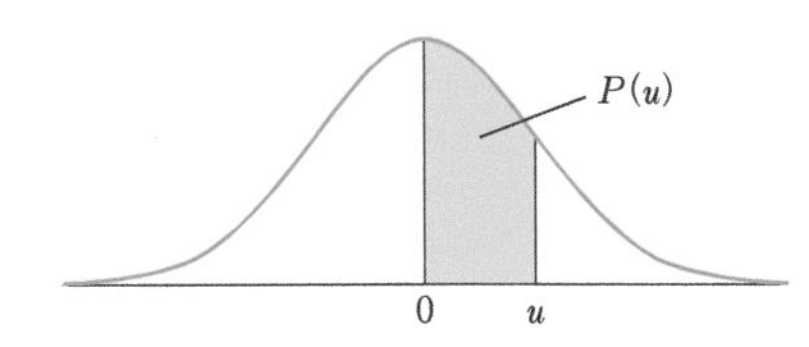

u	0.00	0.01	0.02	0.03	0.04	0.05	0.06	0.07	0.08	0.09
0.0	0.00000	0.00399	0.00798	0.01197	0.01595	0.01994	0.02392	0.02790	0.03188	0.03586
0.1	0.03983	0.04380	0.04776	0.05172	0.05567	0.05962	0.06356	0.06749	0.07142	0.07535
0.2	0.07926	0.08317	0.08706	0.09095	0.09483	0.09871	0.10257	0.10642	0.11026	0.11409
0.3	0.11791	0.12172	0.12552	0.12930	0.13307	0.13683	0.14058	0.14431	0.14803	0.15173
0.4	0.15542	0.15910	0.16276	0.16640	0.17003	0.17364	0.17724	0.18082	0.18439	0.18793
0.5	0.19146	0.19497	0.19847	0.20194	0.20540	0.20884	0.21226	0.21566	0.21904	0.22240
0.6	0.22575	0.22907	0.23237	0.23565	0.23891	0.24215	0.24537	0.24857	0.25175	0.25490
0.7	0.25804	0.26115	0.26424	0.26730	0.27035	0.27337	0.27637	0.27935	0.28230	0.28524
0.8	0.28814	0.29103	0.29389	0.29673	0.29955	0.30234	0.30511	0.30785	0.31057	0.31327
0.9	0.31594	0.31859	0.32121	0.32381	0.32639	0.32894	0.33147	0.33398	0.33646	0.33891
1.0	0.34134	0.34375	0.34614	0.34849	0.35083	0.35314	0.35543	0.35769	0.35993	0.36214
1.1	0.36433	0.36650	0.36864	0.37076	0.37286	0.37493	0.37698	0.37900	0.38100	0.38298
1.2	0.38493	0.38686	0.38877	0.39065	0.39251	0.39435	0.39617	0.39796	0.39973	0.40147
1.3	0.40320	0.40490	0.40658	0.40824	0.40988	0.41149	0.41309	0.41466	0.41621	0.41774
1.4	0.41924	0.42073	0.42220	0.42364	0.42507	0.42647	0.42785	0.42922	0.43056	0.43189
1.5	0.43319	0.43448	0.43574	0.43699	0.43822	0.43943	0.44062	0.44179	0.44295	0.44408
1.6	0.44520	0.44630	0.44738	0.44845	0.44950	0.45053	0.45154	0.45254	0.45352	0.45449
1.7	0.45543	0.45637	0.45728	0.45818	0.45907	0.45994	0.46080	0.46164	0.46246	0.46327
1.8	0.46407	0.46485	0.46562	0.46638	0.46712	0.46784	0.46856	0.46926	0.46995	0.47062
1.9	0.47128	0.47193	0.47257	0.47320	0.47381	0.47441	0.47500	0.47558	0.47615	0.47670
2.0	0.47725	0.47778	0.47831	0.47882	0.47932	0.47982	0.48030	0.48077	0.48124	0.48169
2.1	0.48214	0.48257	0.48300	0.48341	0.48382	0.48422	0.48461	0.48500	0.48537	0.48574
2.2	0.48610	0.48645	0.48679	0.48713	0.48745	0.48778	0.48809	0.48840	0.48870	0.48899
2.3	0.48928	0.48956	0.48983	0.49010	0.49036	0.49061	0.49086	0.49111	0.49134	0.49158
2.4	0.49180	0.49202	0.49224	0.49245	0.49266	0.49286	0.49305	0.49324	0.49343	0.49361
2.5	0.49379	0.49396	0.49413	0.49430	0.49446	0.49461	0.49477	0.49492	0.49506	0.49520
2.6	0.49534	0.49547	0.49560	0.49573	0.49585	0.49598	0.49609	0.49621	0.49632	0.49643
2.7	0.49653	0.49664	0.49674	0.49683	0.49693	0.49702	0.49711	0.49720	0.49728	0.49736
2.8	0.49744	0.49752	0.49760	0.49767	0.49774	0.49781	0.49788	0.49795	0.49801	0.49807
2.9	0.49813	0.49819	0.49825	0.49831	0.49836	0.49841	0.49846	0.49851	0.49856	0.49861
3.0	0.49865	0.49869	0.49874	0.49878	0.49882	0.49886	0.49889	0.49893	0.49896	0.49900
3.1	0.49903	0.49906	0.49910	0.49913	0.49916	0.49918	0.49921	0.49924	0.49926	0.49929
3.2	0.49931	0.49934	0.49936	0.49938	0.49940	0.49942	0.49944	0.49946	0.49948	0.49950
3.3	0.49952	0.49953	0.49955	0.49957	0.49958	0.49960	0.49961	0.49962	0.49964	0.49965
3.4	0.49966	0.49968	0.49969	0.49970	0.49971	0.49972	0.49973	0.49974	0.49975	0.49976
3.5	0.49977	0.49978	0.49978	0.49979	0.49980	0.49981	0.49981	0.49982	0.49983	0.49983
3.6	0.49984	0.49985	0.49985	0.49986	0.49986	0.49987	0.49987	0.49988	0.49988	0.49989
3.7	0.49989	0.49990	0.49990	0.49990	0.49991	0.49991	0.49992	0.49992	0.49992	0.49992
3.8	0.49993	0.49993	0.49993	0.49994	0.49994	0.49994	0.49994	0.49995	0.49995	0.49995
3.9	0.49995	0.49995	0.49996	0.49996	0.49996	0.49996	0.49996	0.49996	0.49997	0.49997
4.0	0.49997	0.49997	0.49997	0.49997	0.49997	0.49997	0.49998	0.49998	0.49998	0.49998

例：$P(0 \leqq z \leqq 1.75) = 0.45994$（1.7の行と0.05の列がクロスするところの値）

付表2　t分布表

上側確率 α と自由度 ν を表の上と左の見出しから拾い、対応する t 値を読み取ります。

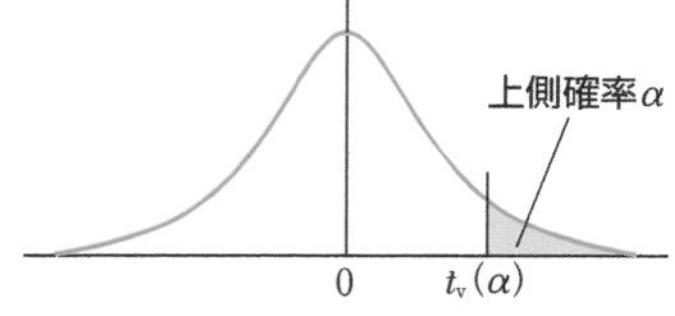

ν \ α	0.1	0.05	0.025	0.01	0.005	0.001	0.0005
1	3.078	6.314	12.706	31.821	63.657	318.309	636.619
2	1.886	2.920	4.303	6.965	9.925	22.327	31.599
3	1.638	2.353	3.182	4.541	5.841	10.215	12.924
4	1.533	2.132	2.776	3.747	4.604	7.173	8.610
5	1.476	2.015	2.571	3.365	4.032	5.893	6.869
6	1.440	1.943	2.447	3.143	3.707	5.208	5.959
7	1.415	1.895	2.365	2.998	3.499	4.785	5.408
8	1.397	1.860	2.306	2.896	3.355	4.501	5.041
9	1.383	1.833	2.262	2.821	3.250	4.297	4.781
10	1.372	1.812	2.228	2.764	3.169	4.144	4.587
11	1.363	1.796	2.201	2.718	3.106	4.025	4.437
12	1.356	1.782	2.179	2.681	3.055	3.930	4.318
13	1.350	1.771	2.160	2.650	3.012	3.852	4.221
14	1.345	1.761	2.145	2.624	2.977	3.787	4.140
15	1.341	1.753	2.131	2.602	2.947	3.733	4.073
16	1.337	1.746	2.120	2.583	2.921	3.686	4.015
17	1.333	1.740	2.110	2.567	2.898	3.646	3.965
18	1.330	1.734	2.101	2.552	2.878	3.610	3.922
19	1.328	1.729	2.093	2.539	2.861	3.579	3.883
20	1.325	1.725	2.086	2.528	2.845	3.552	3.850
21	1.323	1.721	2.080	2.518	2.831	3.527	3.819
22	1.321	1.717	2.074	2.508	2.819	3.505	3.792
23	1.319	1.714	2.069	2.500	2.807	3.485	3.768
24	1.318	1.711	2.064	2.492	2.797	3.467	3.745
25	1.316	1.708	2.060	2.485	2.787	3.450	3.725
26	1.315	1.706	2.056	2.479	2.779	3.435	3.707
27	1.314	1.703	2.052	2.473	2.771	3.421	3.690
28	1.313	1.701	2.048	2.467	2.763	3.408	3.674
29	1.311	1.699	2.045	2.462	2.756	3.396	3.659
30	1.310	1.697	2.042	2.457	2.750	3.385	3.646
40	1.303	1.684	2.021	2.423	2.704	3.307	3.551
60	1.296	1.671	2.000	2.390	2.660	3.232	3.460
120	1.289	1.658	1.980	2.358	2.617	3.160	3.373
∞	1.282	1.645	1.960	2.326	2.576	3.090	3.291

練習問題　略解

問1-1

(1)　10　(2)　6　(3)　$\frac{7}{6}$　(4)　$\frac{4}{15}$

問1-2

(1)　5　(2)　$\frac{1}{10}$　(3)　$\frac{40}{3}$　(4)　$\frac{40}{3}$

問1-3

(1)　x　(2)　$x-1$　(3)　2　(4)　$\frac{a}{2a-1}$

問1-4　(1)　2　(2)　20　(3)　2.2×10^{-5}

問1-5

(1)　$S=\frac{H-G}{T}$　(2)　$K_m=\frac{B}{A}-C$

問1-6　(1) 5桁　(2) 2桁　(3) 3桁　(4) 3桁

問1-7　(1)　9.9　(2)　6.22　(3)　4.2×10^{-4}

問1-8

(1)　0.05　(2)　250 ppm　(3)　0.4856％

問1-9

(1)　3.0625％　(2)　17.5％　(3)　13％

問1-10

(1)　20 wt％　(2)　0.1 w/v％

(3)　78.94 vol％

問1-11　　0.9 w/v％、0.154 mol/L

問1-12

(1)　25 g　(2)　109.9 mL　(3)　227.5 g

(4)　13.4 mol/L

問1-13　(1)　6 mL　(2)　2.4 mL

問1-14　　4桁

問1-15　　3桁

問1-16　　28 g

問2-1

(1)　$5a^{\frac{1}{2}}$　(2)　$a^{-\frac{2}{3}}$　(3)　$\sqrt[7]{x^4}$　(4)　$\frac{1}{\sqrt{x}}$

問2-2

(1)　5.85×10^{4}　(2)　1.25×10^{-4}

(3)　4.3×10^{-3}　(4)　1×10^{-10}

問2-3

(1)　$3^{\frac{1}{6}}$　(2)　$\frac{1}{2}$　(3)　$2^{1.3}\times3^{-0.3}$

問2-4　(1) 10^3　(2) 10^5　(3) 10^2　(4) 10

問2-5　(1) $e^{\frac{1}{3}}$　(2) $e^{1.1}$　(3) $e^{0.1}$　(4) $e^{0.231}$

問2-6

(1) 0.04　(2) 0.027　(3) 0.729　(4) $\pm2\sqrt{2}$

問2-7

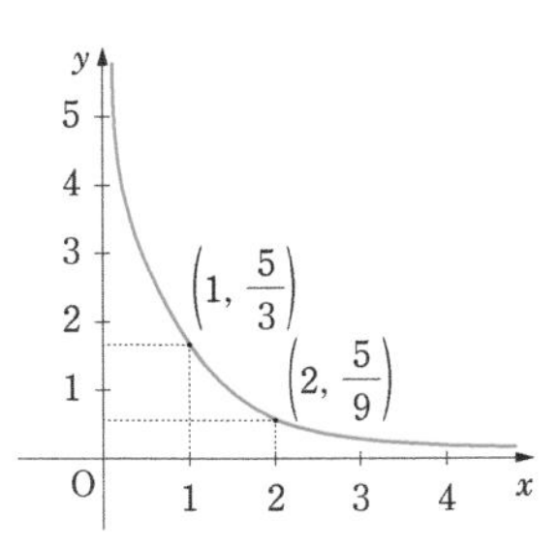

問2-8　　$A=A_0\times2^n$

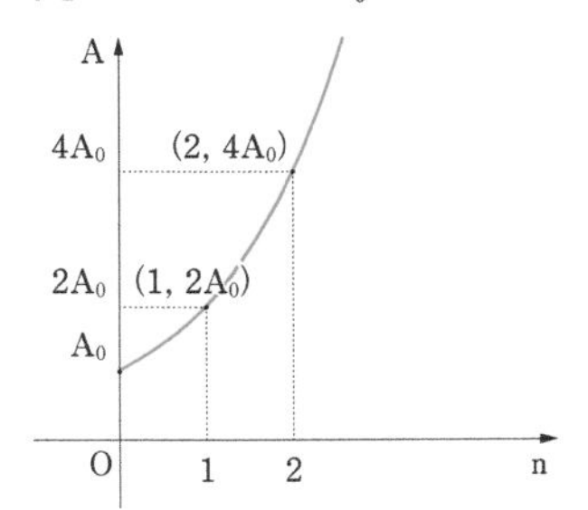

問2-9　　28（日）

問2-10　(1)

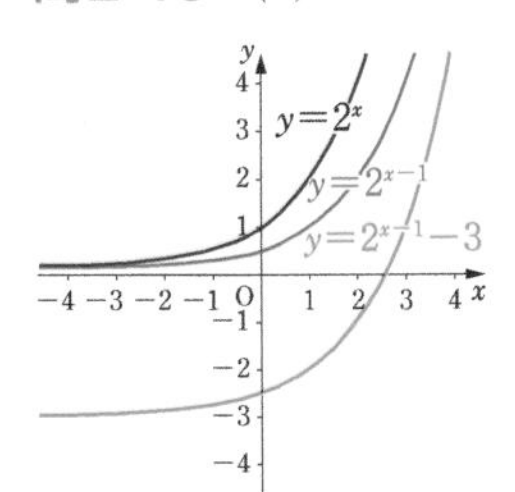

(2)

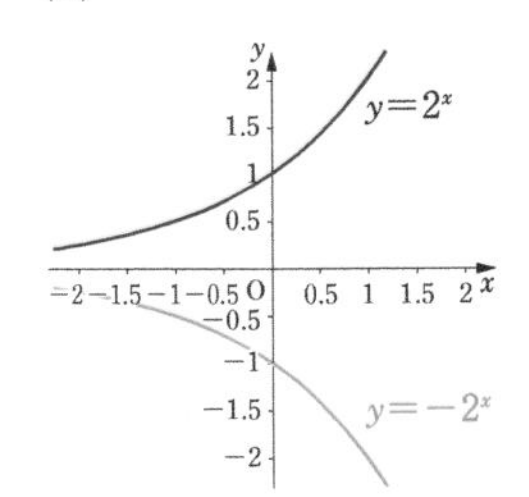

(3)

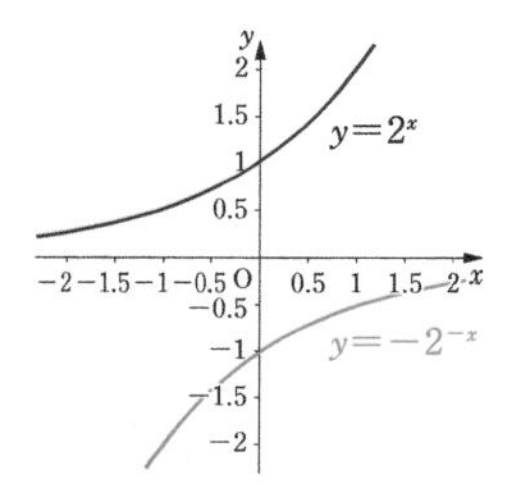

問2-11

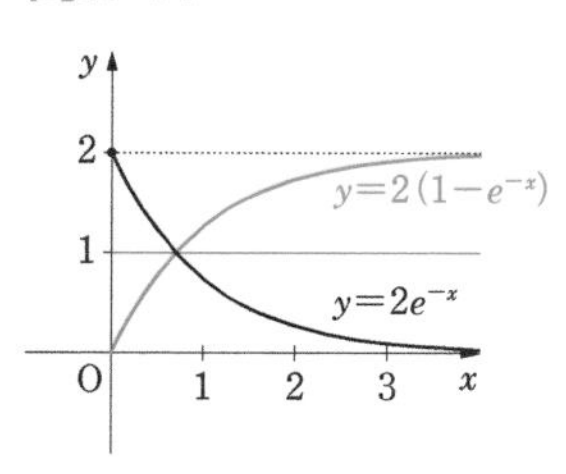

問2-12

カルボシステインシロップ　2.4 mL/回

プロカテロール塩酸塩シロップ　3 mL/回

1回の服用量　6 mL

問2-13

エタノール　2210.5 mL

クロルヘキシジングルコン酸塩　120 mL

問3-1

(1) -3 (2) $\dfrac{1}{81}$ (3) 1

問3-2

(1) -3 (2) -2 (3) $\dfrac{1}{2}$

問3-3

(1) 1 (2) $\dfrac{1}{27}$ (3) $\dfrac{1}{25}$

問3-4 (1) 125 (2) 343 (3) 0.01

問3-5 (1) 4 (2) 2 (3) 2

問3-6 (1) 0.0512 (2) 0.2552 (3) 0.8266

問3-7 (1) 6×10^{-9} (2) 5 (3) 18

問3-8 (1) 1 (2) 3 (3) -2

問3-9 (1) 2.303 (2) 1.1515 (3) 0.9463

問3-10

(1) 125 (2) $\dfrac{3}{5}$ (3) 5

問3-11

(1) -6 (2) $\dfrac{5}{6}$

問3-12 (1)

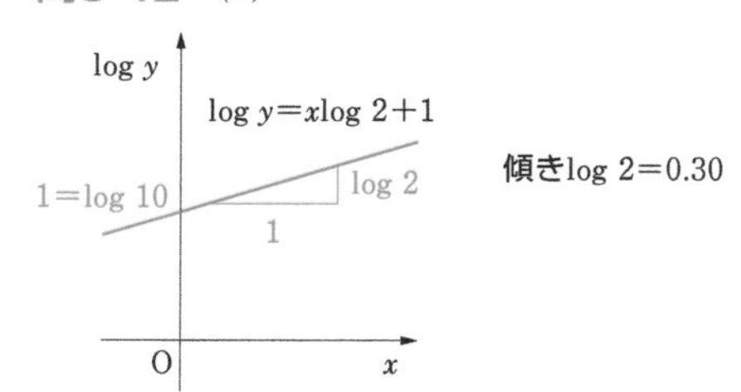

(2)

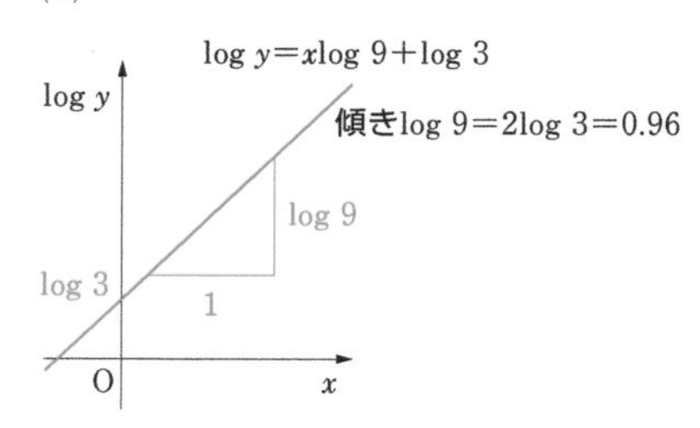

問3-13　12

問3-14　分子形：イオン形=1：100

問3-15　9.7時間

問4-1

(1)

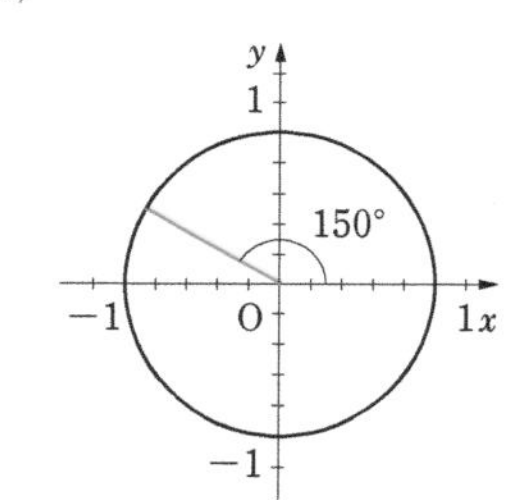

(2)

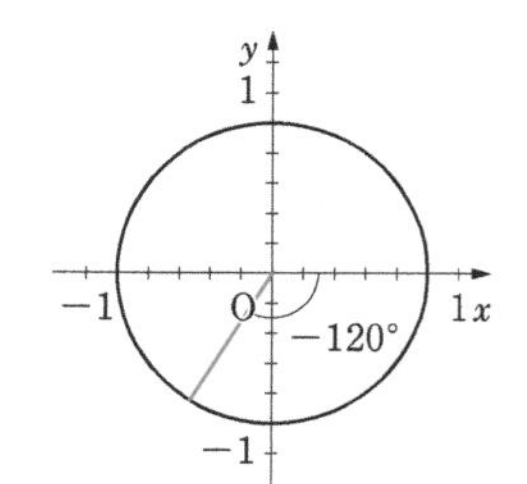

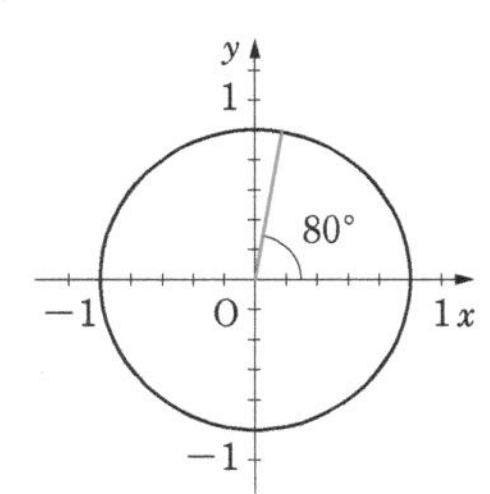

問4-2

(1) $\dfrac{7}{6}\pi$　(2) 144°　(3) 225°

問4-3

$$\cos\theta = -\frac{1}{\sqrt{5}}、\ \sin\theta = -\frac{2}{\sqrt{5}}$$

問4-4

(1) 1　(2) $\dfrac{1}{2}$　(3) $\sqrt{3}$

問4-5

(1) $\sin\dfrac{3\pi}{4} = \dfrac{1}{\sqrt{2}}$

$\cos\dfrac{3\pi}{4} = -\dfrac{1}{\sqrt{2}}$、　$\tan\dfrac{3\pi}{4} = -1$

(2) $\sin\left(-\dfrac{2\pi}{3}\right) = -\dfrac{\sqrt{3}}{2}$

$\cos\left(-\dfrac{2\pi}{3}\right) = -\dfrac{1}{2}$、　$\tan\left(-\dfrac{2\pi}{3}\right) = \sqrt{3}$

(3) $\sin\left(-\dfrac{5\pi}{6}\right) = -\dfrac{1}{2}$

$\cos\left(-\dfrac{5\pi}{6}\right) = -\dfrac{\sqrt{3}}{2}$、　$\tan\left(-\dfrac{5\pi}{6}\right) = \dfrac{1}{\sqrt{3}}$

問4-6

(1) 周期は2π

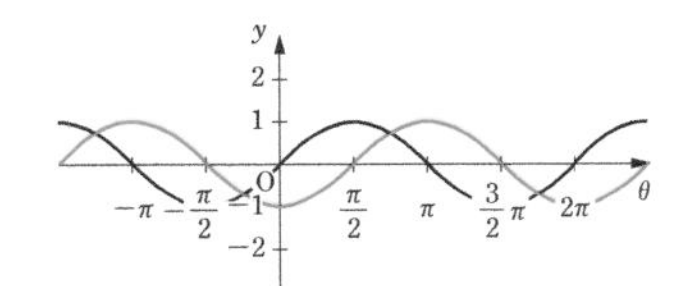

(2) 周期は4π

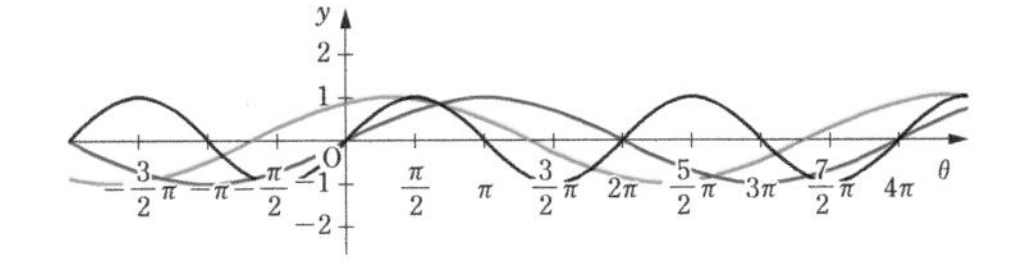

(3) 周期は$\dfrac{\pi}{2}$

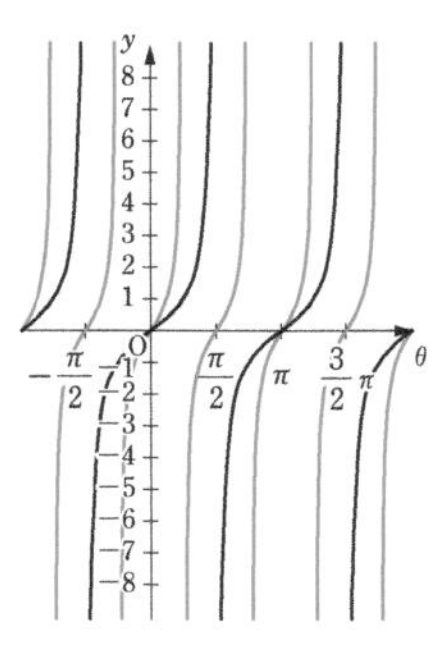

問4-7

(1) $\dfrac{\sqrt{6}-\sqrt{2}}{4}$　(2) $\dfrac{\sqrt{6}+\sqrt{2}}{4}$　(3) $2-\sqrt{3}$

問4-8

(1) $\dfrac{120}{169}$　(2) $\dfrac{1}{3}$

問4-9

(1) $\dfrac{\sqrt{2+\sqrt{2}}}{2}$　(2) $\sqrt{2}-1$

問4-10

(1) $\dfrac{\sqrt{3}-1}{4}$　(2) $-\dfrac{\sqrt{6}}{2}$

問4-11

$$\sqrt{2}\sin\left(\theta+\frac{3\pi}{4}\right)$$

問5-1

(1) $-3n+53$　(2) $-0.2n+10.2$

(3) $-6n+14$

問5-2 (1) 365　(2) 91

問5-3

(1) $a_n = 98\times\left(\dfrac{1}{10}\right)^{n-1}$　(2) $a_n = e^{-n+1}$

(3) $a_n = 5\times\left(\dfrac{2}{3}\right)^{n-1}$

問5-4

(1) $S_n = 2(4^n-1)$　(2) $S_n = 15\left\{1-\left(\dfrac{2}{3}\right)^n\right\}$

問5-5

(1) $\displaystyle\sum_{k=1}^{5} k$　(2) $\displaystyle\sum_{k=1}^{5} 2^{k-1}$　(3) $\displaystyle\sum_{k=1}^{5}\frac{1}{k^2}$

問5-6

(1)　80　(2)　3^n-1　(3)　$\dfrac{5^{n-1}-1}{4}$

問5-7

(1)　0に収束　(2)　正の無限大に発散

(3)　0に収束

問5-8

(1)　収束、和$S=3$　(2)　収束、和$S=\dfrac{3}{4}$

(3)　発散

問5-9　28 μg/mL

問6-1　(1)　2　(2)　h

問6-2　(1)　5　(2)　5　(3)　-2

問6-3　-4

問6-4

(1)　$4x+3$

(2)　$f'(-1)=-1$、$f'(-2)=-5$、

$f'(-3)=-9$

問6-5

(1)　$6x^2-2x+4$　(2)　$-6x-4x^{-3}$

(3)　$1+\dfrac{1}{x^2}$　(4)　$\dfrac{3}{2}\sqrt{x}-\dfrac{1}{2x\sqrt{x}}$

(5)　$6x^2-2x+2$

(6)　$-\dfrac{6x}{(x^2+1)^2}$　(7)　$\dfrac{2}{(x+1)^2}$

問6-6

$x<-3, x>1$のとき、$y'>0$で、yは増加

$-3<x<1$のとき、$y'<0$で、yは減少

問6-7

(1)　$\dfrac{(x-1)e^x}{x^2}$　(2)　$x(2\ln x+1)$

(3)　$-\dfrac{x\sin x+\cos x}{x^2}$　(4)　$\tan x+\dfrac{x}{\cos^2 x}$

問6-8　(1)　$9.8t$　(2)　$2e^t$　(3)　$-2\cos t$

問6-9

(1)　$6(2x-1)^2$　(2)　$-\dfrac{4x}{(x^2+1)^3}$

(3)　$\dfrac{3}{2\sqrt{3x-2}}$　(4)　$-\dfrac{x}{\sqrt{(x^2+4)^3}}$

(5)　$\dfrac{2x}{x^2+3}$　(6)　$\sin(-x+\pi)$

(7)　$(x+1)e^{x+2}$

問6-10

(1)　$-20e^{-0.2t}$　(2)　$\dfrac{3}{3t-1}$

(3)　$10\cos(2t+\pi)$

問6-11

(1)　$f_x(x, y)=\sin y-y\sin x$

$f_y(x, y)=x\cos y+\cos x$

(2)　$f_x(x, y)=2xe^{x^2+y^2}$

$f_y(x, y)=2ye^{x^2+y^2}$

問6-12

(1)　$dz=3dx+2dy$

(2)　$dz=\cos s\cos t\,ds-\sin s\sin t\,dt$

問6-13

(1)　$dz=\dfrac{\sqrt{y}}{2\sqrt{x}}dx+\dfrac{\sqrt{x}}{2\sqrt{y}}dy$　(2)　2.005

問7-1

(1)　$-\dfrac{1}{2}x^4+\dfrac{3}{2}x^2-7x+C$

(2)　$\dfrac{4}{5}\sqrt{x^5}-\dfrac{5}{3}\sqrt[3]{x^5}+C$

(3)　$-\dfrac{3}{x}-2\sqrt{x}+C$　(4)　$\dfrac{10^x}{\ln 10}-2e^x+C$

(5)　$-3\cos x-4\sin x+C$　(6)　$x-\tan x+C$

問7-2

(1)　$\dfrac{1}{12}(4x-3)^3+C$　(2)　$\sqrt{2x+3}+C$

(3)　$\dfrac{1}{3}e^{3x-2}+C$　(4)　$-\ln|-x+2|+C$

(5)　$-\dfrac{1}{2}\cos(2x-5)+C$

(6)　$\dfrac{1}{3}\sin(3x-4)+C$　(7)　$\tan(2x+5)+C$

問7-3

(1)　$\dfrac{2}{3}\sqrt{x+1}(x-2)+C$

(2) $\sin x-\frac{1}{3}\sin^3 x+C$

問7-4

(1) $-\frac{1}{x^2-x+1}+C$ (2) $\frac{2}{9}\sqrt{(x^3+1)^3}+C$

(3) $\frac{1}{2}e^{x^2-2x-1}+C$ (4) $2\ln(x^2+3)+C$

(5) $\ln(e^x+1)+C$ (6) $\sin(x^2+x+2)+C$

問7-5

(1) $-x\cos x+\sin x+C$

(2) $\frac{1}{2}x^2\ln x-\frac{1}{4}x^2+C$

問7-6

(1) -11 (2) $\frac{43}{2}$ (3) $e-2$ (4) $\frac{1}{2}$

(5) 6 (6) $\sqrt{2}$

問7-7

(1) $\frac{3}{10}$ (2) $\frac{60}{13}$ (3) $\frac{e^4-1}{2e^4}$ (4) -1

(5) $\frac{1}{3}$ (6) $\ln 7$

問7-8

(1) $\frac{272}{15}$ (2) $\frac{\pi}{2}$

問7-9 (1) 1 (2) e^2

問7-10 (1) -16 (2) 2

問7-11 (1) 3 (2) 1

問8-1

(1) $y=-x^2+C$ (2) $y=Ce^x$ (3) $y=Ce^{-\frac{1}{2}x^2}$

(4) $y=Cx-1$ 特殊解は、$y=x-1$

(5) $x^2+y^2=C$ (Cは0以上の任意定数)

特殊解は、$x^2+y^2=25$

問8-2

(1) $y=x^2+\frac{C}{x}+1$、特殊解は、$y=x^2+\frac{2}{x}+1$

(2) $y=\frac{e^x}{2}+\frac{C}{e^x}$、特殊解は、$y=\frac{e^x}{2}+\frac{1}{e^x}$

(3) $y=Ce^{-x^2}-\frac{1}{2}$、特殊解は、$y=e^{-x^2+1}-\frac{1}{2}$

問8-3

Aは2時間、Bは4時間、Cは8時間

問8-4 3.75 mg/mL

問9-1 (1) $\vec{b}$ (2) $\vec{a}-\vec{b}+\vec{c}$

問9-2

(1) $2\vec{b}$ (2) $2\vec{a}-2\vec{b}$ (3) $-\vec{a}+2\vec{b}$

問9-3

(1) $-2\vec{a}+\vec{c}$ (2) $\vec{a}-\vec{c}$ (3) $\vec{a}-\vec{b}+\vec{c}$

問9-4

$\vec{a}=(-2, 2)$、$|\vec{a}|=2\sqrt{2}$

$\vec{b}=(3, 4)$、$|\vec{b}|=5$

$\vec{c}=(-3, -2)$、$|\vec{c}|=\sqrt{13}$

$\vec{d}=(3, 0)$、$|\vec{d}|=3$

問9-5

(1) $(1, -6)$ (2) $(-5, -4)$ (3) $(10, 25)$

(4) $(16, 6)$ (5) $(20, -1)$

問9-6

(1) $(-2, 3)$、$|\overrightarrow{AB}|=\sqrt{13}$

(2) $(-3, 2)$、$|\overrightarrow{BC}|=\sqrt{13}$

問9-7 $\vec{c}=\vec{a}+2\vec{b}$

問9-8

(1) $(-11, -8, 21)$ (2) $(0, -26, -6)$

問9-9 (1) $(-1, 3, 7)$、$\sqrt{74}$

(2) $(3, -4, -2)$、$\sqrt{29}$

(3) $(1, 1, -5)$、$3\sqrt{3}$

問9-10 $\vec{d}=2\vec{a}-2\vec{b}+3\vec{c}$

問9-11 (1) 4 (2) -4 (3) 0 (4) -4

問9-12 (1) 0 (2) 7

問9-13

(1) $\frac{5}{6}\pi$ (2) $\frac{3}{4}\pi$

問9-14 (1) 3次の正方行列 (2) -3

(3) $x=3$、$y=-1$、$z=2$

問9-15

(1) $\begin{pmatrix} 1 & -1 & -7 \\ -1 & 5 & -1 \\ 2 & 4 & 0 \end{pmatrix}$ (2) $\begin{pmatrix} 1 & -5 & 7 \\ -3 & 5 & 5 \\ 6 & -4 & -6 \end{pmatrix}$

(3) $\begin{pmatrix} 2 & -6 & 0 \\ -4 & 10 & 4 \\ 8 & 0 & -6 \end{pmatrix}$

(4) $\begin{pmatrix} -2 & 12 & -21 \\ 7 & -10 & -13 \\ -14 & 12 & 15 \end{pmatrix}$

問9-16

(1) $\begin{pmatrix} -4 \\ 2 \end{pmatrix}$ (2) $\begin{pmatrix} -6 & 8 \\ 5 & 5 \end{pmatrix}$

(3) $\begin{pmatrix} 0 & -2 & 0 \\ 4 & 11 & -1 \\ -4 & 13 & -11 \end{pmatrix}$

問9-17

(1)$A^{-1}=\begin{pmatrix} 2 & 5 \\ -1 & -3 \end{pmatrix}$ (2)$B^{-1}=\begin{pmatrix} -2 & -\frac{3}{2} \\ -1 & -1 \end{pmatrix}$

(3) 逆行列は存在しません。

問9-18

(1) $x=3$、$y=1$ (2) $x=2$、$y=-2$

問9-19 (1) 2 (2) 0 (3) 20 (4) 0

問9-20

(1) $x=1$、$y=-1$ (2) $x=-2$、$y=3$、$z=1$

問10-1

(1) 5040 (2) 840 (3) 10 (4) 35

問10-2

$\frac{1}{2}$

問10-3

(1) $\frac{1}{6}$ (2) $\frac{2}{3}$ (3) $\frac{2}{3}$

問10-4 0.03

問10-5 0.021

問10-6

X	1	2	3	4	5	6	計
P	$\frac{1}{6}$	$\frac{1}{6}$	$\frac{1}{6}$	$\frac{1}{6}$	$\frac{1}{6}$	$\frac{1}{6}$	1

問10-7 $\mu=3.5$、$\sigma^2≒2.917$、$\sigma≒1.708$

問10-8

(1) 二項分布$B\left(720, \frac{1}{6}\right)$

(2) $\mu=120$回、$\sigma^2=100$、$\sigma=10$回

問10-9

(1) 0.17003 (2) 0.10968 (3) 0.78230

問10-10 85.1%

問10-11 89.056 kg、45.544 kg

問11-1

(1) 名義尺度 (2) 比尺度 (3) 名義尺度

(4) 順序尺度 (5) 比尺度

問11-2

階級(g/dL)以上~未満	階級値(g/dL)	度数(人)
14.0~14.5	14.25	1
14.5~15.0	14.75	2
15.0~15.5	15.25	5
15.5~16.0	15.75	6
16.0~16.5	16.25	5
16.5~17.0	16.75	1

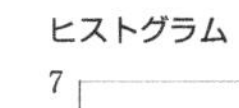

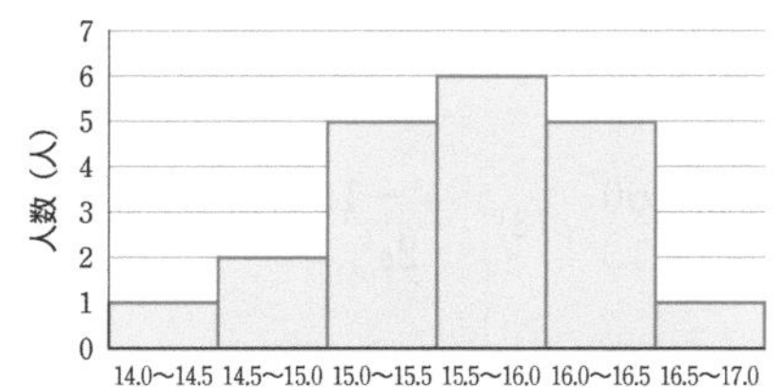

問11-3

平均値=124.3 mmHg

中央値=125 mmHg

問11-4

平均値=4.38 mg/dL

不偏分散=0.0462[mg/dL]^2

標準偏差=0.215 mg/dL

問11-5

第1四分位数53点、第2四分位数(中央値)65.5点、第3四分位数76点

問11-6 $y=-0.0853+0.9573x$

問11-7 $0.318 \leqq p \leqq 0.402$

問11-8

$z=3.75$、薬品Aにおける不純物濃度は変化しているといえます。

問11-9

第1四分位数118.75 mmHg、第2四分位数125 mmHg、第3四分位数129.75 mmHg、四分位範囲11 mmHg

編者紹介

小林　賢（こばやし　まさる）　医学博士
1980年　北里大学大学院衛生学研究科修了
2016年　日本薬科大学教授
現　在　日本薬科大学特任教授

熊倉　隆二（くまくら　りゅうじ）
1975年　上智大学理工学部卒業
元　日本薬科大学講師

著者紹介

岩﨑　祐一（いわさき　ゆういち）　工学修士
1977年　埼玉大学大学院工学研究科修了
元　日本薬科大学講師

齋藤　博（さいとう　ひろし）　博士（薬学）
2002年　東京薬科大学大学院薬学研究科修了
2002年　第一薬科大学講師
現　在　日本薬科大学准教授

佐古　兼一（さこ　けんいち）　博士（薬学）
1999年　東京薬科大学大学院薬学研究科修了
2002年　北里大学助教
現　在　日本薬科大学講師

NDC499　254p　26 cm

わかりやすい薬学系の数学・統計学入門（やくがくけいのすうがく・とうけいがくにゅうもん）

2023年3月14日　第1刷発行

編　者　小林　賢・熊倉隆二
著　者　岩﨑祐一・齋藤　博・佐古兼一
発行者　髙橋明男
発行所　株式会社　講談社
〒112-8001　東京都文京区音羽2-12-21
販　売　(03)5395-4415
業　務　(03)5395-3615
KODANSHA
編　集　株式会社　講談社サイエンティフィク
代表　堀越俊一
〒162-0825　東京都新宿区神楽坂2-14　ノービィビル
編　集　(03)3235-3701
本文データ制作　美研プリンティング　株式会社
印刷・製本　株式会社　KPSプロダクツ

ISBN978-4-06-530261-3